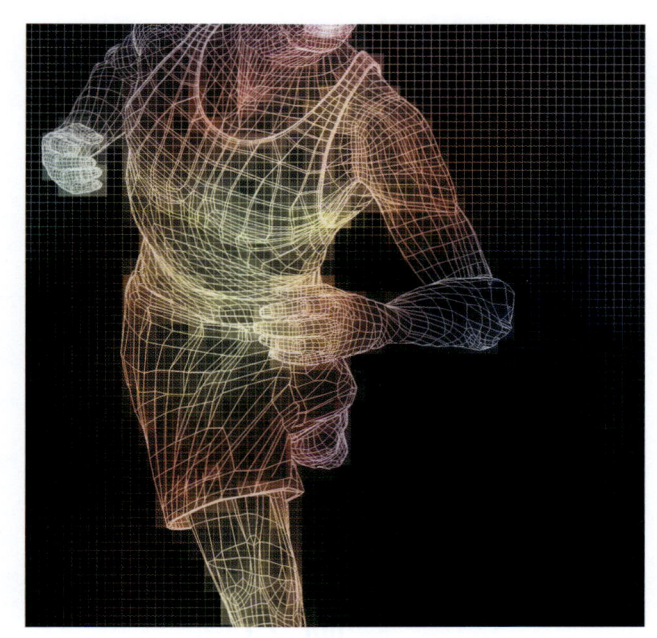

運動器の
超音波

[編著] 筋・骨格画像研究会　木野達司

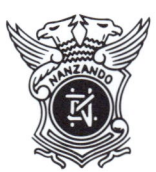

南山堂

編 著

筋・骨格画像研究会

木野　達司

協 力

筋・骨格画像研究会

後藤　陽正

竹本　晋史

宮嵜　潤二

松本　尚純

田中　正樹

鈴木　孝行

谷口　　毅

小川　航一

渡辺　力仁

序

　近年，軟部組織に対する超音波観察の診断力が飛躍的に向上しており，有用性が認められてきている．これは医療現場において，精度の高い総合的な判断・診断を要求されているからではないだろうか．一般的に運動器領域の画像検査ではX線，CT，MRIなどの検査機器にて病態把握がなされる．しかし，これらは全て静止状態に焦点を当てたものであり，筋収縮あるいは関節運動などの動的観察には不向きである．その点，超音波診断は動的観察も可能な検査機器である．言い換えるならば筋肉や靭帯などの軟部組織の観察に最も適した検査機器であるといえよう．また，リアルタイムに観察が行えるという特性からも，持ち運び可能なポータブル超音波機器が多くの競技大会において，医療ボランティアとして従事される医療関係者の手によって活用されるケースが増加している．徐々にではあるが，選手ならびに一般の方々の超音波観察に対する認知度も上がってきているともいえる．

　このように，超音波観察における必要性が急速に増しているにもかかわらず，運動器領域における超音波の手引書が乏しいという現状を打破すべく，本書の前身となる『超音波による骨・筋・関節の観察』を平成18年3月に発刊した．これは当初，運動器領域の第一線に立つ医療従事者の方々の一助を担えればという思いから制作にあたり，でき得る限り平易かつ実際の臨床の場に生かせる構成にまとめたものであった．それ以来，読者の方々から厚いご支持を得てきたことは望外の光栄であり，同時に超音波観察のさらなる研鑽・研究の使命を痛感した．一方，運動器領域の最前線に立たれる方々に対して，もう一歩踏み込んだ観察ならびに診断を行う上で，さらなる観察箇所の拡大と走査テクニックの幅を広げた専門書が必要であるとも考えた．また近年，医療系学校の教育課程に超音波観察が組み込まれてきている背景もあり，本書の制作を決意した．

　本書の特徴は臨床の現場において遭遇する，外傷および疾患に対して適応できるよう，観察箇所を広げ，でき得る限り大きな項目で分類し，各パートで細分化して解説していく構成としたことである．書き出しには超音波観察のポイントを挙げ，概要を説明した後，各々の基本観察法の解説を提示している．さらに，画像の描出テクニックならびに画像の見方，そして観察上の留意点を詳述した．見やすいエコー画像を多く掲載し，それぞれに図説を設けることで，観察の着目点を一目で確認できるようになっている．加えて，今回は体表からのみでは観察箇所の断層解剖のイメージがつきにくい方のために，各所に参考となる断面解剖写真も掲載している．また，後半には症例画像をふんだんに盛り込んだ．疾患ごとの映り方や正常画像との違いを比較，観察していただきたい．

　運動器領域の医療従事者やこれから従事される方にとって，本書が臨床の場において超音波観察をより一層活用し，患者との信頼関係を構築し，そして正確な医療を行うためのツールとなることを期待している．

　最後に本書を執筆するにあたり多大な協力をいただいた後藤陽正先生をはじめ，筋・骨格画像研究会の先生方に心より感謝申し上げる．

　なお，本書出版に際して賛同いただき，煩雑な作業を引き受けていただいた株式会社南山堂 編集部関係者および同編集部 岩崎剛 氏，芳賀瑛典 氏に深甚の謝意を表します．

2008年7月

木野　達司

目次

第1章　超音波総論　　1

1　超音波の基礎　3
- 超音波とは ……………………………………… 3
- 超音波の特性 …………………………………… 3
- 周波数の特徴 …………………………………… 4
- 音響インピーダンスとは ……………………… 5
- 超音波の反射と透過の特徴 …………………… 5
- エコー域の特徴 ………………………………… 6
- 超音波観察の表示法 …………………………… 6
- プローブ（探触子）の種類と特徴 …………… 10
- 観察部位による周波数の選択 ………………… 12
- 入射角 …………………………………………… 12
- アーチファクト（虚像）………………………… 13
- プローブ走査の基本 …………………………… 17
- LandMark ……………………………………… 19
- 超音波画像診断装置の調整法 ………………… 19

2　断面解剖図　24
- 肩部 ……………………………………………… 24
- 上腕部 …………………………………………… 25
- 肘部・前腕部 …………………………………… 26
- 手指部 …………………………………………… 28
- 股関節部 ………………………………………… 29
- 大腿部 …………………………………………… 31
- 膝部 ……………………………………………… 32
- 下腿部・足部 …………………………………… 33
- 体幹部 …………………………………………… 36

第2章　上肢の観察　　39

1　肩関節周辺の観察　41

A　鎖骨周辺の観察　41
- 胸鎖関節の観察（長軸）………………………… 41
- 肩鎖関節の観察（長軸）………………………… 41
- 鎖骨上部の観察（長軸）………………………… 41
- 烏口鎖骨靭帯の観察（長軸）…………………… 42

B　肩外側部の観察　42
- 腱板（棘上筋腱）部の観察（長軸）…………… 42
- 上腕骨近位部の観察（長軸）…………………… 42
- 肩峰下滑液包の観察（短軸）…………………… 43

C　肩前面部の観察　43
- 結節部周辺の観察 ……………………………… 43
- 上腕中央部の観察（短軸）……………………… 43

D　肩後面部の観察　44
- 上腕三頭筋の観察（長軸）……………………… 44
- 後方関節唇の観察（長軸）……………………… 44

E　腱板部の観察　44
- 腱板（棘下筋腱）部の観察（長軸）…………… 44
- 肩甲下筋腱の観察（長軸）……………………… 44

2　肘関節周辺の観察　56

A　肘外側伸筋部の観察　56
- 肘関節伸筋起始部の観察（長軸）……………… 56
- 近位部（長軸）および中間部（長軸）………… 56
- 短軸走査 ………………………………………… 56

B　肘内側部の観察　57
- 前腕屈筋群の観察（長軸）……………………… 57
- 内側側副靭帯（前斜走線維）…………………… 57
- 尺骨神経の観察（長軸）………………………… 57

C　肘関節部の観察　58
- 上腕骨内側上顆の観察（長軸）………………… 58
- 上腕骨外側上顆の観察（長軸）………………… 58
- 腕橈関節部の観察（長軸）……………………… 58
- 腕尺関節部の観察（長軸）……………………… 58

上腕骨遠位端部の観察（短軸） ……………… 59
　　　上橈尺関節部の観察（短軸） ………………… 59
　　　円回内筋の観察（長軸） ……………………… 59
　D　前腕中央部の観察　59
　　　前腕中央部の観察（短軸） …………………… 59

3　手指部周辺の観察　71
　A　手関節背側部の観察　71
　　　橈骨茎状突起部の観察（長軸） ……………… 71
　　　リスター結節部の観察（長軸） ……………… 71
　　　尺骨茎状突起部の観察（長軸） ……………… 71
　　　尺骨頭の観察（長軸） ………………………… 72
　　　遠位橈尺関節（伸筋腱群）の観察（短軸） …… 72
　B　手関節掌側部の観察　72
　　　遠位橈尺関節（屈筋腱群）の観察（短軸） …… 72
　　　正中神経の観察（長軸） ……………………… 72
　　　手根管近位部の観察（短軸） ………………… 72
　　　手根管遠位部の観察（短軸） ………………… 73
　　　尺骨神経の観察（長軸） ……………………… 73
　C　手関節外側部の観察　73
　　　手関節外側部の長軸走査 ……………………… 73
　　　手関節外側部の短軸走査 ……………………… 73
　D　手根骨の観察　74
　　　舟状骨の観察（長軸） ………………………… 74

　　　背側部の観察 …………………………………… 74
　　　近位手根骨の観察（短軸） …………………… 74
　　　遠位手根骨外側の観察（短軸） ……………… 74
　　　遠位手根骨内側の観察（短軸） ……………… 74
　　　外側手根骨の観察（長軸） …………………… 74
　　　内側手根骨の観察（長軸） …………………… 75
　E　手指掌側部の観察　75
　　　第1手根中手関節部の観察（長軸） …………… 75
　　　第1中手指節関節部の観察（長軸） …………… 75
　　　第2中手指節関節部の観察（長軸） …………… 75
　　　第1指節間関節部の観察（掌側） ……………… 75
　　　第2指節間関節部の観察（掌側） ……………… 75
　F　手指背側部の観察　76
　　　第5中手指節関節部の観察（長軸） …………… 76
　　　第1指節間関節部の観察（長軸） ……………… 76
　　　第2指節間関節部の観察（長軸） ……………… 76
　G　側副靭帯の観察　76
　　　第2中手指節関節外側側副靭帯の観察（長軸）
　　　　 ……………………………………………… 76
　　　第2指節間関節外側側副靭帯の観察（長軸）
　　　　 ……………………………………………… 76
　　　第2指節間関節内側側副靭帯の観察（長軸）
　　　　 ……………………………………………… 76

第3章　下肢の観察　93

1　股関節部周辺の観察　95
　A　股関節前面部の観察　95
　　　股関節部の観察（長軸） ……………………… 95
　　　股関節部の観察（短軸） ……………………… 96
　　　大腿骨頚部の観察（長軸） …………………… 96
　B　骨盤骨付着筋部の観察　96
　　　縫工筋起始部の観察（長軸） ………………… 96
　　　大腿直筋起始部の観察（長軸） ……………… 97

　C　大腿中央部の観察　97
　　　大腿中央前面部の観察（短軸）　中央部 ……… 97
　　　大腿中央前面部の観察（短軸）　外側部 ……… 97
　　　大腿中央前面部の観察（短軸）　内側部 ……… 97
　　　大腿中央前面部の観察（長軸）
　　　　中央・外側・内側部 ………………………… 97
　　　大腿中央後面部の観察（短軸）　外側部，内側部
　　　　 ……………………………………………… 98

大腿中央後面部の観察（長軸）　外側部，内側部
　　　　　　　　　　　　　　　　　　　　　　　　　98

2 膝関節周辺の観察　107

A 膝関節内側部の観察　107
　内側側副靱帯の観察（長軸） ──── 107
　内側半月中節部の観察（長軸） ──── 107
　鵞足の観察（長軸） ──────── 108

B 膝関節外側部の観察　108
　外側側副靱帯の観察（長軸） ──── 108
　外側半月中節部の観察（長軸） ──── 108
　腸脛靱帯の観察（長軸） ────── 108

C 膝関節前面部の観察　109
　膝蓋骨（大腿四頭筋付着部）の観察（長軸）… 109
　膝蓋靱帯（付着部）の観察（長軸） ── 109
　前十字靱帯の観察（長軸） ───── 109

D 膝関節後面部の観察　110
　内側半月後節部の観察（長軸） ──── 110
　外側半月後節部の観察（長軸） ──── 110
　後十字靱帯の観察（長軸） ───── 110

3 下腿・足趾部の観察　117

A 下腿中央部の観察　117
　前方コンパートメント（短軸） ──── 117
　外側コンパートメント（短軸） ──── 117
　浅・深後方コンパートメント（短軸） ── 117
　内側部の観察（長軸） ─────── 118
　外側部の観察（長軸） ─────── 118

B 下腿下部の観察　118
　アキレス腱の観察（長軸） ───── 118
　筋腱移行部の観察（長軸） ───── 118
　アキレス腱の観察（短軸） ───── 118
　筋腱移行部の観察（短軸） ───── 119

C 靱帯の観察　119
　前脛腓靱帯の観察（長軸） ───── 119
　前距腓靱帯の観察（長軸） ───── 119
　踵腓靱帯の観察（長軸） ────── 119
　三角靱帯の観察（長軸） ────── 119

D 足根管の観察　120
　短軸走査 ──────────── 120
　長軸走査 ──────────── 120

E 足根骨の観察　120
　距骨前面（底屈位）の観察（長軸） ── 120
　内側足根骨（近位，遠位）の観察（長軸）… 121
　外側足根骨の観察（長軸） ───── 121

F 中足骨の観察　121
　第2中足骨の観察（長軸） ───── 121
　短腓骨筋腱付着部の観察（長軸） ─── 121
　第3，4，5中足骨の観察（短軸） ── 121

G 足趾部の観察　122
　第1中足趾節関節部の観察（長軸） ── 122
　第2趾節間関節部の観察（長軸） ─── 122

H 足底腱膜の観察　122

第4章　体幹の観察　139

1 頚部の観察　141

A 下部頚椎の観察　141
　棘突起の観察（長軸） ─────── 141
　椎弓の観察（長軸） ──────── 141
　椎間関節の観察（長軸） ────── 141

B 頚部の観察　142
　後頚部（第5頚椎）の観察（短軸） ── 142
　前頚部の観察（短軸） ─────── 142

2 胸椎部の観察　146

A 上部胸椎の観察　146
　棘突起の観察（長軸） ─────── 146

肋横突関節の観察（長軸） ……………… 146
　B　肋骨の観察　146
　　　肋硬骨・肋軟骨境界部（第7肋骨）の観察（長軸）
　　　　………………………………………………… 146
　　　肋骨角の観察（長軸） …………………… 147
3　腰椎部の観察　150
　A　腰椎の観察　150
　　　棘突起の観察（長軸） …………………… 150
　　　椎間関節の観察（長軸） ………………… 150

　　　肋骨突起の観察（長軸） ………………… 151
　　　腰仙部の観察（長軸） …………………… 151
　　　椎体部の観察（長軸） …………………… 151
　B　腰部の観察　151
　　　椎間関節の観察（短軸） ………………… 151
　　　仙骨部の観察（短軸） …………………… 151
　　　仙腸関節部（右側）の観察（短軸） …… 151
　　　腰椎側面部の観察（短軸） ……………… 152

第5章　特殊な観察　159

1　小児の観察　161
　A　肩部周辺の観察　161
　　　鎖骨中外1/3部の観察（長軸） ………… 161
　　　上腕骨骨頭部の観察（長軸） …………… 161
　　　上腕骨骨幹部の観察（長軸） …………… 162
　　　結節間溝部の観察（短軸） ……………… 162
　B　肘部周辺の観察　162
　　　上腕骨外側上顆部の観察（長軸） ……… 162
　　　上腕骨内側上顆部の観察（長軸） ……… 162
　　　橈骨頸部の観察（長軸） ………………… 162
　C　手指部周辺の観察　163
　　　橈骨茎状突起部の観察と橈骨リスター
　　　　結節部の観察（長軸） ………………… 163
　　　尺骨茎状突起部の観察（長軸） ………… 163
　　　第1手根中手関節掌側部の観察（長軸） … 163
　　　第2中手指節関節の観察，第2近位遠位
　　　　指節間関節の観察（長軸） …………… 163
　D　股関節周辺の観察　164
　　　大腿骨骨頭部の観察，大腿骨頸部の観察，
　　　　大腿骨内側顆の観察 …………………… 164
　E　膝部周辺の観察　164
　　　大腿骨内側顆の観察，大腿骨外側顆の観察（長軸）
　　　　………………………………………………… 164

　　　脛骨粗面部の観察（長軸） ……………… 164
　F　足趾部周辺の観察　164
　　　内果の観察，外果の観察（長軸） ……… 165
　　　踵骨隆起部の観察（長軸） ……………… 165
　　　第1中足趾節関節部の観察，
　　　　第2中足趾節関節部の観察（長軸） … 165
　G　体幹部周辺の観察　165
　　　頸椎棘突起の観察（長軸），頸椎椎間関節の
　　　　観察（長軸），頸椎棘突起の観察（短軸） … 165
　　　腰椎棘突起の観察（長軸），腰椎椎間関節の
　　　　観察（長軸），腰椎棘突起の観察（短軸） … 165

2　鍼灸領域の観察（運動器領域の刺鍼）　183
　A　前胸部刺鍼時の観察　183
　B　胸背部刺鍼時の観察　183
　C　腰椎椎間孔近傍刺鍼時の観察　184
　D　腰椎椎間関節近傍刺鍼時の観察　184
　E　曲池穴刺鍼時の観察　184
　F　前腕部刺鍼時の観察　184
　G　前腕伸筋群刺鍼時の観察　185
　H　下腿部刺鍼時の観察　185

3　血管系の観察　189
　A　総頸動脈の観察　189
　B　内頸動脈・外頸動脈の観察　190

- C 椎骨動脈の観察　190
- D 鎖骨下動脈の観察　191
- E 腋窩動脈の観察　191
- F 上腕動脈の観察　191
- G 橈骨動脈の観察　192
- H 大腿動脈・足背動脈・後脛骨動脈の観察　192

第6章　疾患の観察　199

1 症例画像　201

- 小児鎖骨骨折における治癒機序　201
- 鎖骨骨折　202
- 上腕骨外科頸外転型不全骨折　202
- 上腕骨大結節剥離骨折　203
- 上腕骨小結節剥離骨折　204
- 肩鎖関節脱臼　205
- 肩関節腋窩脱臼（整復後）　206
- 棘上筋腱断裂（陳旧性）　207
- 棘上筋損傷（1）　208
- 棘上筋損傷（2）　208
- 上腕二頭筋長頭腱断裂　209
- 上腕二頭筋長頭腱炎　210
- 滑液包炎　210
- 上腕骨外顆骨折　211
- 肘関節脱臼後の血腫像　212
- 外側上顆炎　213
- 手関節捻挫による関節炎症像　213
- コーレス骨折　214
- 中手骨頸部骨折（ボクサー骨折）　215
- 中節骨基底部剥離骨折における治癒機序　216
- マレットフィンガーⅡ型（陳旧例）　217
- マレットフィンガー　217
- 母指弾発指（屈曲不能）　218
- 母指弾発指（軽度）　218
- 長母指屈筋腱腱鞘炎　219
- 第4指MP掌側部のガングリオン　220
- 指部側副靱帯損傷　220
- 変形性股関節症（大腿骨骨折）　221
- 変形性股関節症による腸腰筋萎縮と関節炎　222
- 大腿部打撲　223
- 大腿部内側部肉離れ　224
- 膝関節内側側副靱帯損傷　224
- 膝関節内側半月後節部損傷　225
- 腸脛靱帯損傷　225
- 膝蓋上嚢炎　226
- 分離膝蓋骨Ⅲ型　227
- 変形性膝関節症　228
- 膝蓋靱帯石灰化（脛骨粗面付着部）　229
- オスグッド・シュラッテル病　230
- 膝窩部滑液包炎の消失経過　231
- 小児脛骨遠位骨端線離開　232
- 腓骨遠位端骨端軟骨板損傷　232
- 下腿（腓骨）骨折　233
- 腓腹筋内側頭損傷と治癒機序　234
- 下腿部打撲　235
- 下腿浮腫（重度）　236
- アキレス腱断裂（新鮮例）　237
- 第4趾趾骨不全骨折　238
- 第5中足骨基底部骨折　239
- 頸椎症　239
- 肋骨骨折　240
- 肋骨骨折の治癒機序　240
- 腰椎捻挫における椎間関節部の炎症（1）　241
- 腰椎捻挫における椎間関節部の炎症（2）　241
- 胸郭出口症候群　242
- 骨腫瘍　243

第1章

超音波総論

第1章

绪论

1 超音波の基礎

超音波とは

人が聞き取れる音域は約20〜20,000 Hzで，この周波数より高いものを超音波といい，聞くことのできない音である．自然界において超音波を利用している生き物にイルカやコウモリがいる．彼らは自ら超音波を発信および受信することで会話をしたり，障害物を回避したりしている．

この超音波原理を最初に実用化した国は日本で，海洋漁業における魚群探知機が超音波実用の第一歩であった．その後，この超音波原理を利用し様々な用途への応用がなされ，医療系では超音波画像診断装置や超音波治療器に応用されている．

超音波画像診断装置とは超音波を送受信するプローブから超音波（パルス波）を生体内に送信し，様々な組織境界面で反射して戻って来るエコー信号（エコー波）をプローブにて受信することにより，その送信から受信までに要した時間および反射振幅の強弱を計測して組織の断層画像を表示するものである．

超音波の特性

波には横波と縦波があり，横波は水面に物を落とした際に生じる水の模様（図1-1）のように波が伝達方向と振動方向とで直角になるものである（図1-2）．縦波とは声を出した際，空気中を声の波が次々に伝わっていくように波の伝達方向と振動方向が平行になる伝わり方で（図1-3），その声の間隔密度が疎および密になるようにして伝わっていくので疎密波ともいう．

また，超音波には音波の周期と振幅が一定で連続している連続波と，ある間隔をおいて断続的に伝わるパルス波があり，生体内の観察の際は血液では連続波を，その他の生体組織ではパルス波を使用する．

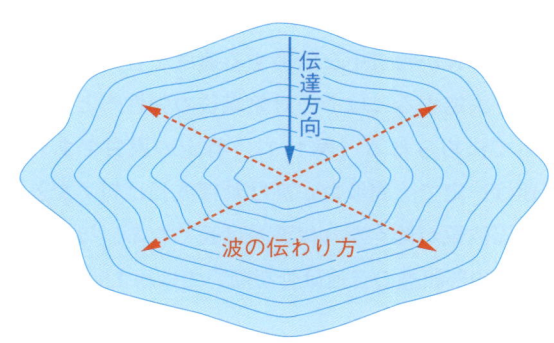

図1-1　波の伝わり方

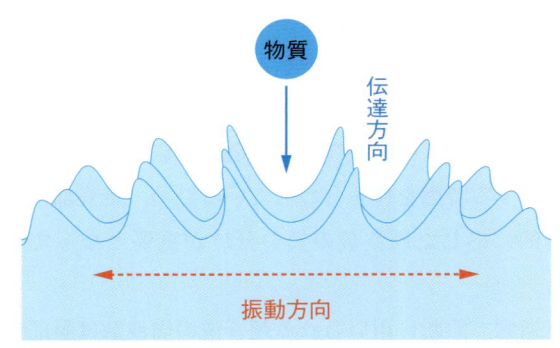

図1-2　横波

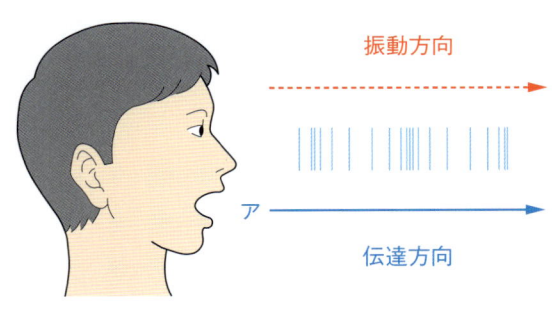

図1-3　縦波

周波数の特徴

波長とは図1-4のA～Bまでの1周期内に振幅する波のことをいい，それが1秒間に繰り返す数を周波数という．波長の長い波は周波数が低く，波長の短い波は周波数が高くなる．周波数の単位はHzで表し，10 Hzは1秒間に10回振動し，100 Hzは100回振動する（図1-4）．

また，音が物質中を伝播する速度を音速といい，音速を決定するにはその対象媒質の弾性率と密度によって決められる（表1-1）．特定の媒質であれば音速は一定で，周波数が高ければ波長は短くなり，逆に周波数が低くなれば波長は長くなる．ほとんどの生体内部組織の音速は骨を除いては約1,500 [m/s] 前後に集中している．

高い周波数と低い周波数では観察する際にそれぞれのメリット，デメリットがある．高い周波数は2点を識別する距離分解能が高いというメリットを持つが，超音波が減衰しやすいというデメリットも持っている．一方，周波数が低いと超音波が深い深度まで到達するが距離分解能は低いという特徴がある．このように，超音波は拡散，吸収，散乱など，減衰する特徴を持ち合わせているため，走査部位や目的に応じた周波数の使い分けが重要となってくる．

通常，診断に用いられる超音波の周波数は腹部など生体の深部を主に検査する内科および産婦人科領域では2.5～7 MHz（図1-5），骨や軟部組織など生体の浅部を取り扱う整形外科・柔整領域での観察には5～10 MHz（図1-6）を使用することが多い．

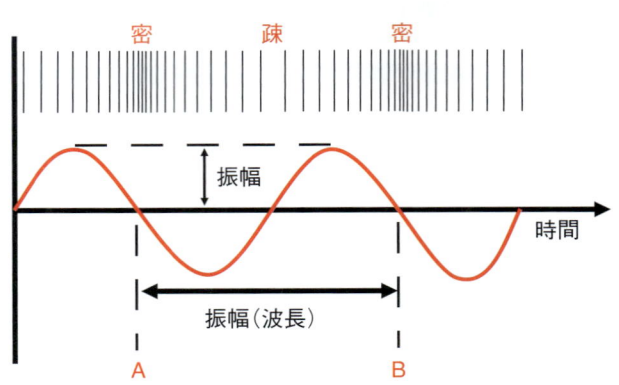

図1-4　周期（波長）

表1-1　音速の計算式

音速＝√媒質の弾性率／媒質密度

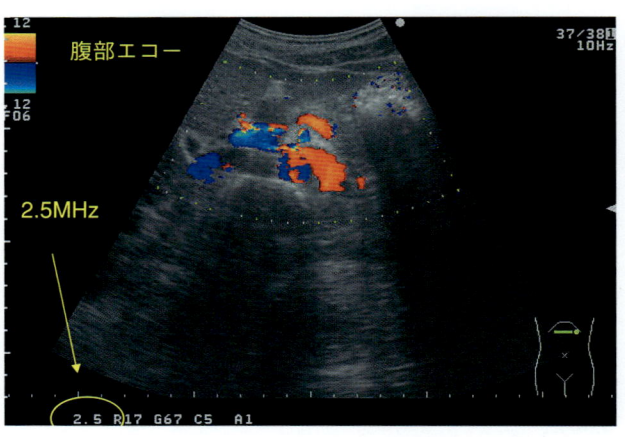

図1-5　コンベックスによる腹部エコー観察

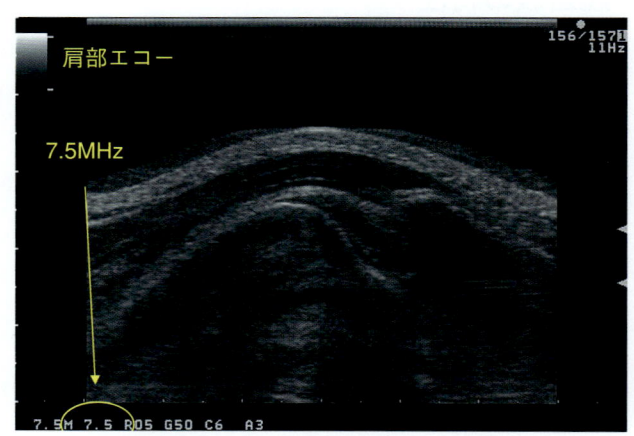

図1-6　リニアによる肩部エコー観察

音響インピーダンスとは

　生体内を超音波が進む際，生体を通過するものと反射するものとがある．この通過と反射は反射境界での物質の音響インピーダンスの差で決定される．この音響インピーダンスは，超音波の周波数とは無関係に決定され，超音波の反射は音響インピーダンスの差が生じる境界ラインでは強く起こる．

＜音響インピーダンスの特徴＞
①音響インピーダンスとは物質の音速と密度を掛け合わせたもの（音速×密度）．
②音響インピーダンスが低ければ低いほど，反射が低く透過が良い．逆に高ければ高いほど，反射が強く減衰しやすい．
③音響インピーダンスは物質が異なる境界部で差が生じる．

　また，各々，生体内組織は違う音響インピーダンスを有する（表1-2）．

超音波の反射と透過の特徴

　超音波には反射，拡散，吸収，散乱という超音波を減衰させる原因があり，生体には減衰しやすい組織と減衰しにくい組織がある．その各々の組織境界面での反射と透過の特徴は以下の通り．
①空気の反射率と透過率（図1-7）
　反射がほとんど起こらず，超音波は減衰せず透過していく．
②軟部組織の反射率と透過率（図1-8）
　境界面でわずかに反射を繰り返しながら，ほとんど透過していく．
③骨の反射率と透過率（図1-9）
　骨のように硬い物質に当たると大きな反射が起こり，ほとんど透過しない．

表1-2　生体内各組織の音響インピーダンス

媒　質	伝播速度（m/s）	音響インピーダンス
空気中	331	0.0004
水	1498	1.48
脂　肪	1450	1.38
脳	1540	1.58
血　液	1570	1.61
腎　臓	1560	1.62
軟部組織	1540	1.63
肝　臓	1550	1.65
筋　肉	1585	1.70
骨	4080	7.80

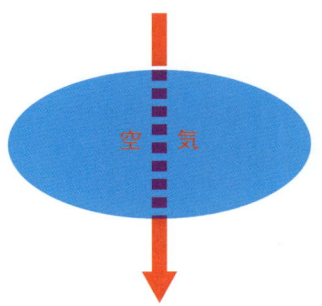

図1-7　空気における反射率と透過率

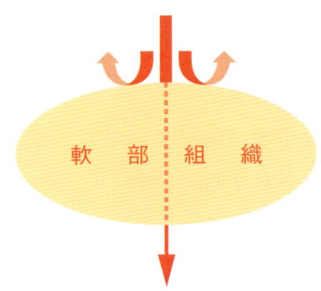

図1-8　軟部組織における反射率と透過率

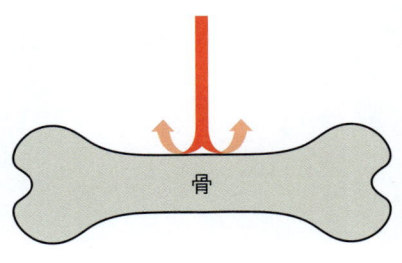

図1-9　骨における反射率と透過率

エコー域の特徴

超音波画像診断装置は白黒の輝度（階調）によって表示される．その際，描出されている組織の反射，透過および音響インピーダンスの特性をよく理解し，画像の輝度の違いにより各々の組織を判断することができる．その際エコー領域の輝度の違いにより低エコー域，高エコー域，無エコー域に分けることができる（図1-10）．

①低エコー域

反射しにくいため，比較的暗く（黒く）表示される領域．水や筋肉など超音波が比較的透過しやすい媒質などで表示される（三角筋部が低エコー域として描出されている）．

②高エコー域

強い反射が起こり，明るく（白く）表示される領域．骨や硬い物質など超音波が強く反射される所で表示される（上腕骨表面が高エコー域に描出されている）．また，前述したような音響インピーダンスの違う組織が連続している部位においても表示される（三角筋最下層，肩峰下滑液包，棘上筋腱の境界部）．

③無エコー域（音響陰影）

超音波が骨や硬い物質などですべて反射され，その下層へ伝播されず暗く（黒く）表示される領域．骨や硬い物質の深部領域で表示される（肩峰下層が無エコー域に表示される）．

超音波観察の表示法

超音波画像診断装置はプローブから送信されたパルス波が生体内へ透過していく際に次々と境界面で反射し，戻ってくるエコー波を再度受信し，そのエコー波を電気信号へ変換することにより画像化している．この表示法には基本的に，①Aモード　②Bモード　③Mモード　④Dモードがある．骨，軟部組織の観察では一般的にBモードが使われている．

1）Aモード（Amplitude mode）

Aモードとはプローブからの送信波が生体内のいろいろな組織境界面で反射エコーを発生させながら透過していき，その反射エコーをプローブにて受信した際に反射強度を振幅に変換して表示する方法である．受信エコーの強いものは振幅が高く，弱いものは低く表示される．この際，反射強度（振幅）は縦軸，深度は横軸に表示される（図1-11）．Aモードは一次元画像で表示され，現在は用いられず，Aモードを応用したBモードが使われている．

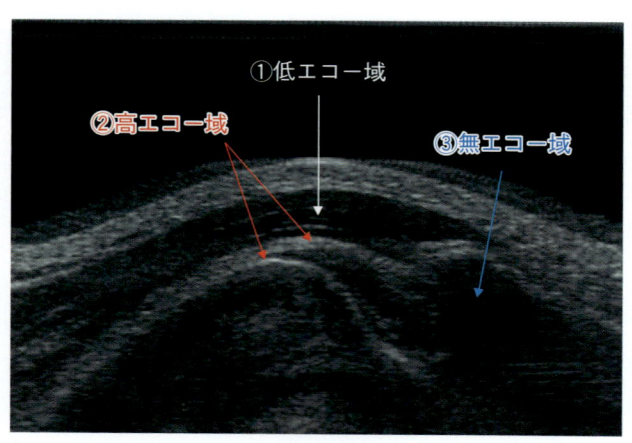

図1-10　画像におけるエコー域の特徴

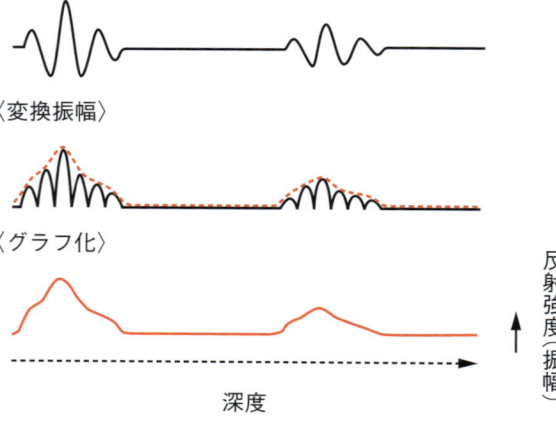

図1-11　Aモードの原理

2）Bモード（Brightness mode）

Bモードとは超音波画像診断にて一般的に用いられるモードで，振幅の大きさを輝度に変換して表示する方法である．振幅が大きければ明るく表示され，小さければ暗く表示される．つまり，反射が強いものほど明るく表示させるという特徴がある．Aモードでは送受信を行う振動子が1つのため，観察位置が固定された画像である．一方，Bモードでは送受信を行う振動子を128個配列している．この128個の振動子が順序よく送受信を行うことをスキャンといい，このスキャンを繰り返しながら移動する走査により画像を断層化して表示することができる（図1-12）．図1-13と図1-14は腹部および膝部をそれぞれBモードにて観察している画像である．

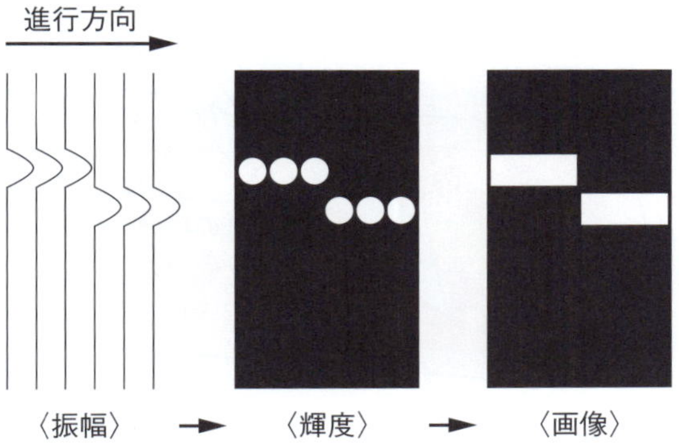

3）Mモード（Motion mode）

Mモードとは動作している対象物を観察する際に用いられる表示法である．これは観察対象物を画像で表示するBモードとは異なり，対象物の時間的な変化を表示するもので，観察位置を一定にし，その時間的変化を観察するモードである（図1-15）．図1-16はB｜Mモードの画像で，Bモード（左画面）において観察位置を一定にし，Mモード（右画面）に動的対象物を描出している．図1-17はMモードのみの画像である．一般的にMモードは心臓の観察に用いられ，心臓壁および弁のような

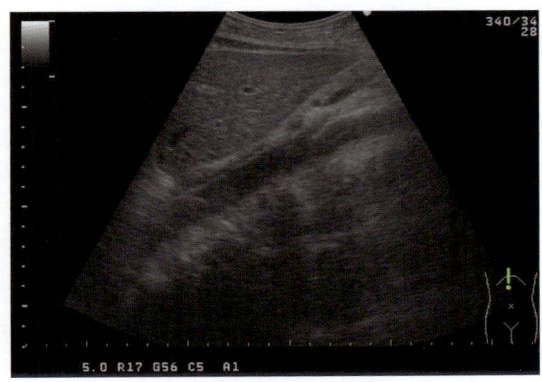

図1-13　Bモードの画像（腹部コンベックス）

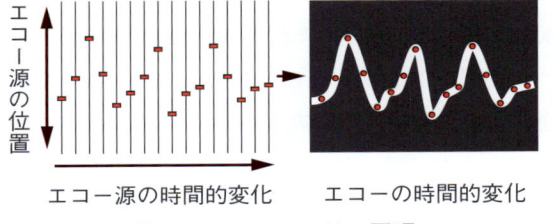

図1-15　Mモードの原理

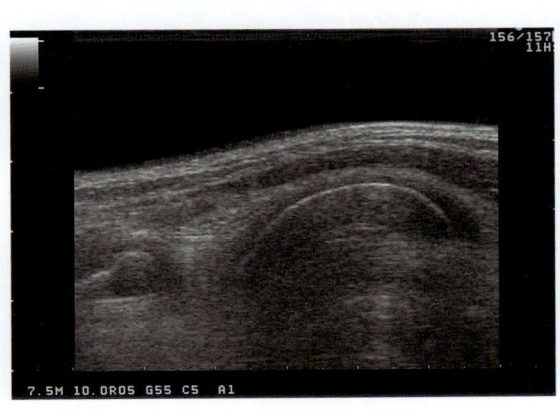

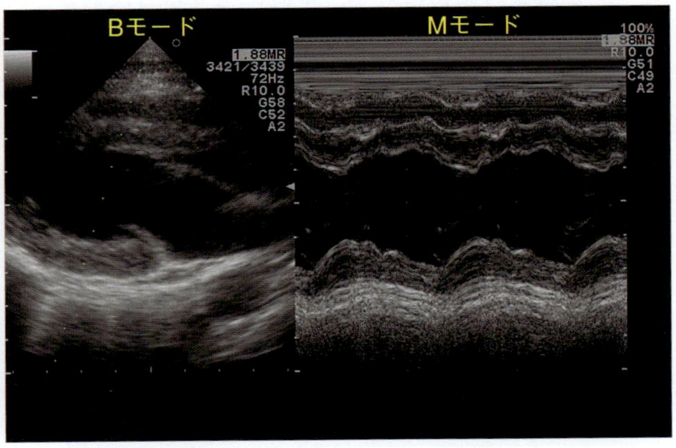

図1-14　Bモードの画像（膝部リニア）

図1-16　B｜Mモード画像

常時運動をしている組織を観察する際に有用なモードである．

4）Dモード（Doppler mode）

Dモードとは血流を観察する際に用いられる表示法で，ドプラ効果を利用することで血流速や血流量を計測する機能である．原理は血管内を流れる赤血球に対し，送信波を照射し反射して戻ってくる時にドプラ効果により送信周波数が偏位してしまい，送信周波数とドプラ偏位周波数が合わさった周波数が受信周波数（A）となりプローブへ戻ってくる（図1-18）．この時，受信周波数が送信周波数より高ければプローブに向かってくる血流（赤系で表示）で，低ければ遠ざかる血流（青系で表示）として表示される．

※ドプラ効果：高い周波数ほど高音に聞こえ，低い周波数ほど低音で聞こえる効果で，救急車のサイレンが近づいて来る時は高音に聞こえ，遠ざかって行く時は低音に聞こえる現象である（図1-19）．

＜血管を観察する際のポイント＞

①カラー

通常，B｜Dモード（2画面）だけではカラーは表示されないため，血管および心臓など血流の存在する部位を観察する際はFlowおよびPower Flowを選択し，Bモード観察部位へカラーを載せることで血管および心臓を描出しやすくなる（図1-20）．

②入射角度

血管を観察する場合，骨や軟部組織のようにプローブを観察対象物に対し，垂直に当てると反射が強くなり正確な血流速が出ない．そのため，血管に対してプローブをできるだけ平行になるように入射する必要がある．この入射角度（送信波と血流との角度）が小さいほど，血流速の誤差が小さくなる．この入射角度は60°を越えると誤差が急速に大きく

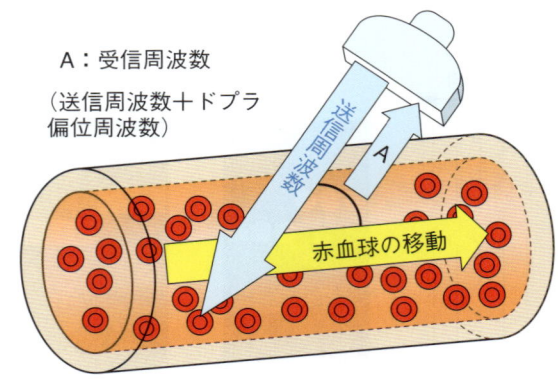

図1-18　ドプラ偏位周波数

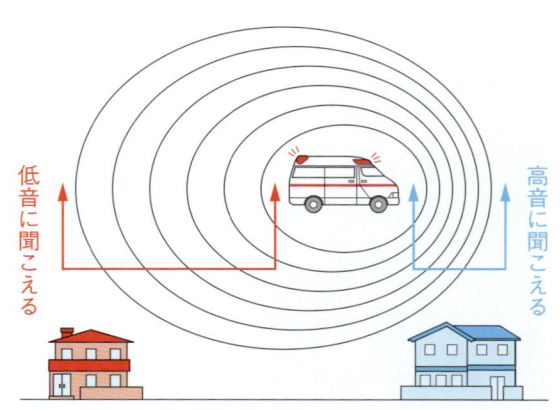

図1-19　ドプラ効果

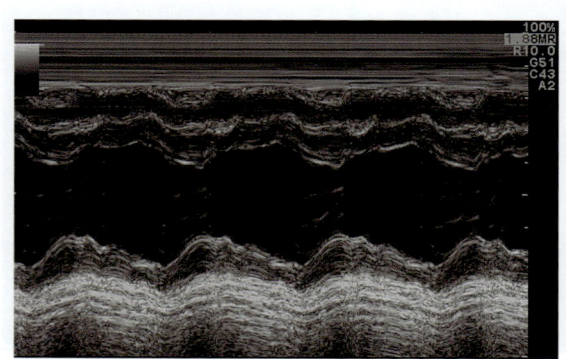

図1-17　Mモード画像

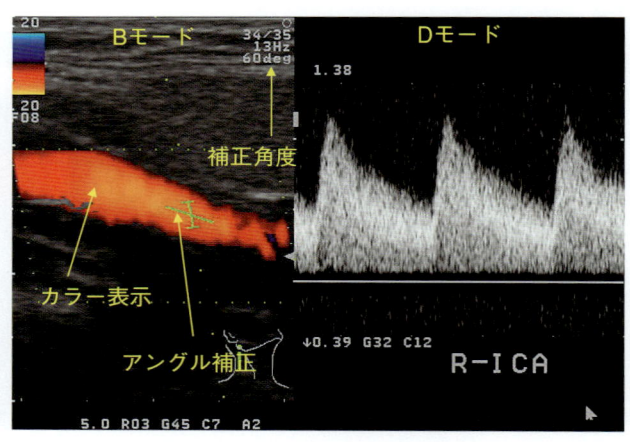

図1-20　Dモード画像

なり正確な計測ができないため，60°以内で計測することが望ましい．それでも入射角度が大きくなる場合はアングル補正を用いることで，より正確な血流速が測定できるようになる（この場合も60°以内に調整する）．

＜ドプラ法の種類＞

ドプラ法には以下の種類がある．

①パルスドプラ法

振動子の送受信が同じで，指定した点のみの血流速を表示する方法．

②連続波ドプラ法

振動子の送受信を別々に行い，高速血流を表示する方法．

③カラードプラ法

指定領域の血液の流速をカラーで表示し，主に血液分布を観察する際に用いられる方法である．

＜動脈および静脈の波形的特徴＞

動脈と静脈の区別は波形を観察することで容易に判断がつく．動脈波形は一心拍における収縮期波形と拡張期波形が観察でき，静脈波形は収縮期波形および拡張期波形が存在せず常に一定の波形を呈する（図1-21，図1-22）．

＜計測＞

Dモードにおける最大の特徴は，動脈硬化や様々な狭窄性の疾患に対し血流速および血流量を計測することで，異常を見つけることができることである．その際，各々の観察者により多くの計測方法が用いられているが，ここではPIとFlow Volumeについて説明する．

①PI（拍動係数）

PIとは末梢循環動態（血行動態）の良否を評価する指標の一つで，血流速の変位性の程度，波形の

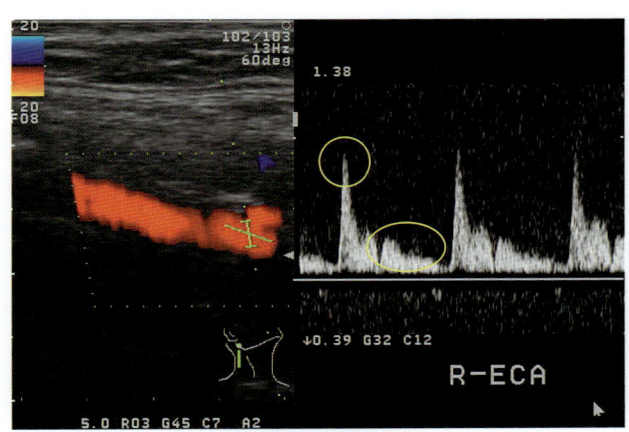

図1-21　動脈波形

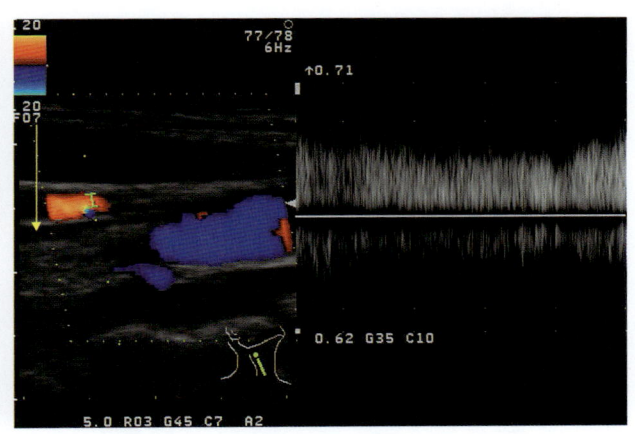

図1-23　PI

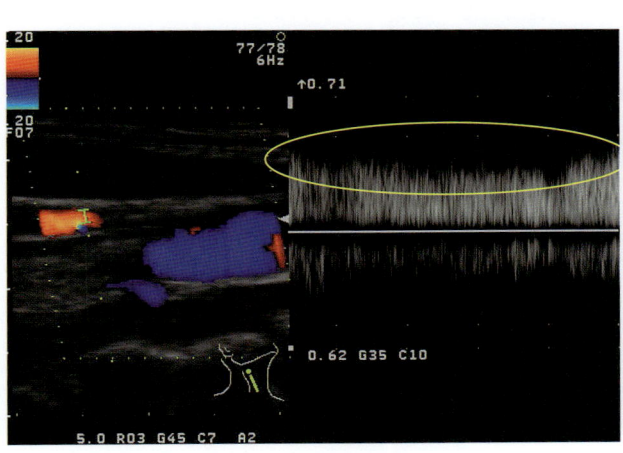

図1-22　静脈波形

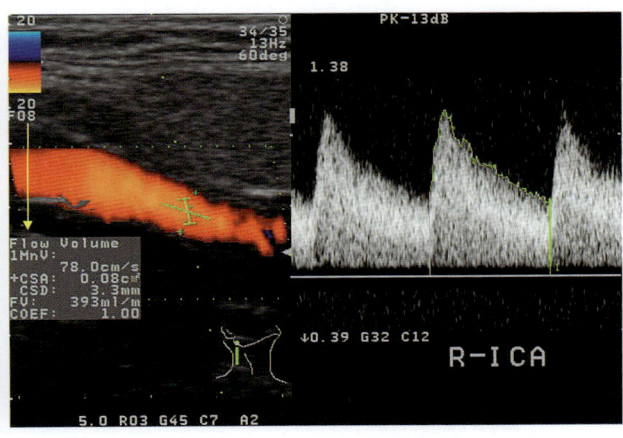

図1-24　Flow Volume

評価を客観的に表す指標である．これは収縮期最高血流速，拡張終期血流速，平均血流速から求められる（PI＝収縮期最高血流速－拡張終期血流速／平均血流速）．

その他，末梢血管抵抗係数，血流時間が計測できる（図1-23）．

② Flow Volume

Flow Volumeとは血流量を計測する機能である．その他，平均流速，内腔面積（流出路面積），内腔径（流出路径），係数などが計測できる（図1-24）．

プローブ（探触子）の種類と特徴

プローブの先端には多数の振動子が内蔵されており，電子制御により振動方式を変えている．これを電子走査方式という．電子走査方式にはリニア（図1-25），コンベックス（図1-26），セクタ，ラジアル，アークなどがあり，対象とする検査部位によって走査法を選別する必要がある．

1）リニア

振動子を直線状に配列し，振動子群を直線方向に移動しながらスキャンする方式（図1-25）．主に骨，軟部組織などを観察する際に有用である（図1-27）．

2）コンベックス

扇状に振動子を配列し，振動子群を少しずつ移動しながらスキャンする方式（図1-26）．深部まで広く観察することができるため，主に腹部を観察する際に有用な方式である（図1-28）．

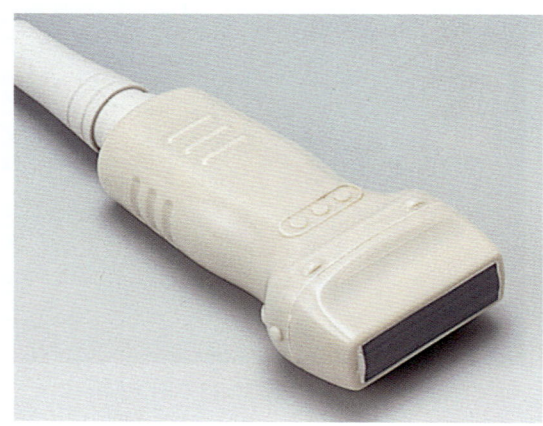

図1-25　リニアプローブ

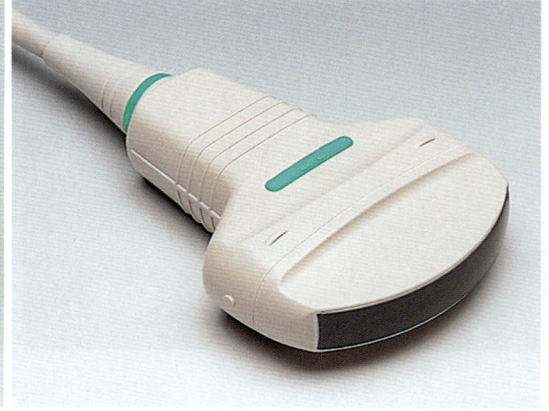

図1-26　コンベックスプローブ

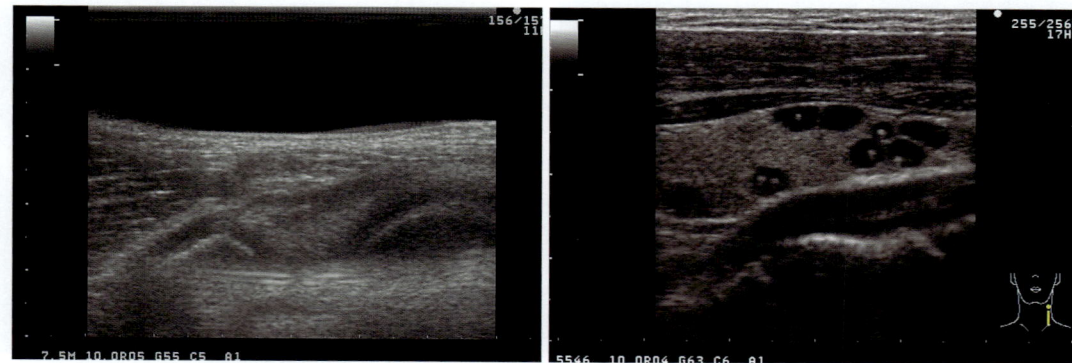

図1-27　リニアによる観察画像

1 超音波の基礎

3）セクタ

リニアと同じく直線状に振動子を配列し，振動子の駆動時間を遅らせることにより，ビーム角度を変化させる方式（図1-29）．そのため，振動子は直線状の配列だがビーム方向を扇状に発射できる特性を持つ．主に心臓などを観察する際に有用である（図1-30）．

4）ラジアル

振動子を回転させることにより全方向をスキャンする方式（図1-31, 図1-32）．術中など主に体腔内の観察に有用である（図1-33）．

5）アーク

球状の観察物を計測する際に，焦点にビームを弓状に向け収束する方式．主に甲状腺や乳腺の検査に

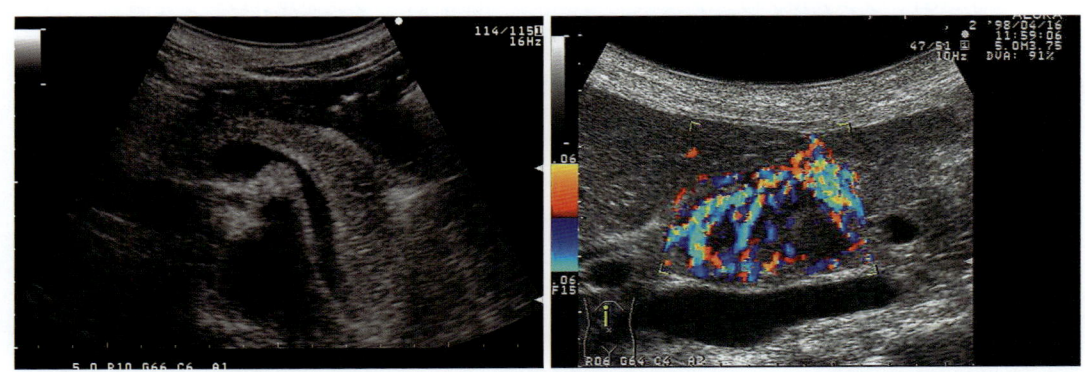

図1-28　コンベックスによる観察画像

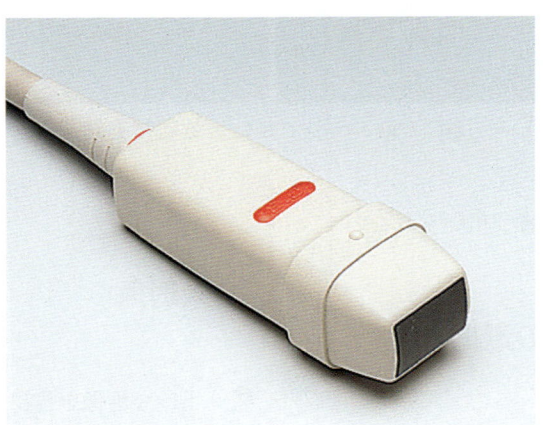

図1-29　セクタプローブ

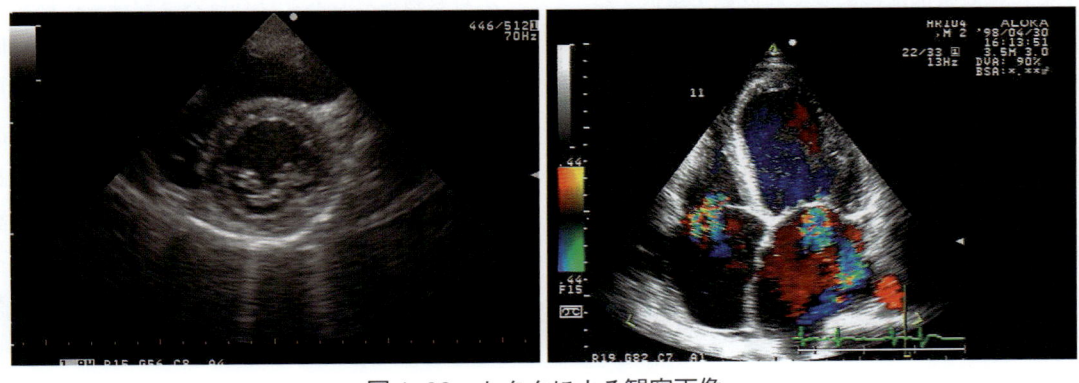

図1-30　セクタによる観察画像

第1章 超音波総論

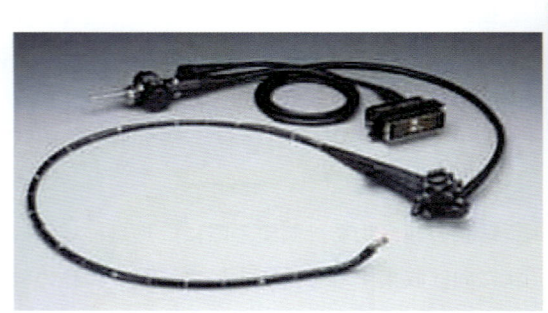

図1-31 ラジアルプローブ

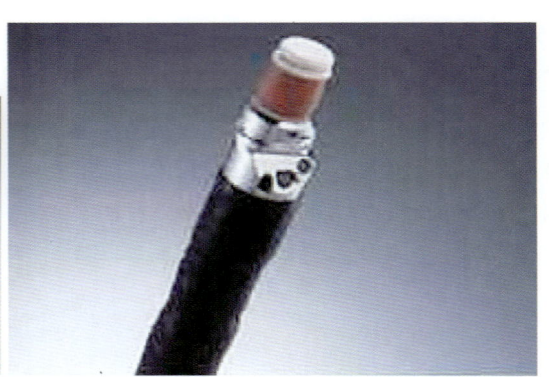

図1-32 ラジアルプローブ先端

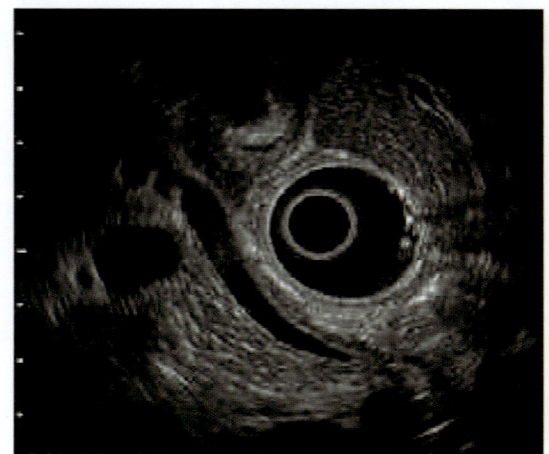

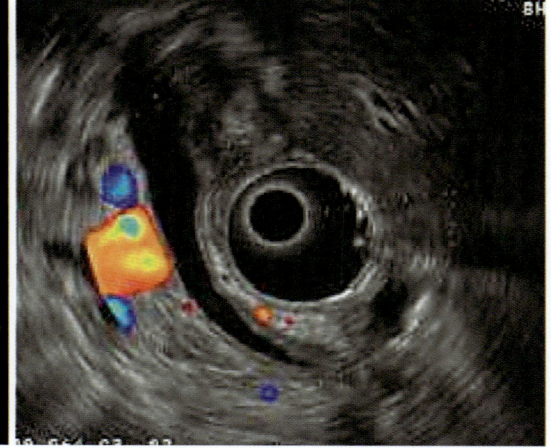

図1-33 ラジアルによる観察画像

用いられていたが，現在ではあまり用いられない．

観察部位による周波数の選択

　骨，関節，軟部組織を観察する際，より良い画像を描出するには観察部位によって周波数を選択する必要がある．通常，リニア方式による観察周波数は5 MHz〜10 MHzの領域で設定されており，手指部など体表に近い部位においての観察（図1-34）では周波数を高くし，下肢など肉厚のある部位での観察（図1-35）の場合は若干周波数を低くすることで対象組織をより正確に描出しやすくなる．

入射角

　正確な画像を描出するには観察対象物に対し，超音波が垂直に入射される必要がある．この入射角度が対象物に対し大きければ大きいほど，観察画像の正確度は低下し，垂直に入射しているほど正確度が高い．体表に近い部位を観察する際は起伏に富んだ構造をしているため，観察対象物および観察部位の構造をイメージし，超音波を観察対象物に対し垂直に入射する．骨や靱帯などインピーダンスが高いものは垂直に超音波が入射されると明るく高エコーに描出される．しかし，入射角度が垂直でないと暗く描出されることがある．観察の際は，これらを十分理解しプローブ走査をすることがより良い画像を描

1 超音波の基礎

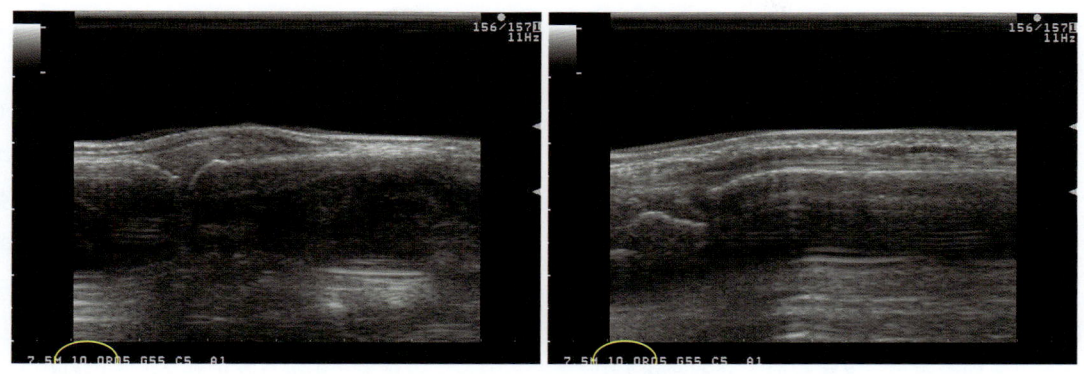

図1-34　10 MHzでの観察画像

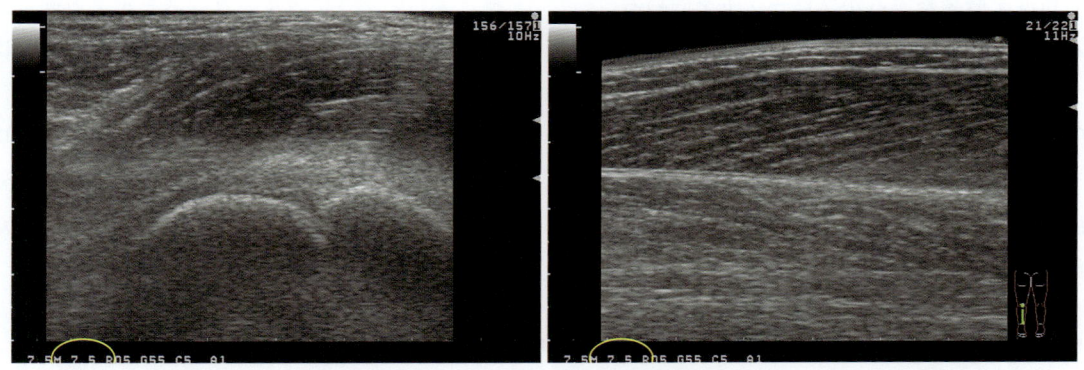

図1-35　7.5 MHzでの観察画像

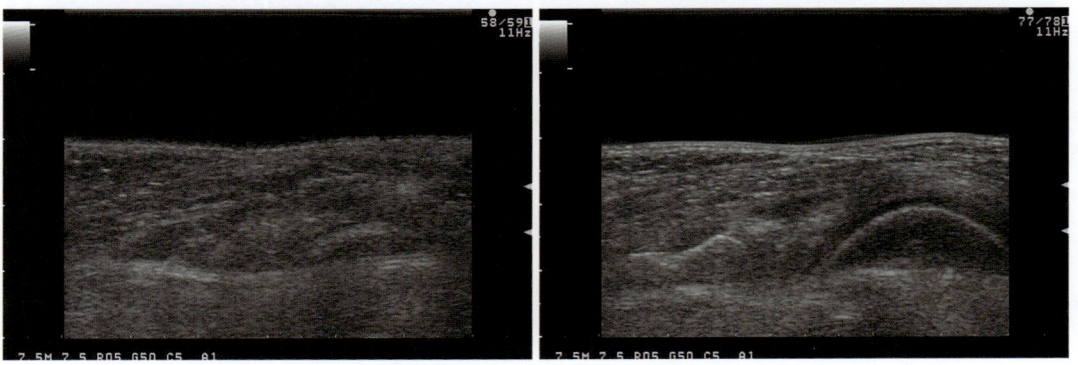

図1-36　入射角が悪い画像（左）と垂直な画像（右）

出するポイントになる．図1-36は同部位を観察したもので，左図は入射角が悪いため，画像が不明瞭に描出されている．一方，右図は入射角が観察対象物に対し，垂直に入射されているため，画像が明瞭に描出されている．

アーチファクト（虚像）

アーチファクトとは画像を観察している際に本来は存在しない虚像が画像上に描出される現象をいう．これは入射の際に起こる反射や屈折などが要因となり発生する．超音波観察の際，アーチファクトが発生すると画像に影響を与え，様々な誤診を招く結果となる．そのため，プローブの圧迫や入射角度を調整することによりアーチファクトを最小限に抑える必要がある．

1）多重反射

多重反射とは後述するサイドローブ同様，非常に

出現しやすいアーチファクトで，画像上では何本もの縞模様に描出される．これは超音波が入射される際，その進行方向上に強い反射体があると反射体から戻ってきた反射エコーの一部がプローブの接触面で反射し，再度反射体へ向かい，また反射するということを繰り返す結果，生じる現象である．この現象はプローブと反射体との間で超音波が減衰されにくい時に生じやすい（図1-37）．鑑別する際はこのことを踏まえて観察する．多重反射を減少させる方法は入射角度を微調整するかプローブ圧を弱めることである．

2）サイドローブ

プローブから照射される超音波の大部分は中心から強く照射されるメインローブ（主極）であるが，その副産物としてメインローブの周囲から放射状に弱くサイドローブ（副極）が照射されてしまう．サイドローブの強さはメインローブ周囲が一番強く，外側に向かうにつれ弱くなる特性を持つ（図1-38）．通常，画像はメインローブからの反射エコーによってつくられるが，サイドローブ方向に強い反射体が存在するとサイドローブからの反射エコー（虚像）を拾ってしまい，あたかもメインローブ上の反射エコーとして捕えてしまう（図1-39）．サイドローブによる虚像は各振動子から反射体までの距離と等しい深さに表示され，スキャン方向に出やすい特徴がある．このサイドローブによる虚像は振動子が多数配列されている電子スキャン方式では避けられないものである．スキャン方向が同一な場合，虚像を消すことはできないがプローブ角度を変えることにより今まで捕えてきた反射体へ超音波が到達しなくなるため，虚像を消すことができる．

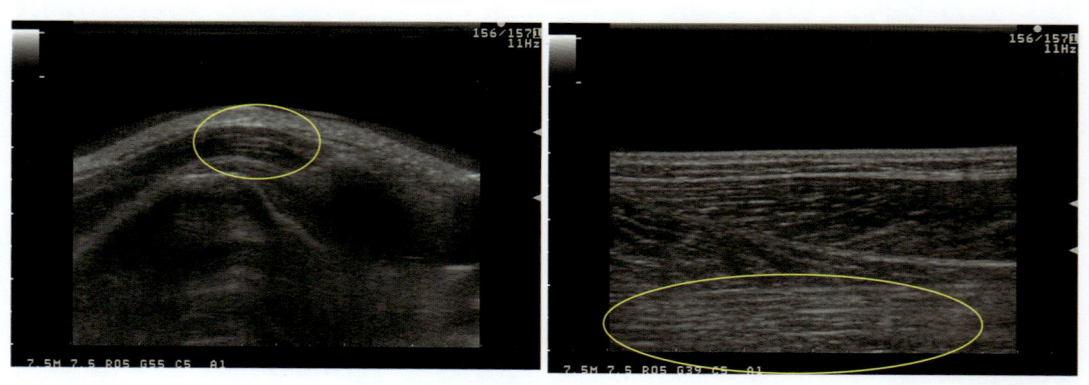

図1-37　観察時に生じる多重反射

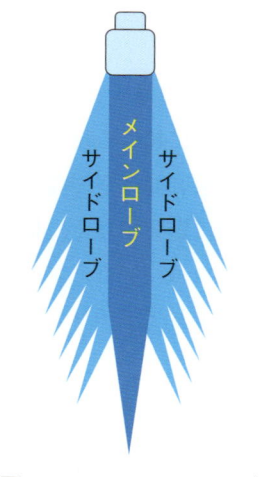

図1-38　サイドローブ

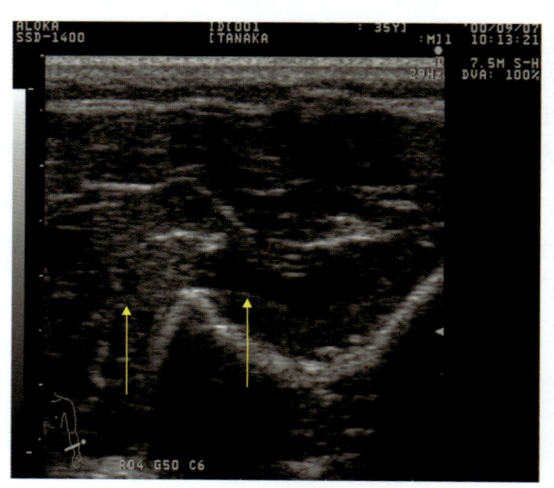

図1-39　観察時に生じるサイドローブ

3) 鏡面現象

横隔膜のように斜めに走る強い反射体が走査線上にある場合，プローブから発射された超音波はこの反射体で反射されプローブへ戻るが一部の反射エコーはそのままプローブへは戻らず斜め方向へ反射し観察体に到達する（A）．再度，観察体にて反射を起こしたエコーは送信と同じ経路を戻り，プローブへ受信される（B）．この際，観察装置内で送信から受信までの時間を距離に変換するため，あたかも入射された超音波の延長線上に実像があるかのような虚像をつくりだす（図1-40，1-41）．これを鏡面現象という．鏡面現象は横隔膜のほかに骨など強い反射体などでよくみられる．走査方向を変えることにより鏡面現象を回避できる．

4) レンズ効果

音響インピーダンスの異なった組織に超音波が斜めに入射されると超音波は光が屈折するように組織境界面で曲がって進む性質がある．音響インピーダンスの低い組織から高い組織へ超音波が進む際，組織間の境界面が斜めに走行していると音響インピーダンスの高い組織に透過した超音波は高速になり，逆に低い組織側の超音波の速度は通常のままであるため，高い組織と低い組織間に速度の差が生じ，超音波の屈折が起こる．この屈折により実像が実際の位置とは違う場所に描出され，虚像が超音波延長線上に描出される（図1-42，1-43）．この現象をレンズ効果という．レンズ効果を避けるにはプローブ走査を長軸走査から短軸走査に変更するか，走査方向を斜めに調整することが有効である．

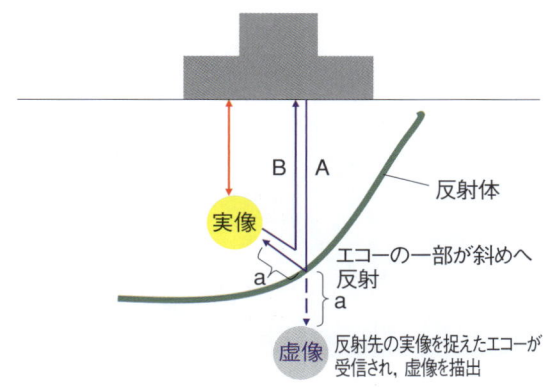

図1-40　鏡面現象の原理

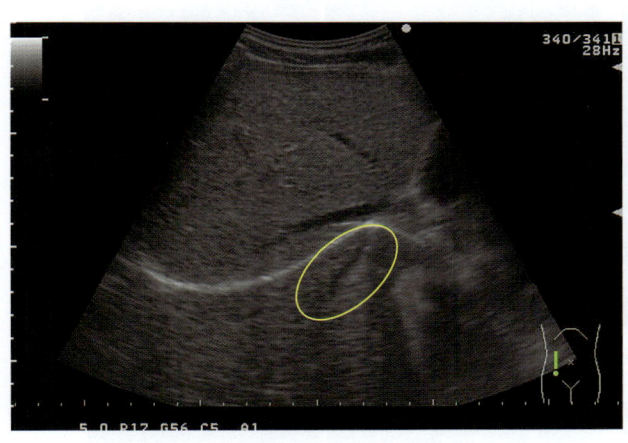

図1-41　観察時に生じる鏡面現象

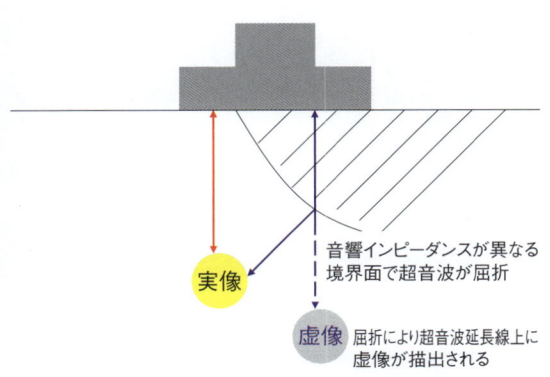

図1-42　レンズ効果の原理

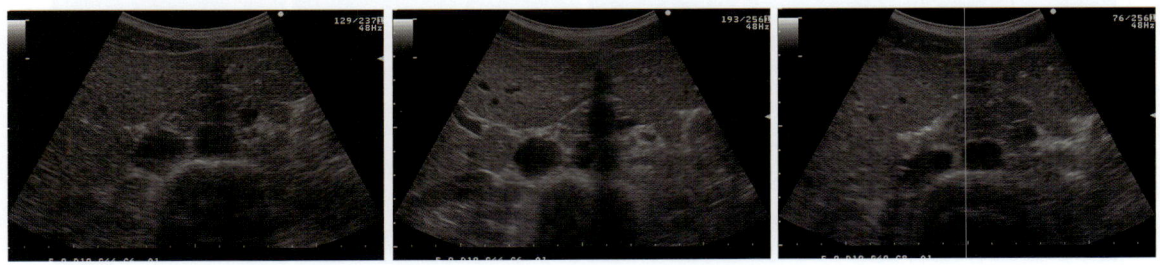

図1-43　観察時に生じるレンズ効果

第1章 超音波総論

5）音響陰影

　超音波を強く反射させる組織（骨など）を超音波が透過する場合，すべての送信波が組織にて反射および減衰されるため，その後方では超音波が透過されず黒く抜けた像（無エコー）で描出される（図1-44）．それは減衰の強い組織においても入射される超音波が組織を透過していく過程で減衰するため送信波がその組織の下方まで透過しないからである．この現象を音響陰影といい，筋骨格系を観察する際，骨の後方で多くみられる現象である．

6）音響増強

　音響インピーダンスの高い組織内に低い組織が存在する状況下で，超音波が入射されると組織間に音速の差が生じるため，超音波は収束されインピーダンスの低い組織の後方に周囲より強い音響エネルギーが発生し，帯状の高エコー像が描出される．これを音響増強という（図1-45）．腫瘍が嚢胞性のものか充実性のものかを判断する上で有用な指標となる．

7）側方陰影

　脂肪腫や腫瘤など周囲組織と音響インピーダンス

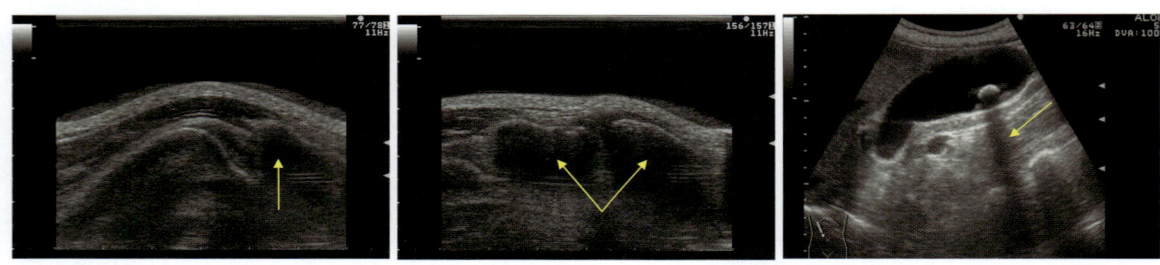

図1-44　観察時に生じる音響陰影

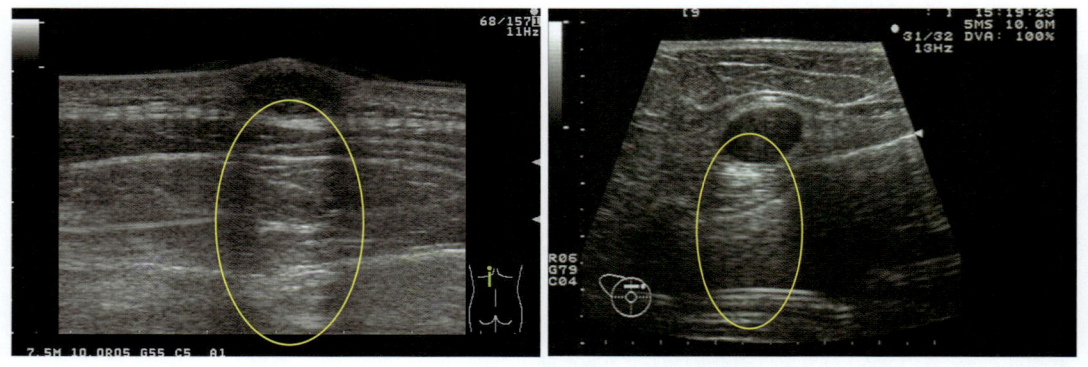

図1-45　観察時に生じる音響増強

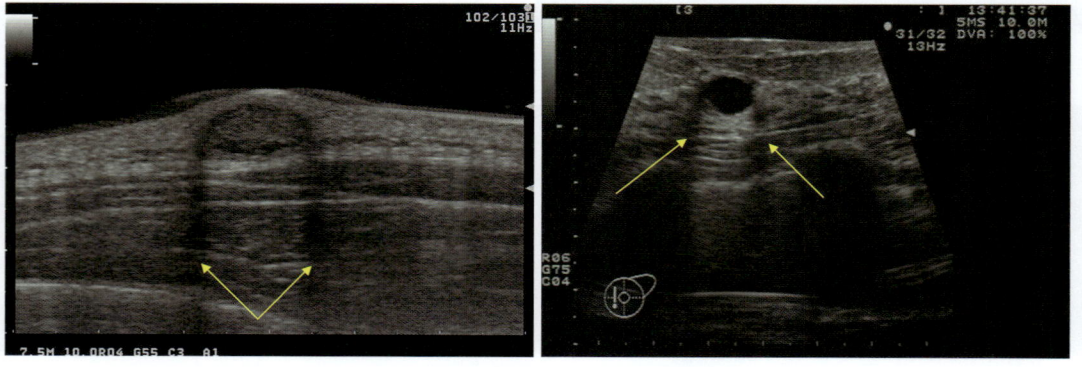

図1-46　観察時に生じる側方陰影

の異なる平滑な球状観察体に超音波を入射すると反射および屈折を起こし，球状観察体両側に反射エコーの欠損した無エコー域が線上に出現する．この無エコー域を側方陰影（図1-46）という．

プローブ走査の基本

プローブの走査法には長軸走査と短軸走査がある．長軸走査とは観察する対象物に対して平行にプローブを当てる走査法であり，短軸走査とは対象物に対して直角にプローブを当てる走査法である．

1）本章における正常画像の見方
①四肢の長軸走査：画面左を近位側，画面右を遠位側
②体幹の長軸走査：画面左を頭側，画面右を尾側
③右上下肢前面の短軸走査：画面左を外側，画面右を内側
④左上下肢前面の短軸走査：画面左を内側，画面右を外側
⑤右上下肢後面の短軸走査：画面左を内側，画面右を外側
⑥左上下肢後面の短軸走査：画面左を外側，画面右を内側
⑦体幹正中の短軸走査：画面の左右ともに外側
⑧体幹前面の短軸走査：画面左が右外側，画面右が左外側
⑨体幹後面の短軸走査：画面左が左外側，画面右が右外側

2）プローブ基本走査と描出画像
①上肢長軸走査（図1-47）：プローブを橈骨に対して平行に当てる．橈骨の縦断面が描出される（左を近位側，右を遠位側）．
②上肢短軸走査（図1-48）：プローブを前腕部遠

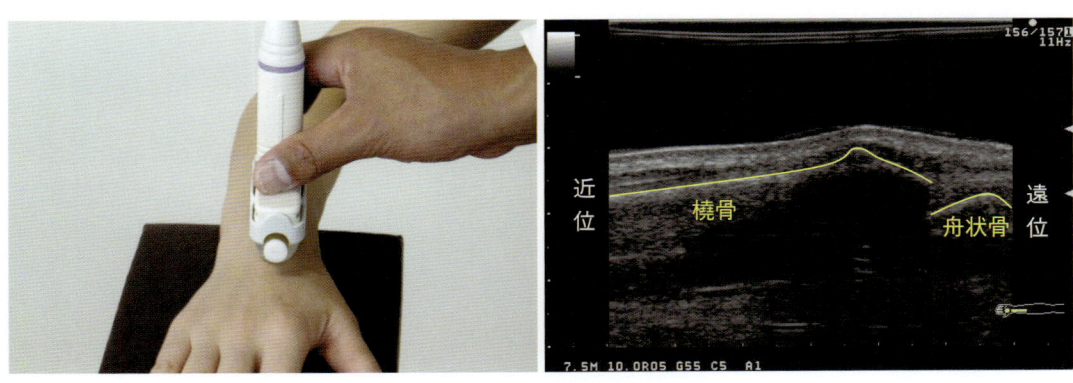

図1-47　上肢長軸走査

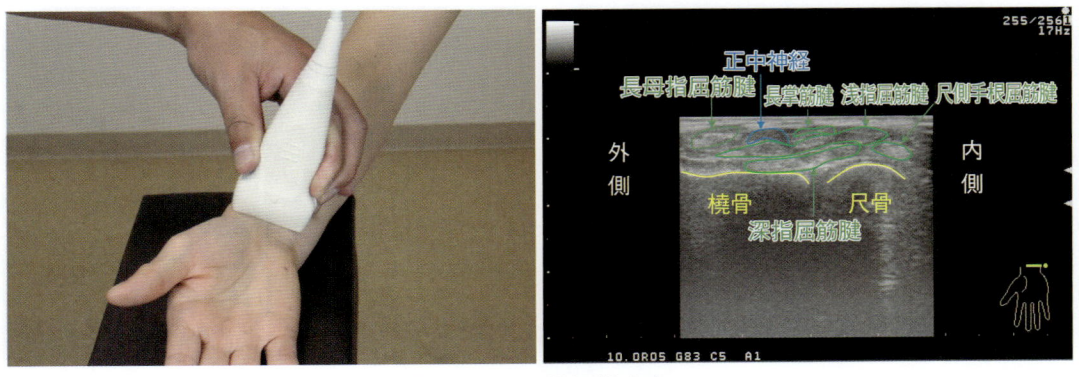

図1-48　上肢短軸走査

第1章　超音波総論

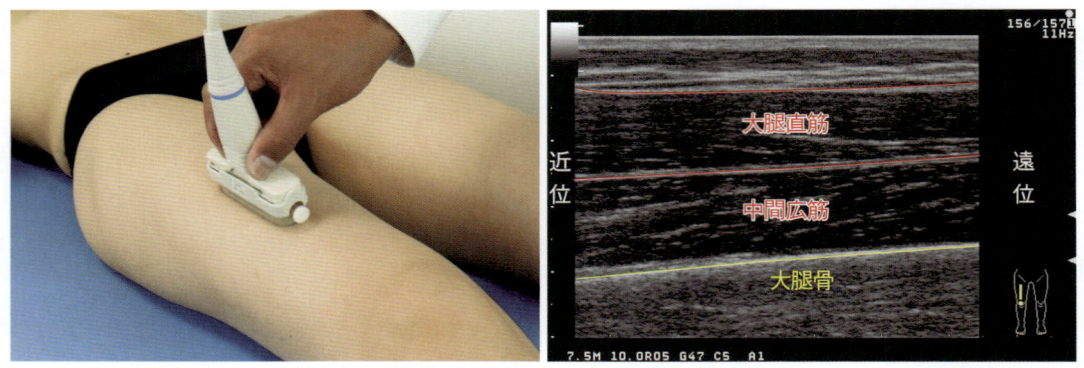

図1-49　下肢長軸走査

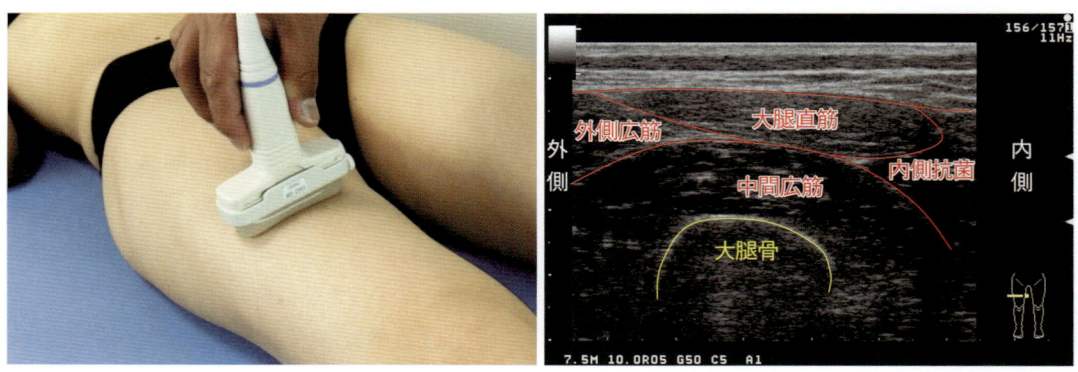

図1-50　下肢短軸走査

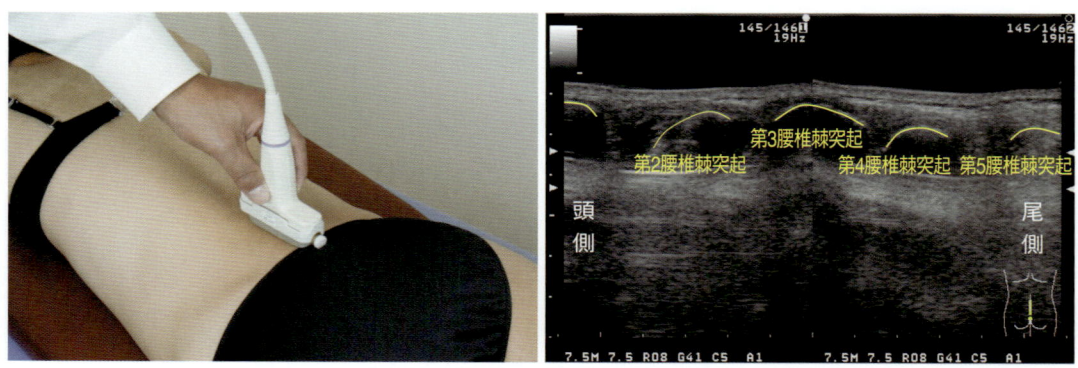

図1-51　体幹長軸走査

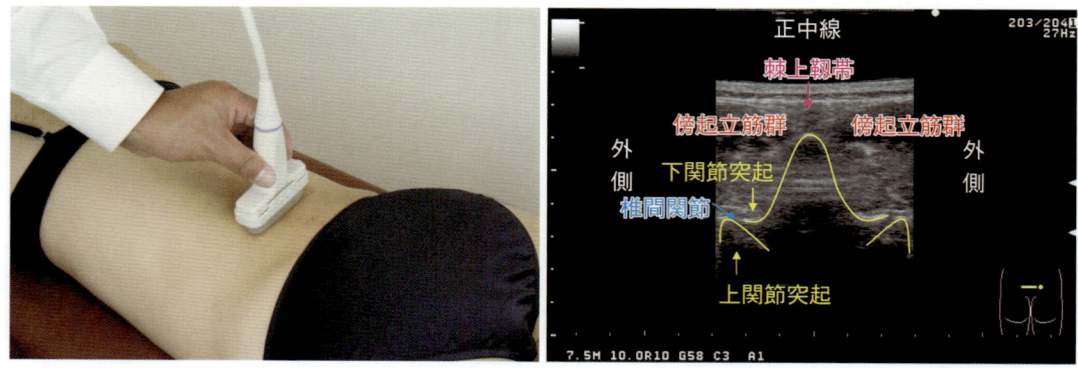

図1-52　体幹短軸走査

位部に対して直角に当てる．前腕遠位端の横断面が描出される（左を外側，右を内側）．

③下肢長軸走査（図1-49）：プローブを大腿骨に対して平行に当てる．大腿骨の縦断面が描出される（左を近位側，右を遠位側）．

④下肢短軸走査（図1-50）：プローブを大腿骨に対して直角に当てる．大腿骨の横断面が描出される（左を外側，右を内側）．

⑤体幹長軸走査（図1-51）：プローブを腰椎棘突起に対して平行に当てる．腰椎棘突起の縦断面が描出される（左を頭側，右を尾側）．

⑥体幹短軸走査（図1-52）：プローブを腰椎棘突起に対して直角に当てる．腰椎棘突起の横断面が描出される（正中を中心としているため，左右ともに外側）．

　超音波診断は組織の断層画像を観察するもので，長軸走査と短軸走査を上手に組み合わせることで幾通りもの観察が可能になる．その反面，Land Markを無視し，画面の統一を図らずに観察を行うことは病態把握どころか画像の描出すらできない状況に陥る危険性がある．そのため，基本走査を十分に練習することがスピーディーに観察する秘訣である．また狭い範囲に固執せず，より広い視点から画像を観察することも病態把握をする上で大切である．

Land Mark

　筋骨格系を観察する際，観察する側も受ける側も画像を見る上で重要になるのはLand Mark，いわゆる目印である．例えば腱板を観察するには上腕骨大結節と肩峰をLand Markに腱板を描出する（図1-53左）．膝内側半月を観察する際は大腿骨内側顆と脛骨内側顆をLand Markに内側半月を描出（図1-53右）するなど観察体を見る上でこの目印をまず画像に描出してから観察対象物を描出させることでよりスピーディーで信憑性のある画像を描出できる．

　一方，Land Markを無視して漠然と描出画像を観察することは，以下の不都合を生じる．
①描出画像の判断がつかない
②観察対象物を設定できない
③観察時間が長くなる
④描出画像の信憑性に欠ける

超音波画像診断装置の調整法

　超音波画像診断装置は画像を白黒の輝度（階調度）で表示されるため，機器の設定環境および対象部位により描出画像が大きく変化する．そのため，画像を観察する際は以下で述べる各々の機能を

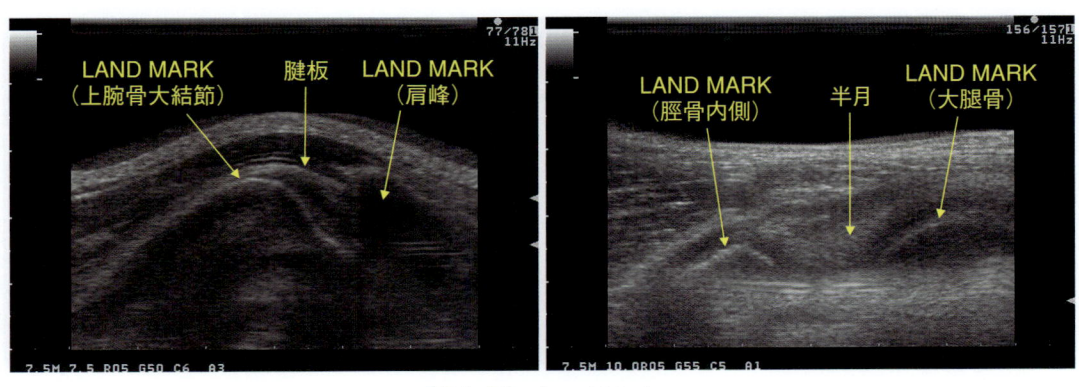

図1-53　Land Mark

第1章　超音波総論

調整して観察者（検者）に最適な画像環境で観察する必要がある．以下で説明する調整法にはゲイン，STC，フォーカス，コントラスト，ZOOMなどがある．

1）ゲイン（GAIN）

ゲインとは画像全体の明暗を調節する機能である．ゲインが高いと図1-54の左図のように画像全体が明るく表示され，ゲインが低いと右図のように暗く表示される．観察室内が明るい場合，画面への映り込みが多くなるため，状況に応じてゲインを調整する必要がある．初心者はゲインを高くしすぎる傾向があり，ノイズの多い画像になりがちであるので，ゲインの調整には十分な配慮が必要である．疾病や傷病など経過を観察する場合はゲインを一定レベルに固定することにより変化の過程を正しく観察することができる．

2）STC

前述したゲインは画像全体の明暗を調整するのに対し，STCは観察特定領域の明暗を調整する機能である．プローブから超音波が生体に入射する際，生体組織内を透過していく過程で超音波が次第に減衰していき深層画像が暗く描出され，観察しにくくなる．そのため，観察領域のSTCを調整し，明るくすることは観察を容易にさせる．

図1-55，1-56はSTC調整により体表から3cmと5cmの領域を調整した画像である．図1-55はSTC 3cm領域の明暗を調整したもので，図1-56はSTC 5cm領域の明暗を調整したものである．

3）フォーカス（FOCUS）

フォーカスは指定領域の観察対象物を鮮明にする機能である．これは観察対象領域が不明瞭な場合，その領域にフォーカス（焦点）を当てることで，鮮

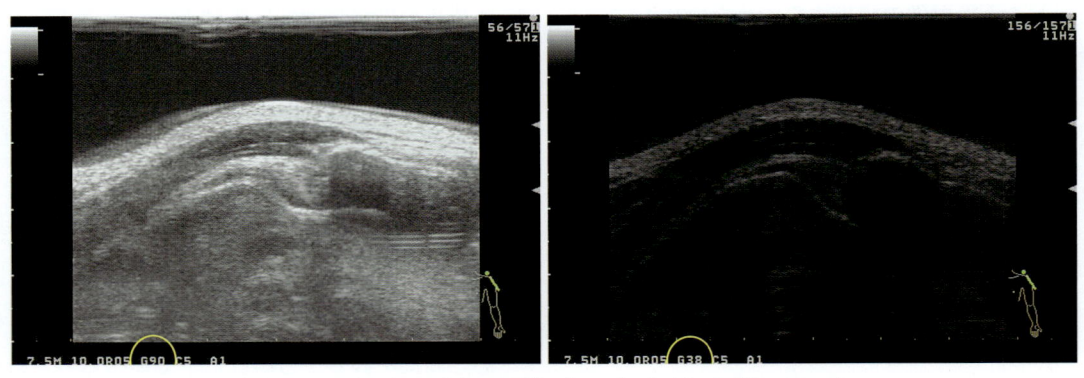

図1-54　ゲインが高い画像（G90）と低い画像（G38）

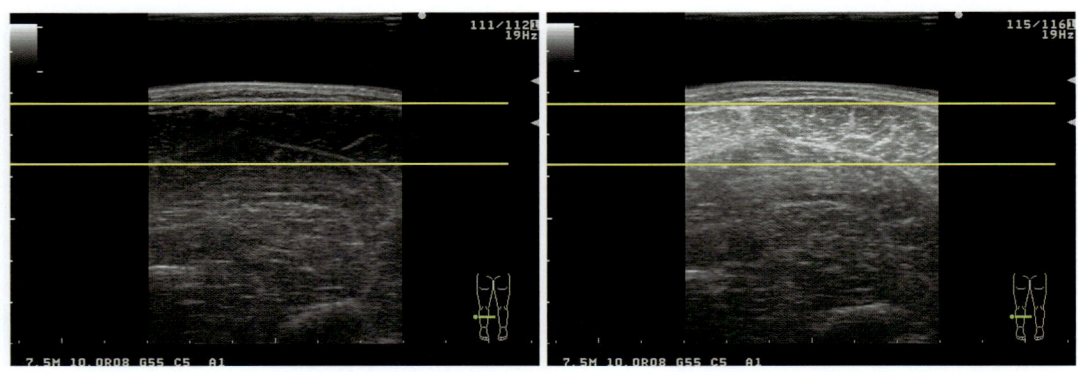

図1-55　3cm領域が暗い画像（左）と明るい画像（右）

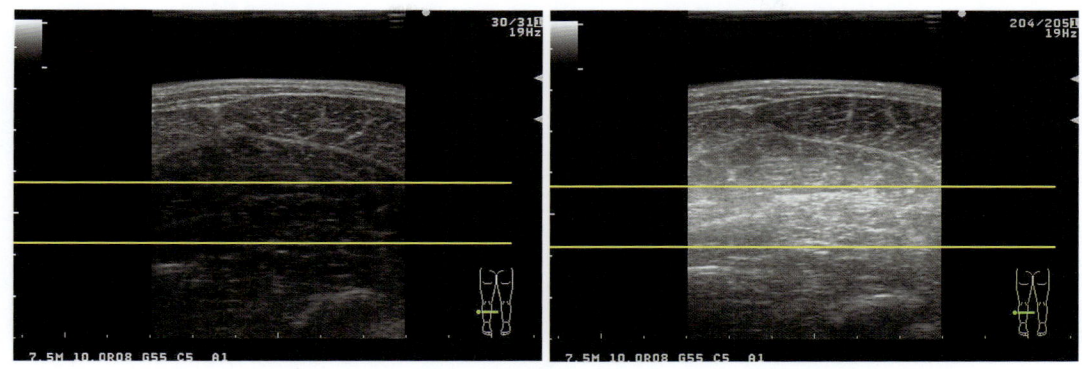

図1-56　5cm領域が暗い画像（左）と明るい画像（右）

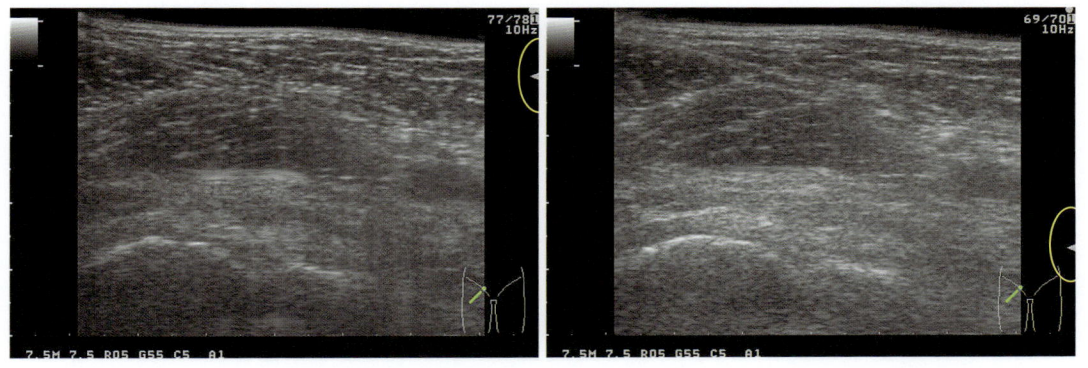

図1-57　フォーカスが観察領域に指定されていない画像（左）とされた画像（右）

明な画像を描出するものである．靱帯や腱板，さらに関節包など深層部の観察しづらい対象物を観察する際に有用である．

図1-57は股関節の関節包を観察している画像である．左図は右上方にあるフォーカス（◁）が観察領域に指定されておらず関節包が不明瞭であるが，右図はフォーカス（◁）を観察領域に移動したことにより関節包が明瞭に描出されているのが確認できる．深層画像は超音波の減衰が強いため，不明瞭な画像になりがちである．よって，常にフォーカスを対象領域に移動する習慣を持つべきである．

4）コントラスト（CONTRAST）

コントラストとは超音波信号の強弱を変化させることにより，組織の輝度のメリハリを付ける機能である．コントラストが強い場合，画像のメリハリが強調された画像になるが，全体的に明るくなってしまう．逆にコントラストを弱めると画像のメリハリ

が少ない画像になり全体的に暗いイメージになってしまう．

図1-58はコントラストを強めた画像と弱めた画像を比較したものである．図1-58の左図はコントラストが弱く白黒のメリハリが小さい画像になっている．逆に右図はコントラストが効いた強い画像で白黒のメリハリが強調された画像になっている．

鮮明な画像を描出するには，状況に応じてコントラストを変え観察することが重要である．

5）ズーム（ZOOM）

ズームとは指定画像を拡大または画像を上下左右に移動する機能である．観察している全体画像が通常より小さい場合，それに伴って観察対象物も小さく見づらい画像になる．ズーム機能はそのような際に観察画像を拡大させ観察しやすくする機能である．また，四肢などを観察する際よく使用されるカプラー（水袋）の付いたプローブを用いる場合，カ

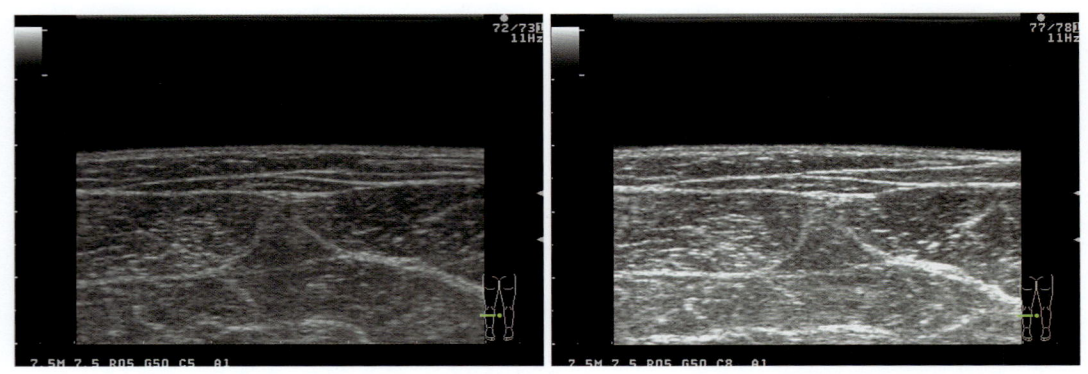

図1-58　コントラストを抑えた画像（左）と効かせた画像（右）

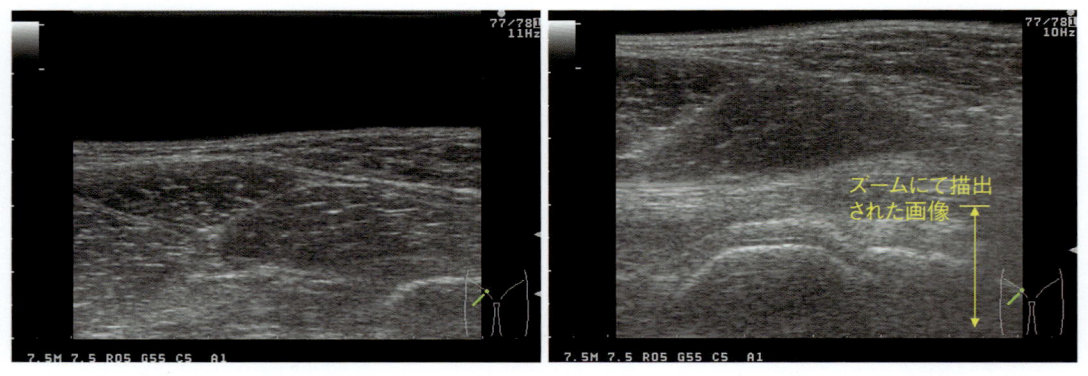

図1-59　股関節が描出されていない画像とズームにより描出された画像

プラーの領域が画像に表示され，深層画像が画面上に描出されない状況が起こることがある．その際はズーム機能を使い，隠れている深層画像を画像上に移動させることにより観察対象物を描出させることができる．

図1-59は股関節部を観察している画像であるが左図は先ほど説明したカプラーの付いたプローブにて描出した画像でカプラー領域が1/3を占めるため，その深層部にあるはずの股関節が画面上に描出されていない．右図はズーム機能を使用することにより，画像を全体的に上方移動させ，左図では描出されていなかった深部の股関節部が画面上に描出されている．つまり，深層部を観察する際は画面上の画像だけに捉われず解剖学的位置関係を理解して観察することが重要である．

6）ヒストグラム（HISTOGRAM）

ヒストグラムとは超音波を生体内に照射した際に硬い組織は明るく（高エコー），軟らかい組織は暗く（低エコー）描出される特性を応用し，その明暗を階調値（1〜63）に置き換え，指定した領域の組織の硬化度を数値で表示したものである（図1-60）．ヒストグラムによる観察は外傷に伴う筋萎縮の程度やリハビリテーションによる筋組織の回復度合いなどを知る上で有用な指標と考える．例えば外傷などにより筋萎縮が存在する部位を計測した場合，筋肉の硬化または違う組織の介在などの要因により健側と患側との階調値に違いが生じる．この階調値の差異を定期的に観察することにより，リハビリテーションにおける患側部位の回復度合いを数値によって知ることができる．

この機能は脂肪肝（正常な肝臓は腎臓と同じ階調値を示すが，脂肪肝では高い階調値を示す）やポリープ，腫瘍の観察など主に内科領域で発展してきたもので，最近になり骨および軟部組織において少しずつではあるが応用され始めてきた．ただし，骨

1 超音波の基礎

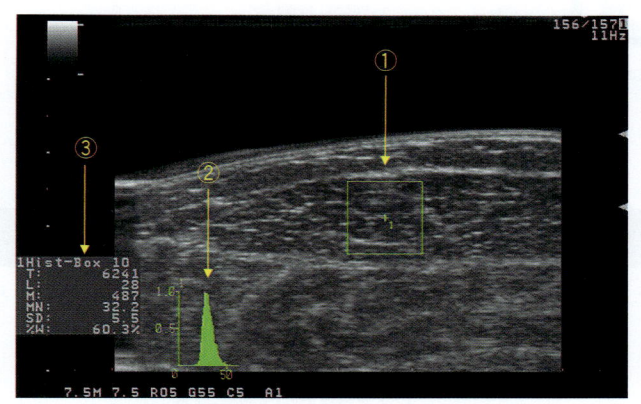

図1-60　腓腹筋内側頭のヒストグラム計測

および軟部組織においてのヒストグラムは未開拓な要素が多く，まだまだ多くのデータおよび研究が必要である．

＜ヒストグラムの計測＞

計測指定領域内（ROI）①のエコー輝度情報や分布割合を階調レベルの範囲内で計測するものである．階調レベルは1（黒）〜63（白）の範囲内で設定されており，計測指定領域における全ピクセル数に対して，一番多く含まれる階調を1.0として各階調の分布をグラフ表示②したものである．その際，各々の計測値③が表示される．図1-60は腓腹筋内側頭をヒストグラムにて計測したものである．各々の計測値は以下の通りである．

【計測値】

T：計測領域内にてサンプリングされた総ピクセル数を示す．
（総ピクセル数は6241を示す）

L：計測領域内にて一番多く含まれる階調値を示す．
（28の階調レベルが最も多い）

M：計測領域内にて一番多く含まれる階調値ピクセル数を示す．
（6241のうち，28の階調レベルが487含まれる）

MN：計測領域内にてサンプリングされた平均階調値を示す．
（平均階調値は32.2を示す）

SD：計測領域内の階調成分の標準偏差値を示す．
（計測領域に含まれる階調値の範囲は5.5）

＊注意：ヒストグラムは装置の設定条件（Gain，STC，コントラスト，Focusなど）により影響を受ける．健側および患側を計測する際や経過観察を計測する際は設定を一定にしなければ正確な計測が行えない．それを踏まえて計測することが大切である．

2 断面解剖図

肩　部

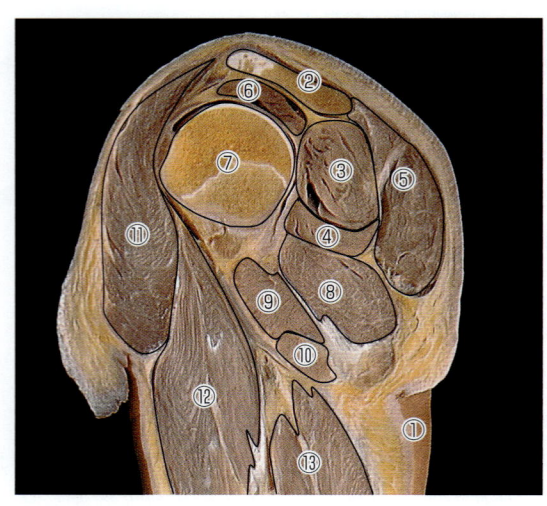
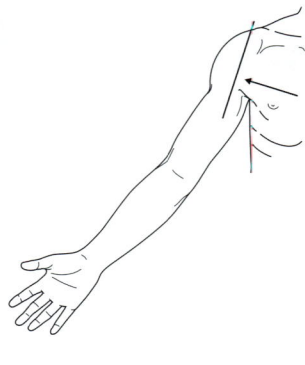

1	皮膚と皮下組織
2	肩甲棘
3	棘下筋
4	小円筋
5	三角筋後部線維
6	棘上筋
7	上腕骨頭
8	上腕三頭筋長頭
9	大円筋
10	広背筋
11	三角筋前部線維
12	上腕二頭筋短頭
13	上腕三頭筋外側頭

図1-61　肩部-矢状

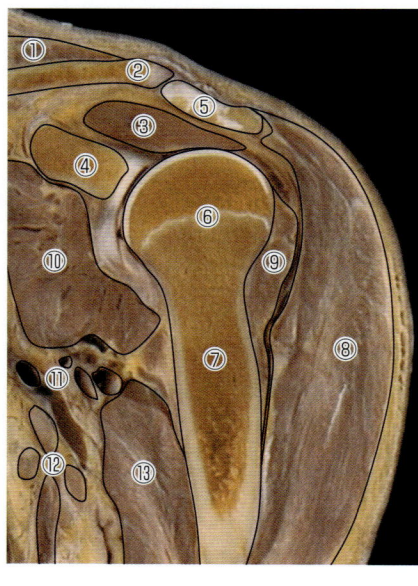
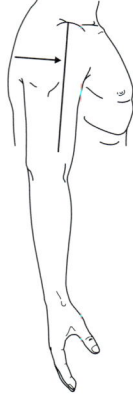

1	僧帽筋
2	鎖骨
3	棘上筋
4	烏口突起
5	肩峰
6	上腕骨頭
7	上腕骨体
8	三角筋
9	棘下筋・小円筋
10	肩甲下筋
11	腋窩動静脈
12	腕神経叢
13	上腕二頭筋短頭

図1-62　肩部-冠状

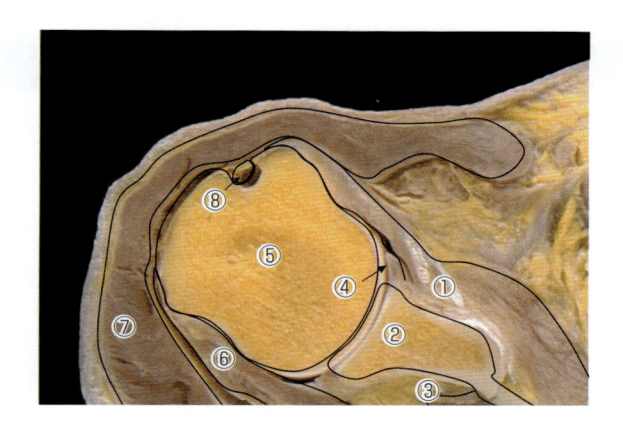

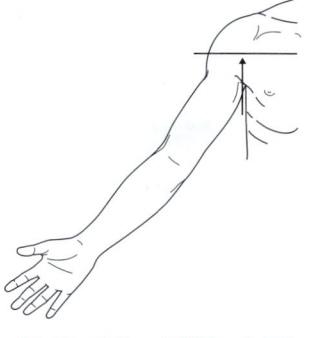

図 1-63　肩部-水平

1	肩甲下筋
2	肩甲骨上縁
3	棘上筋
4	関節唇
5	上腕骨
6	棘下筋
7	三角筋
8	上腕二頭筋長頭腱

上腕部

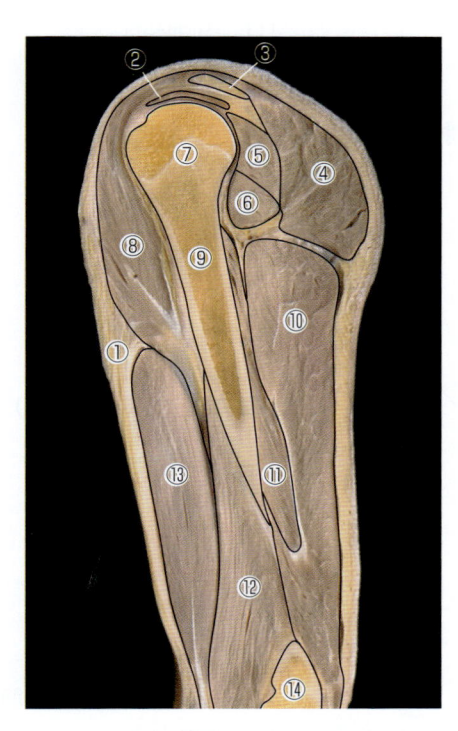

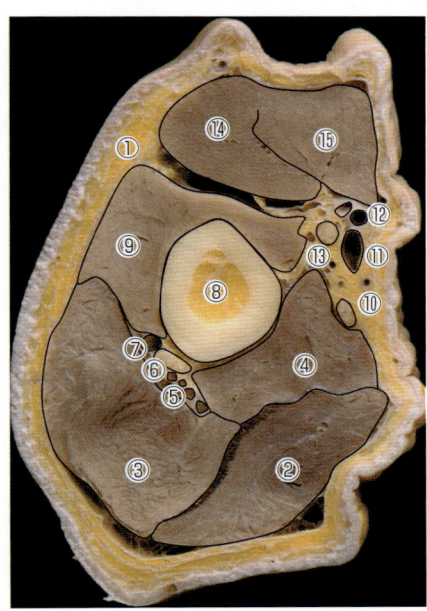

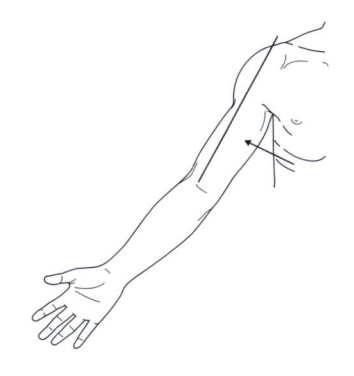

図 1-64　上腕部-矢状

1. 皮膚と皮下組織
2. 棘上筋腱
3. 肩峰
4. 三角筋後部線維
5. 棘下筋
6. 小円筋
7. 上腕骨頭
8. 三角筋
9. 上腕骨体
10. 上腕三頭筋長頭
11. 上腕三頭筋内側頭
12. 上腕筋
13. 上腕二頭筋長頭
14. 上腕骨

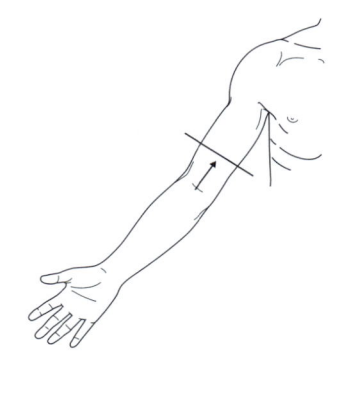

図 1-65　上腕中央部-水平

1. 皮膚と皮下組織
2. 上腕三頭筋長頭
3. 上腕三頭筋外側頭
4. 上腕三頭筋内側頭
5. 中側副動脈
6. 橈骨神経
7. 橈側側副静脈
8. 上腕骨
9. 上腕筋
10. 尺骨神経
11. 上腕動脈
12. 上腕静脈
13. 正中神経
14. 上腕二頭筋長頭
15. 上腕二頭筋短頭

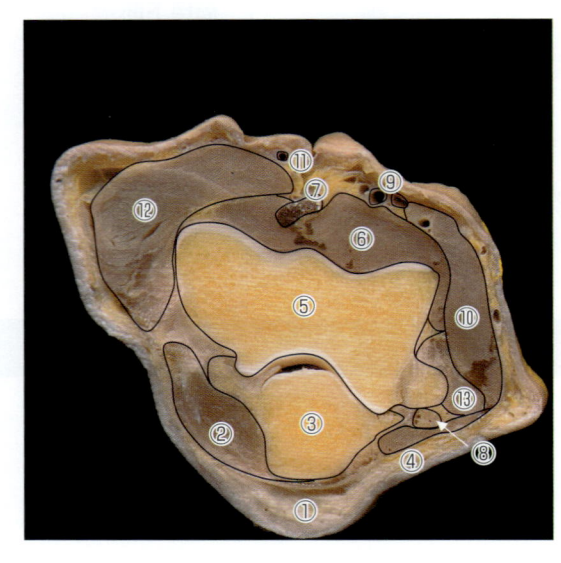

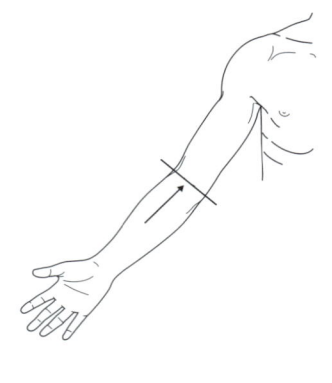

肘部・前腕部

図 1-66　肘部-水平
1　皮膚と皮下組織
2　肘筋
3　尺骨肘頭
4　尺側手根屈筋
5　上腕骨
6　上腕筋
7　上腕二頭筋腱
8　尺骨神経
9　上腕動・静脈
10　円回内筋
11　橈側皮静脈
12　指伸筋起始部
13　指屈筋起始部

図 1-67　前腕近位部-水平 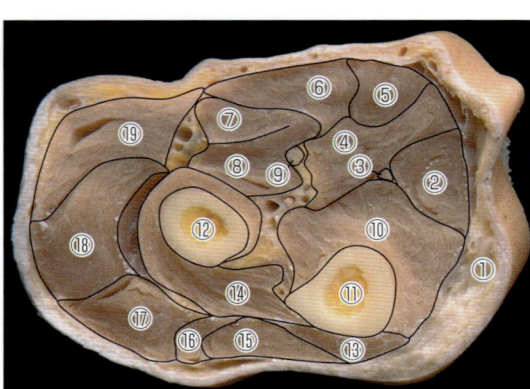 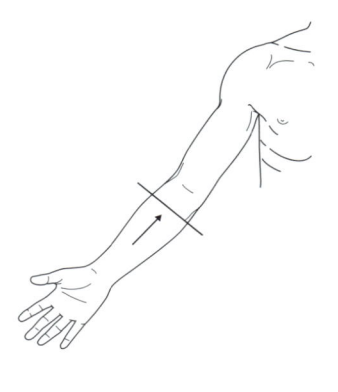
1　皮膚と皮下組織
2　尺側手根屈筋
3　尺骨神経
4　浅指屈筋
5　長掌筋
6　橈側手根屈筋
7　円回内筋
8　円回内筋（尺骨頭）
9　正中神経
10　深指屈筋
11　尺骨
12　橈骨
13　肘筋
14　回外筋
15　尺側手根伸筋
16　小指伸筋
17　【総】指伸筋
18　長・短橈側手根伸筋
19　腕橈骨筋

図 1-68　前腕中央部-水平 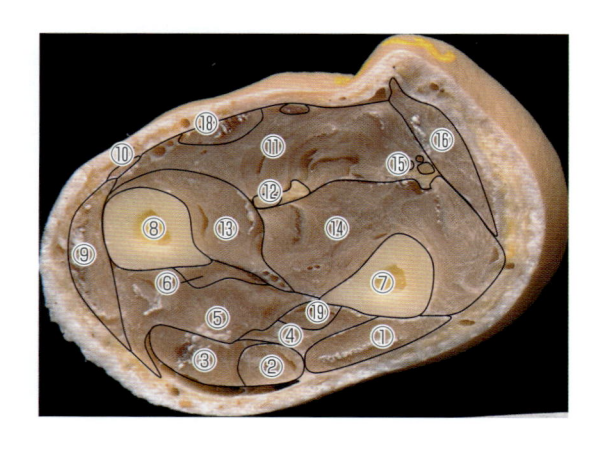 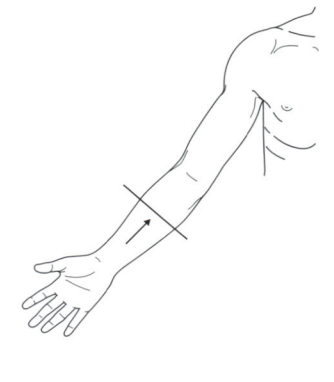
1　尺側手根伸筋
2　小指伸筋
3　【総】指伸筋・小指伸筋
4　長母指伸筋
5　長母指外転筋
6　短母指伸筋
7　尺骨
8　橈骨
9　長・短橈側手根伸筋
10　腕橈骨筋
11　浅指屈筋
12　正中神経
13　長母指屈筋
14　深指屈筋
15　尺骨動脈・神経
16　尺側手根屈筋
17　長掌筋腱
18　橈側手根屈筋
19　示指伸筋

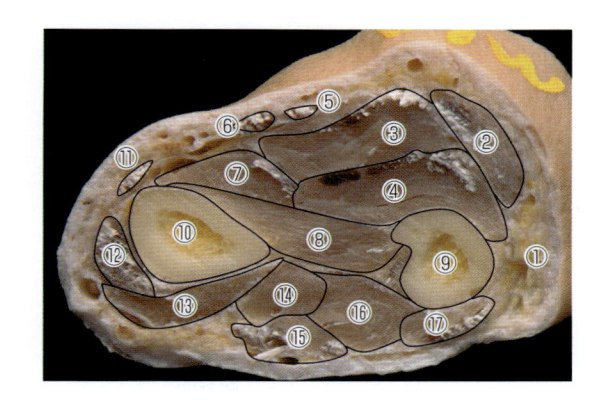

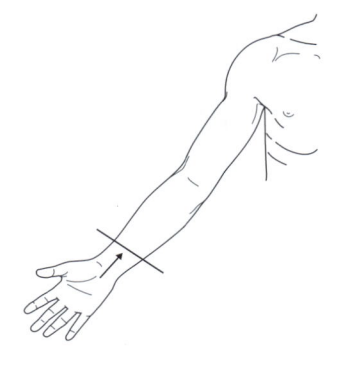

図 1-69　前腕遠位部-水平（1）

1　皮膚と皮下組織
2　尺側手根屈筋
3　浅指屈筋
4　深指屈筋
5　長掌筋腱
6　橈側手根屈筋腱
7　長母指屈筋
8　方形回内筋
9　尺骨
10　橈骨
11　腕橈骨筋腱
12　長母指外転筋腱／長・短橈側手根伸筋腱
13　短母指伸筋
14　長母指伸筋筋
15　【総】指伸筋
16　示指伸筋腱
17　小指伸筋・尺側手根伸筋

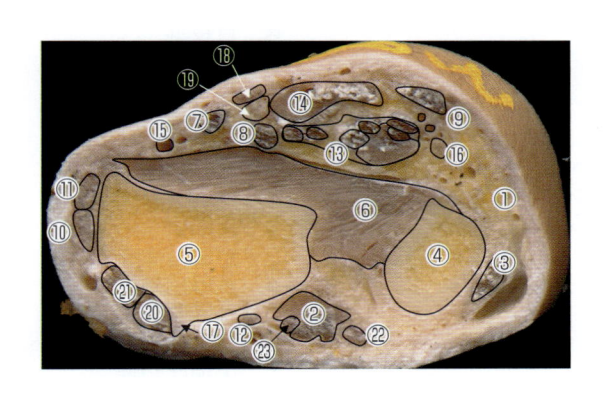

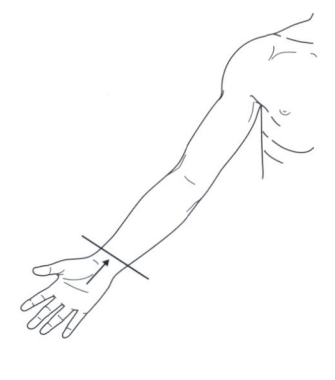

図 1-70　前腕遠位部-水平（2）

1　皮膚と皮下組織
2　総指伸筋
3　尺側手根伸筋腱
4　尺骨
5　橈骨
6　方形回内筋
7　橈側手根屈筋腱
8　長母指屈筋（腱）
9　尺側手根屈筋腱
10　短母指伸筋腱
11　長母指外転筋腱
12　長母指伸筋腱
13　深指屈筋腱
14　浅指屈筋腱
15　橈骨動脈
16　尺骨神経
17　リスター結節
18　長掌筋腱
19　正中神経
20　短橈側手根伸筋
21　長橈側手根伸筋
22　小指伸筋
23　示指伸筋

手指部

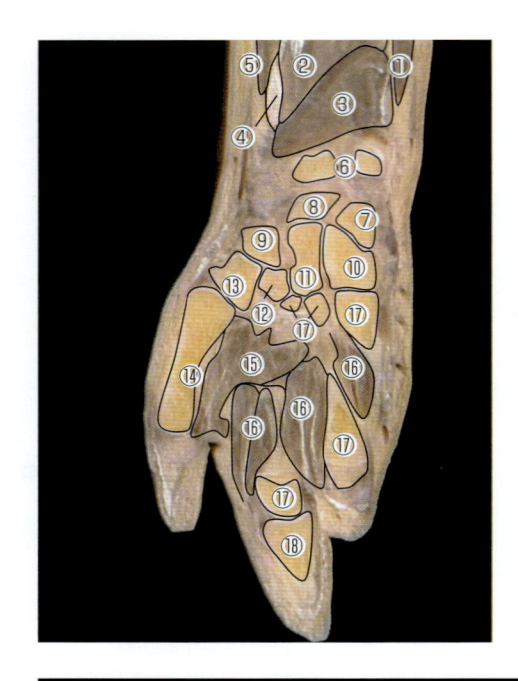

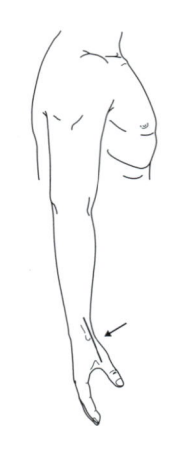

図 1-71　手指部-冠状

1　尺側手根屈筋
2　深指屈筋
3　方形回内筋
4　長母指屈筋腱
5　腕橈骨筋
6　橈骨・尺骨
7　三角骨
8　月状骨
9　舟状骨
10　有鈎骨
11　有頭骨
12　小菱形骨
13　大菱形骨
14　母指中手骨
15　母指内転筋
16　背側骨間筋
17　中手骨
18　第2中節骨

図 1-72　手根部-水平（近位）

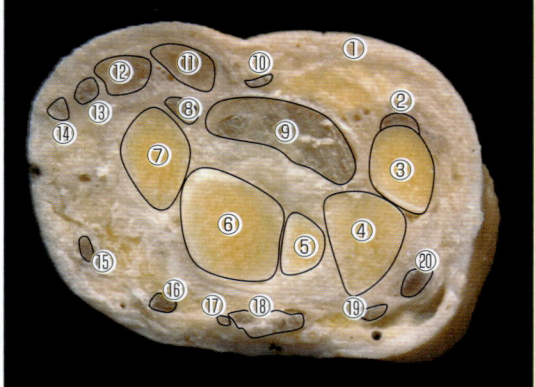

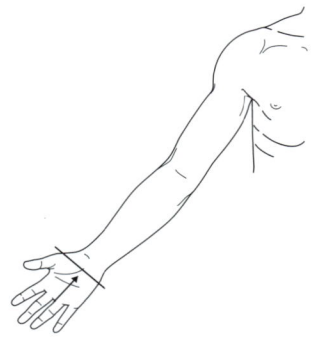

1　皮膚と皮下組織
2　尺側手根屈筋腱
3　豆状骨
4　三角骨
5　月状骨
6　有頭骨
7　舟状骨
8　長母指屈筋腱
9　深・浅指屈筋腱
10　長掌筋腱
11　母指外転筋
12　母指対立筋
13　短母指伸筋腱
14　長母指外転筋腱
15　長橈側手根伸筋腱
16　短橈側手根伸筋腱
17　示指伸筋腱
18　指伸筋腱
19　小指伸筋腱
20　尺側手根伸筋腱

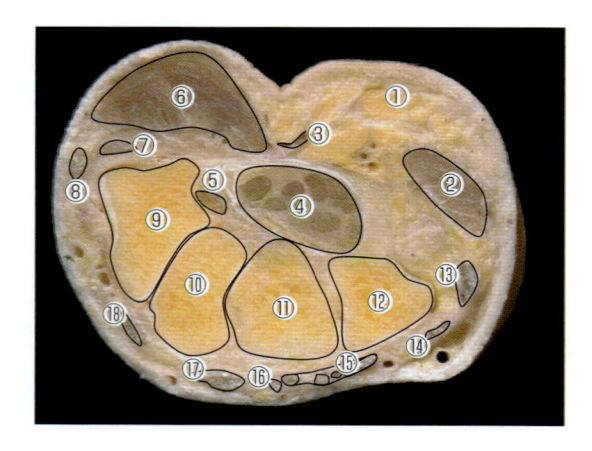

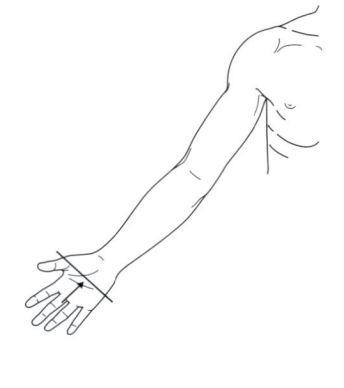

図 1-73　手根部-水平（遠位）

1　皮膚と皮下組織
2　小指球筋
3　長掌筋腱
4　深・浅指屈筋腱
5　長母指屈筋腱
6　母指球筋
7　短母指伸筋腱
8　長母指外転筋腱
9　大菱形骨
10　小菱形骨
11　有頭骨
12　有鈎骨
13　尺側手根伸筋腱
14　小指伸筋腱
15　指伸筋腱
16　示指伸筋腱
17　短橈側手根伸筋腱
18　長橈側手根伸筋腱

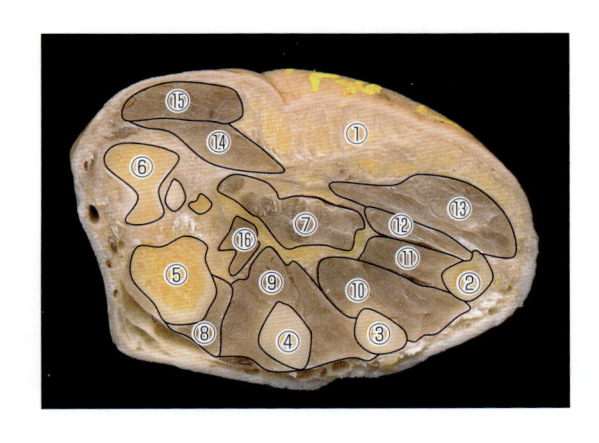

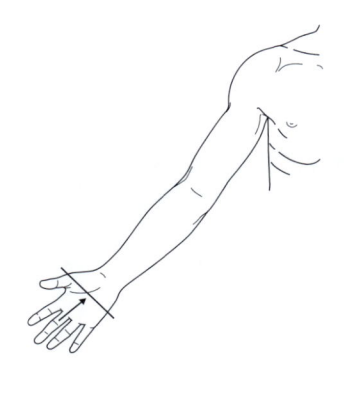

図 1-74　指部-水平

1	皮膚と皮下組織
2	第5中手骨
3	第4中手骨
4	第3中手骨
5	第2中手骨
6	第1中手骨
7	深・浅指屈筋腱
8	第2背側骨間筋
9	第3背側骨間筋
10	第4背側骨間筋
11	掌側骨間膜
12	小指対立筋
13	小指外転筋
14	母指対立筋
15	短母指外転筋
16	短母指屈筋

股関節部

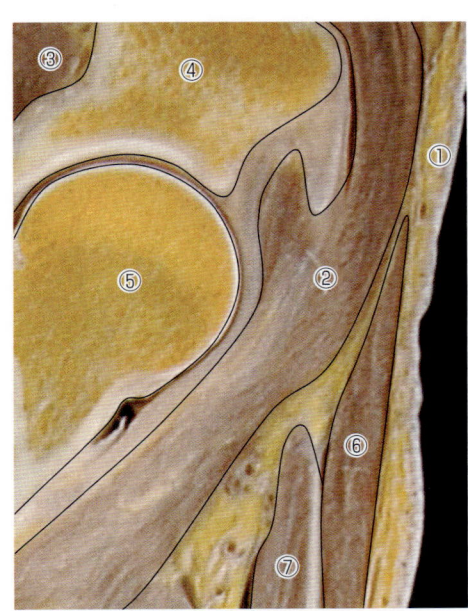

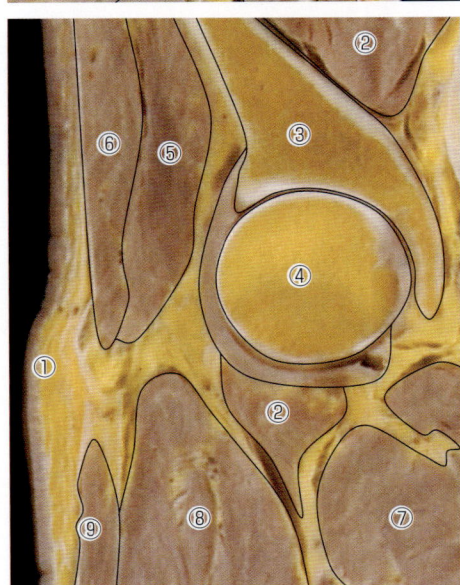

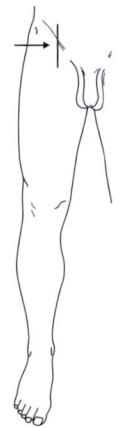

図 1-75　股関節部-矢状

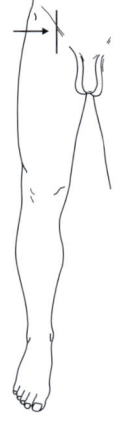

1	皮膚と皮下組織
2	腸腰筋
3	小殿筋
4	腸骨
5	大腿骨
6	縫工筋
7	大腿直筋

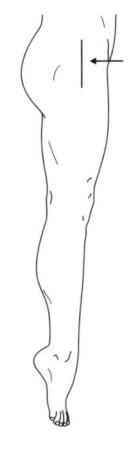

図 1-76　股関節部-冠状

1	皮膚
2	腸腰筋
3	腸骨
4	大腿骨頭
5	小殿筋
6	中殿筋
7	外閉鎖筋
8	大腿直筋
9	縫工筋

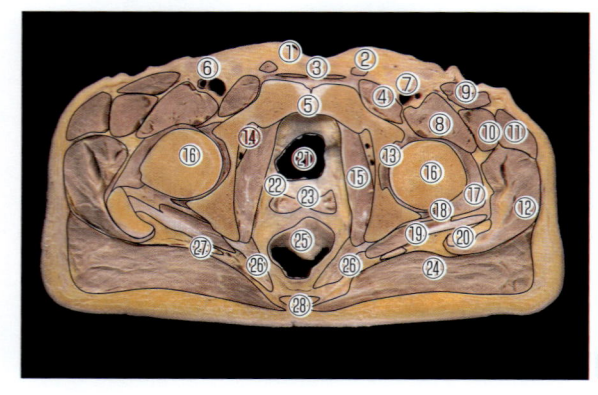

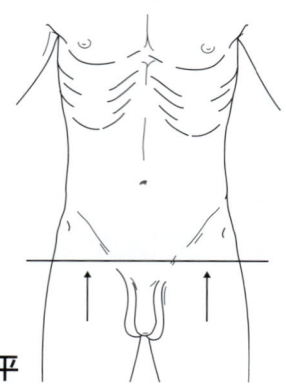

図 1-77　股関節部-水平

1	皮膚と皮下組織	6	大腿動脈	11	大腿筋膜張筋	16	大腿骨頭	21	膀胱	26	肛門挙筋
2	錐体筋	7	大腿静脈	12	中殿筋	17	腸骨大腿靭帯	22	膀胱筋層	27	坐骨神経
3	腹直筋	8	腸腰筋	13	大腿骨頭靭帯	18	関節唇	23	精嚢	28	尾骨
4	恥骨筋	9	縫工筋	14	閉鎖動静脈	19	上双子筋	24	大殿筋		
5	恥骨	10	大腿直筋	15	内閉鎖筋	20	大転子	25	直腸		

大腿部

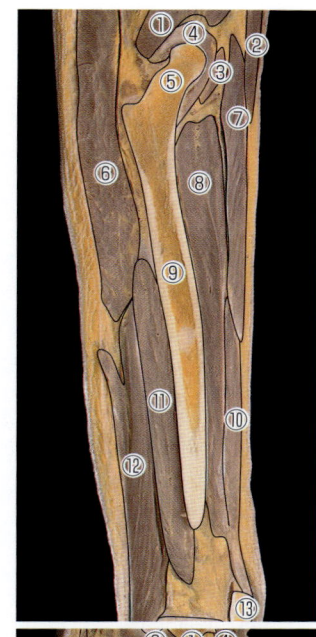

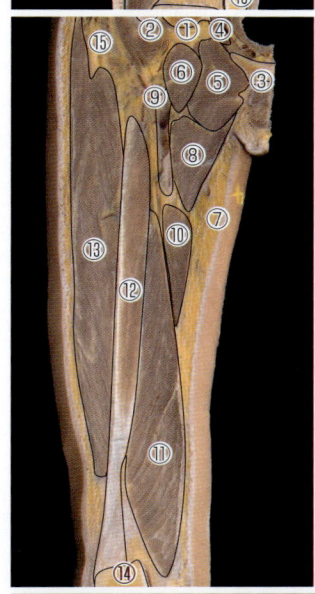

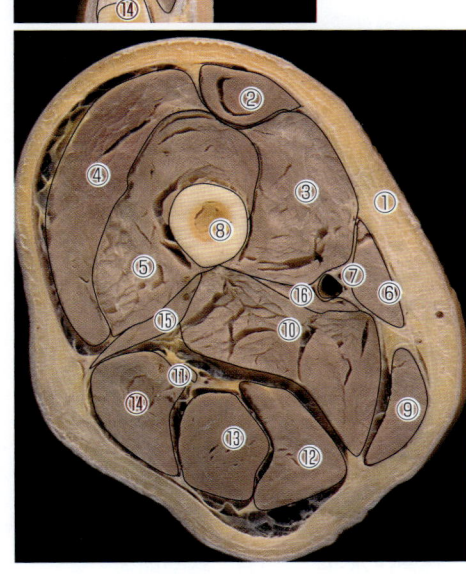

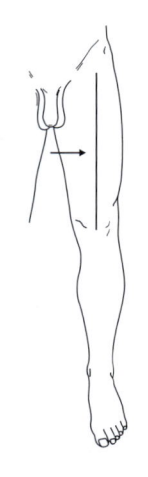

図 1-78　大腿部-矢状
1　小殿筋
2　縫工筋
3　長内転筋
4　股関節関節包
5　大腿骨頭
6　大殿筋
7　大腿直筋
8　中間広筋
9　大腿骨体
10　外側広筋
11　大腿二頭筋短頭
12　大腿二頭筋長頭
13　膝蓋骨

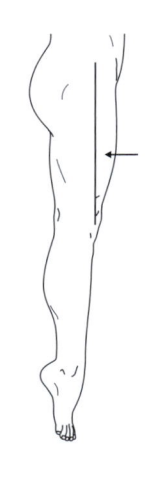

図 1-79　大腿部-冠状
1　寛骨臼
2　大腿骨頭
3　恥骨
4　内閉鎖筋
5　恥骨筋
6　外閉鎖筋
7　脂肪組織
8　短内転筋
9　大腿動静脈
10　長内転筋
11　内側広筋
12　中間広筋
13　外側広筋
14　膝蓋骨

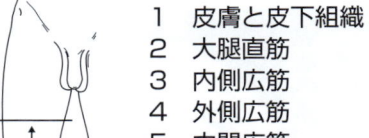

図 1-80　大腿部-水平
1　皮膚と皮下組織
2　大腿直筋
3　内側広筋
4　外側広筋
5　中間広筋
6　縫工筋
7　大腿動静脈
8　大腿骨体
9　薄筋
10　大内転筋
11　坐骨神経
12　半膜様筋
13　半腱様筋
14　大腿二頭筋長頭
15　大腿二頭筋短頭
16　長内転筋

膝部

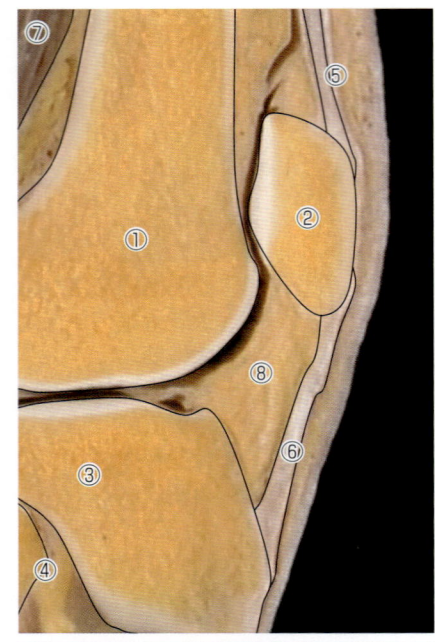

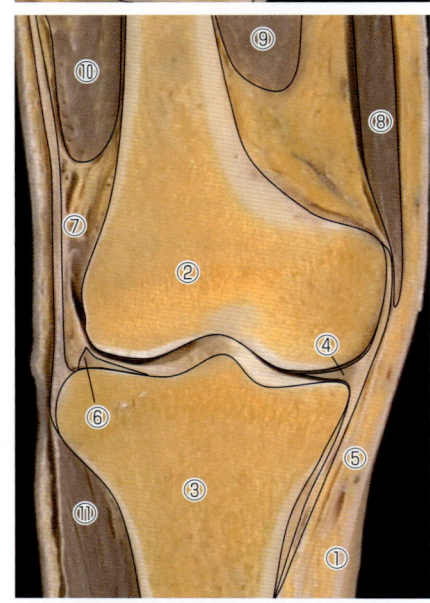

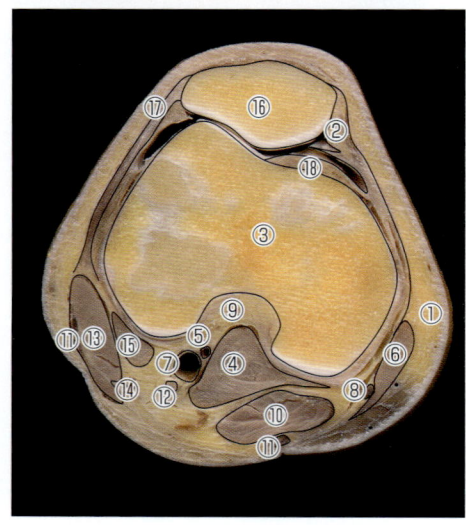

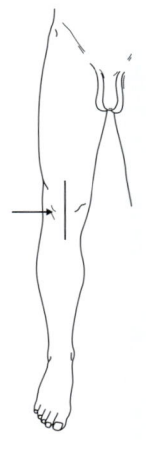

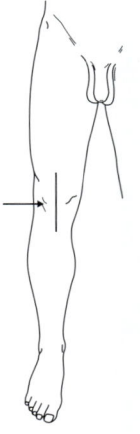

図 1-81　膝部-矢状
1　大腿骨
2　膝蓋骨
3　脛骨
4　腓骨頭
5　大腿直筋腱
6　膝蓋靱帯
7　大腿二頭筋
8　脂肪組織

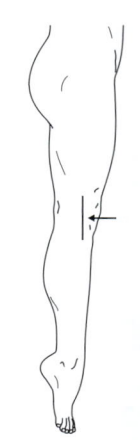

図 1-82　膝部-冠状
1　皮膚と皮下組織
2　大腿骨
3　脛骨
4　内側半月板
5　内側側副靱帯
6　外側半月板
7　腸脛靱帯
8　薄筋
9　内側広筋
10　外側広筋
11　前脛骨筋

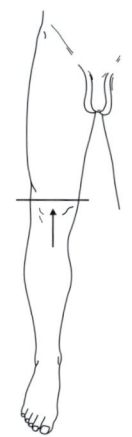

図 1-83　膝部-水平
1　皮膚と皮下組織
2　内側広筋腱
3　大腿骨
4　腓腹筋内側頭
5　膝窩動脈
6　縫工筋
7　膝窩静脈
8　内側上膝静脈
9　脂肪組織
10　半膜様筋
11　半腱様筋
12　脛骨神経
13　大腿二頭筋
14　総腓骨神経
15　足低筋
16　膝蓋骨
17　外側膝蓋支帯
18　膝関節包

下腿部・足部

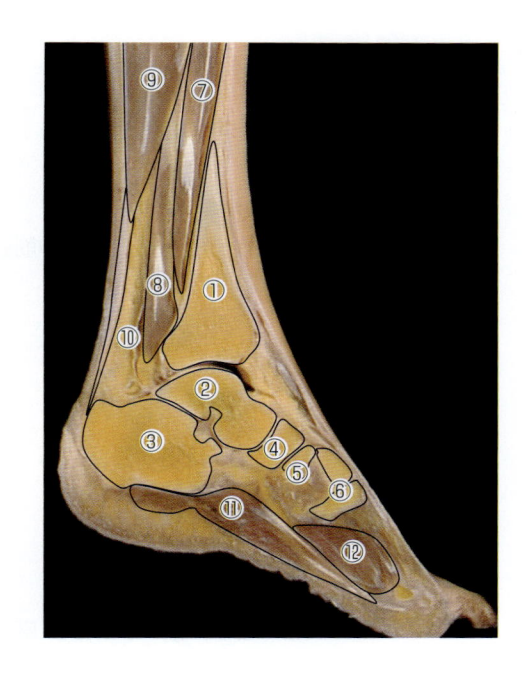

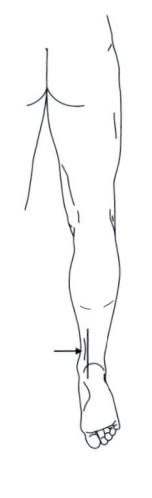

図 1-84　下腿部-矢状

1　脛骨
2　距骨
3　踵骨
4　舟状骨
5　楔状骨
6　中足骨の一部
7　後脛骨筋
8　長趾屈筋
9　ヒラメ筋
10　アキレス腱
11　短趾屈筋
12　母趾内転筋

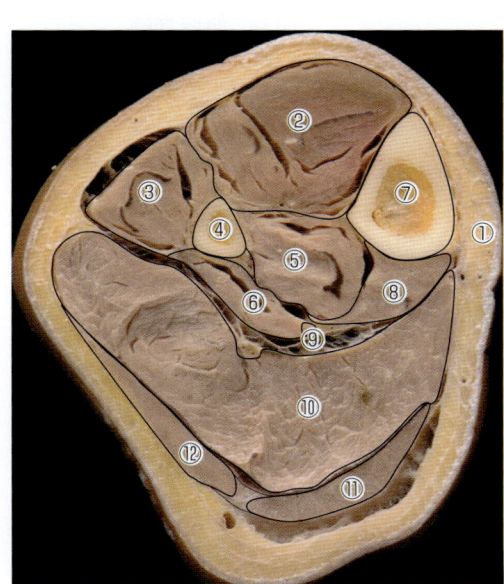

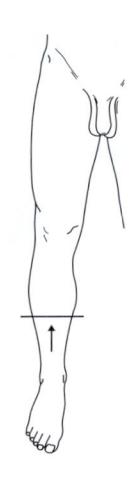

図 1-85　下腿部-水平（1）

1　皮膚と皮下組織
2　前脛骨筋
3　長腓骨筋
4　腓骨
5　後脛骨筋
6　長母指屈筋
7　脛骨
8　長趾屈筋
9　脛骨神経
10　ヒラメ筋
11　腓腹筋内側頭
12　腓腹筋外側頭

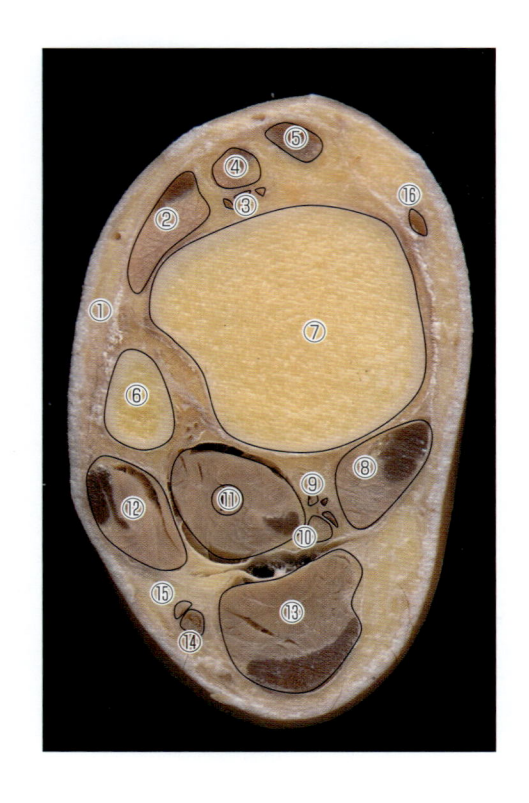

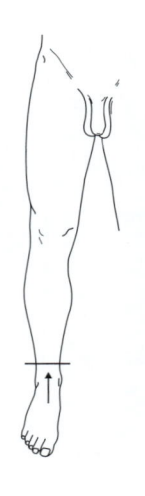

図 1-86　下腿部-水平（2）

1　皮膚と皮下組織
2　第三腓骨筋・長指伸筋腱
3　前脛骨動脈
4　長母趾伸筋腱
5　前脛骨筋腱
6　腓骨
7　脛骨
8　後脛骨筋・長趾屈筋
9　後腓骨動脈
10　脛骨神経
11　長母趾屈筋
12　長・短腓骨筋
13　ヒラメ筋・アキレス腱
14　小伏在静脈
15　腓腹神経
16　大伏在静脈

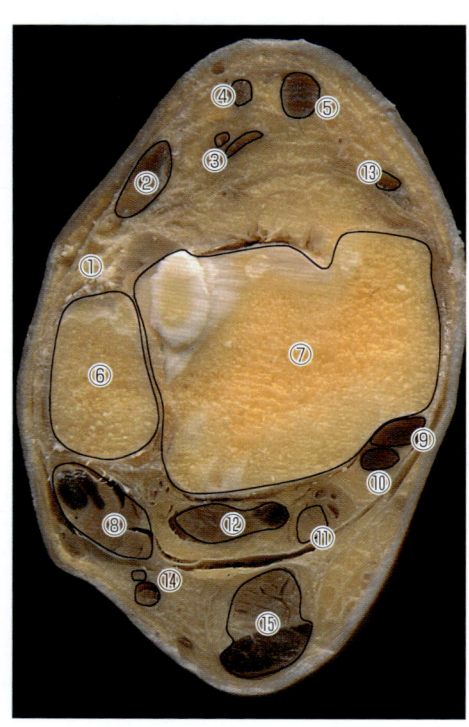

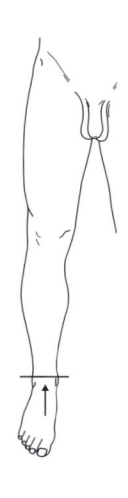

図 1-87　下腿部-水平（3）

1　皮膚と皮下組織
2　長趾伸筋腱
3　前脛骨動脈
4　長母趾伸筋腱
5　前脛骨筋腱
6　腓骨
7　脛骨
8　長・短腓骨筋
9　後脛骨筋腱
10　長趾屈筋腱
11　脛骨神経
12　長母趾屈筋
13　大伏在静脈
14　小伏在静脈・腓腹神経
15　ヒラメ筋・アキレス腱

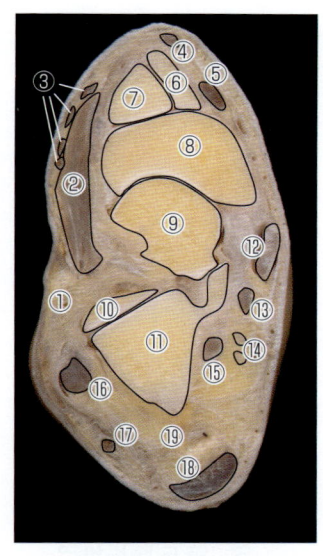

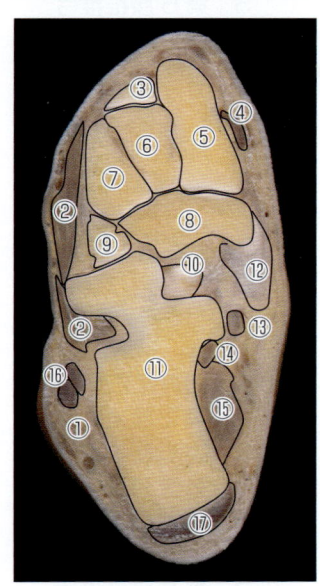

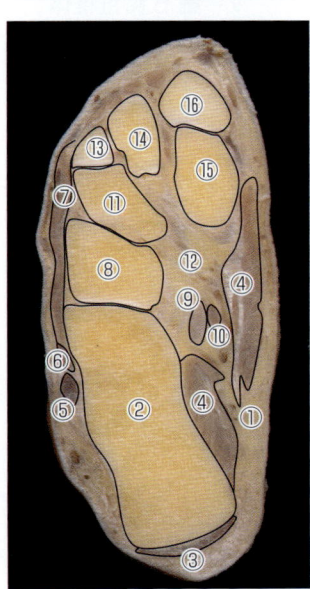

図 1-88　足根部-水平（1）

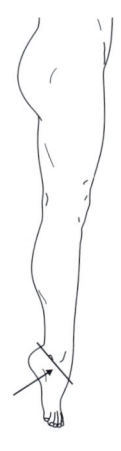

1　皮膚と皮下組織
2　短趾伸筋腱
3　長趾伸筋腱
4　長母指伸筋腱
5　前脛骨筋腱
6　楔状骨
7　楔状骨
8　舟状骨
9　距骨頭
10　距骨
11　踵骨
12　後脛骨筋腱
13　長指屈筋腱
14　脛骨神経
15　長母指屈筋腱
16　腓骨筋腱
17　小伏在静脈
18　アキレス腱
19　脂肪組織

図 1-89　足根部-水平（2）

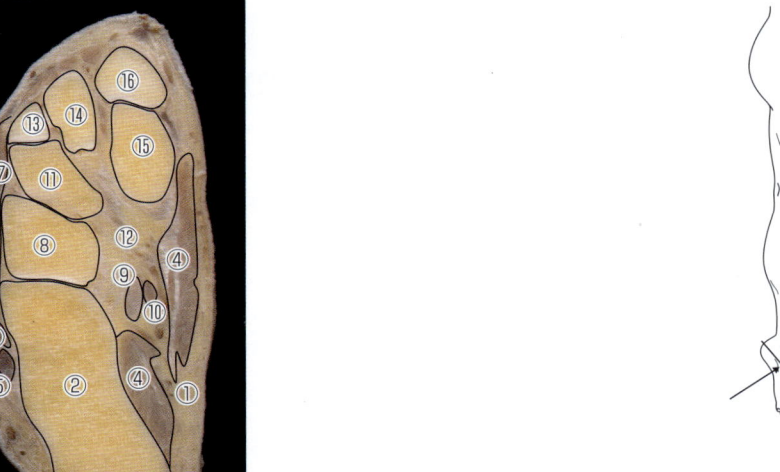

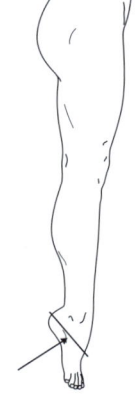

1　皮膚と皮下組織
2　短趾伸筋腱
3　中足骨
4　前脛骨筋腱
5　内側楔状骨
6　中間楔状骨
7　外側楔状骨
8　舟状骨
9　立方骨
10　距骨
11　踵骨
12　後脛骨筋腱
13　長指屈筋腱
14　長母指屈筋腱
15　母趾外転筋
16　長・短腓骨筋腱
17　アキレス腱

図 1-90　足根部-水平（3）

1　皮膚と皮下組織
2　踵骨
3　アキレス腱
4　母趾外転筋
5　長腓骨筋腱
6　短腓骨筋腱
7　小指外転筋
8　立方筋
9　長母指屈筋腱
10　長指屈筋腱
11　外側楔状骨
12　脂肪組織
13　中足骨
14　中間楔状骨
15　内側楔状骨
16　中足骨

体幹部

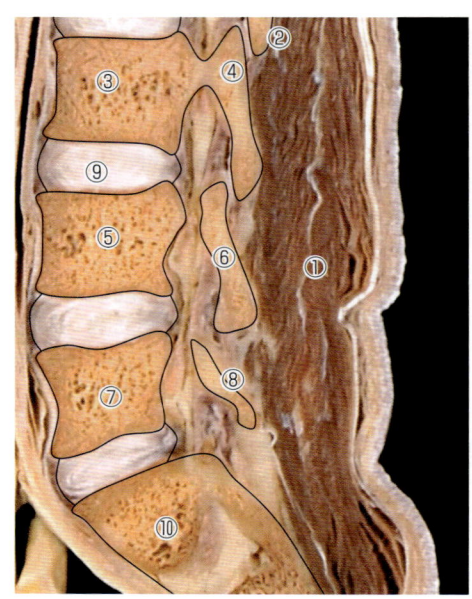

図 1-91　体幹部-矢状（1）

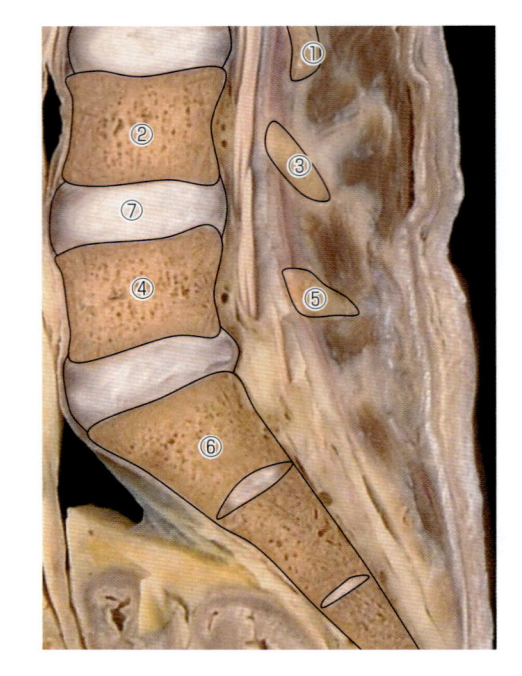

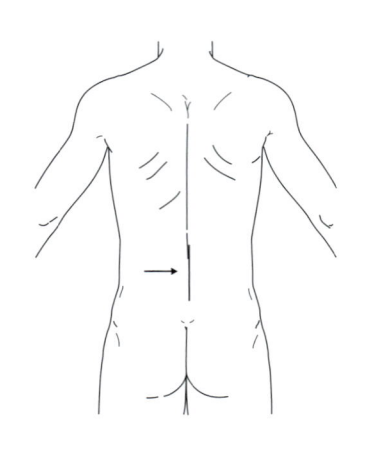

1　第3腰椎椎弓
2　第4腰椎椎体
3　第4腰椎椎弓
4　第5腰椎椎体
5　第5腰椎椎弓
6　仙骨
7　椎間板

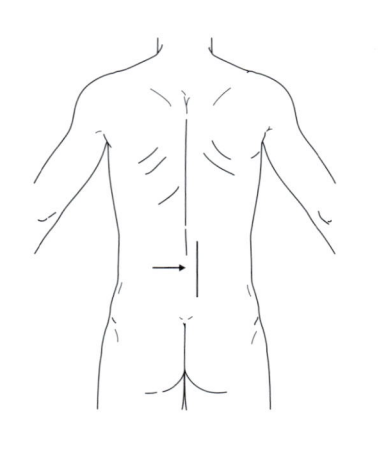

図 1-92　体幹部-矢状（2）

1　固有背筋
2　第2腰椎椎弓
3　第3腰椎椎体
4　第3腰椎椎弓
5　第4腰椎椎体
6　第4腰椎椎弓
7　第5腰椎椎体
8　第5腰椎椎弓
9　椎間板
10　仙骨

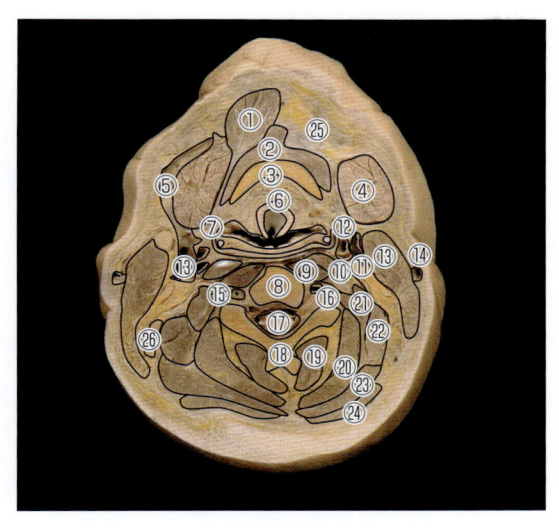

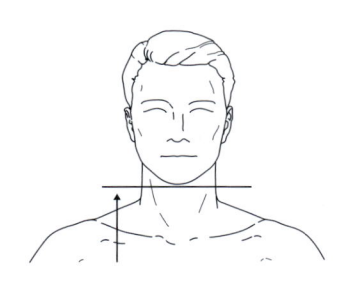

図 1-93 頭頸部-水平

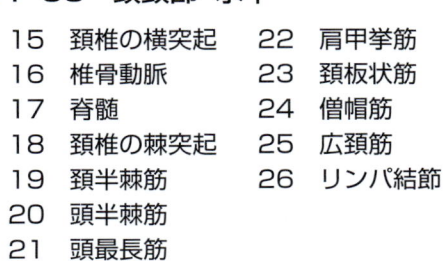

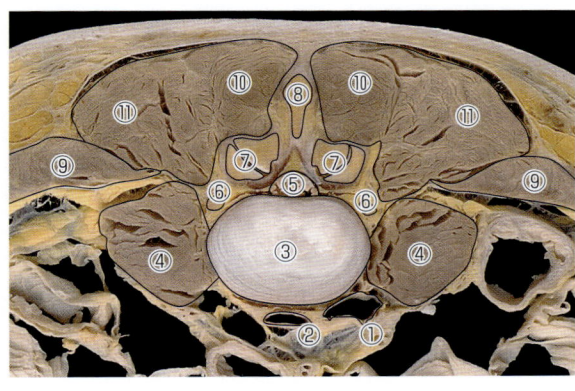

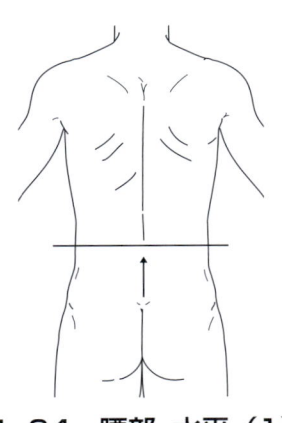

1 顎二腹筋の前腹	8 頸椎体	15 頸椎の横突起	22 肩甲挙筋
2 顎舌骨筋	9 頸長筋	16 椎骨動脈	23 頸板状筋
3 舌骨	10 頭長筋	17 脊髄	24 僧帽筋
4 顎下腺	11 内頸静脈	18 頸椎の棘突起	25 広頸筋
5 顔面静脈	12 総頸動脈	19 頸半棘筋	26 リンパ結節
6 喉頭蓋	13 胸鎖乳突筋	20 頭半棘筋	
7 甲状軟骨の上角	14 外頸静脈	21 頭最長筋	

図 1-94 腰部-水平（1）

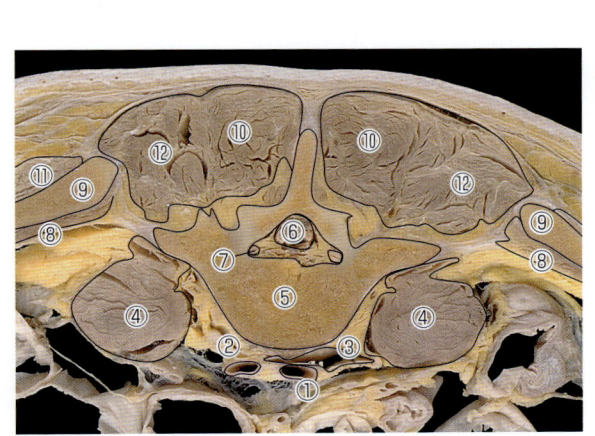

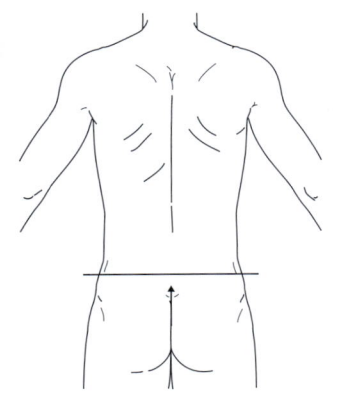

1 下大静脈
2 腹大動脈
3 椎間円板
4 大腰筋
5 馬尾神経
6 腰神経叢
7 椎間関節
8 腰椎棘突起
9 腰方形筋
10 多裂筋
11 腰腸肋筋

図 1-95 腰部-水平（2）

1 右腸骨動脈
2 左腸骨動脈
3 下大静脈
4 大腰筋
5 腰椎
6 馬尾神経
7 腰神経根
8 腸骨筋
9 腸骨稜
10 多裂筋
11 中殿筋
12 腰腸肋筋

第2章

上肢の観察

第2章

寒流の花

1 肩関節周辺の観察

　肩関節は広範囲に可動性を有するため，不協調運動が繰り返されることで，容易に炎症を起こしやすい関節である．特に軟部組織の変性に起因する疾患が多い．臨床的には肩の使い過ぎにより起こる肩峰下滑液包炎，棘上筋腱に好発する腱板損傷，中高年者に多発する肩関節周囲炎，腱の変性により起こる上腕二頭筋長頭腱損傷，腱板内に石灰が沈着して走行障害が生じる石灰性腱炎，外傷性肩関節脱臼におけるヒル・サックス損傷（上腕骨頭後外側の骨折），投球障害におけるベンネット病変（後方関節包が繰り返し牽引されることで関節窩後縁が骨性増殖を起こす）など肩関節における疾患は多種に及び，それらの病態を判断していく上で超音波診断は有用性が高い．鎖骨部においては胸鎖関節損傷，肩鎖関節損傷における靱帯損傷の程度や鎖骨骨折における初期判断や治癒過程を判断する際や肩鎖関節脱臼における烏口鎖骨靱帯の損傷程度（Ⅰ・Ⅱ・Ⅲ度）の判断において超音波診断は確定診断につながる．

A　鎖骨周辺の観察

胸鎖関節の観察（長軸）　図2-1→P.46

　鎖骨胸骨端前面を Land Mark に，鎖骨から胸骨に沿うようにプローブを平行に当て長軸走査する（図2-1 a）．その際，鎖骨胸骨端と胸骨鎖骨切痕の高エコーを鮮明に描出することが大事である．前胸鎖靱帯の描出は入射角度を調整することで関節部上層に高エコーの靱帯が描出される．逆に骨の下層は超音波が透過せず，無エコー域を呈し，真っ黒に描出されるので無エコー域を探し，その上層の胸骨，鎖骨を確認することもできる．画像は高エコーの胸骨①と鎖骨②，そして下層に無エコー域③が観察される．その間は胸鎖関節部④で上層に前胸鎖靱帯⑤と線維状の大胸筋腱⑥が観察できる．最表層には皮下組織⑦の境界部で高エコーに描出される（図2-1 b,c）．臨床的には前胸鎖靱帯の不整ならびに血腫像の把握，そして脱臼と骨折の鑑別診断を行う際に有用である．

肩鎖関節の観察（長軸）　図2-2→P.46

　肩峰部上方を Land Mark に，肩峰から鎖骨にプローブを平行に当て長軸走査する（図2-2 a）．肩峰部，鎖骨部は音響インピーダンスの関係で高エコー像が得られやすいので，観察する位置関係を定めれば，プローブ走査で入射角度を調整し，白く光った線（高エコー）が描出されるポイントを探すとよい．画像は鎖骨①，肩峰②，肩鎖関節③と上層に肩鎖靱帯④が観察できる（図2-2 b,c）．肩鎖関節損傷では肩鎖靱帯の不整および関節周辺の血腫像や肩峰と鎖骨の位置関係を確認することで損傷程度の把握につながる．

鎖骨上部の観察（長軸）　図2-3→P.47

　鎖骨外端部を Land Mark に，プローブを鎖骨に

対し，平行に当て長軸走査する（図2-3 a）．鎖骨の形状は前額面でS字状を呈するため，上方から長軸にて走査する際は高エコーの鎖骨を見失わないように走行と入射角度を調整し走査する必要がある．画像は表層に高エコーの鎖骨①が描出される（図2-3 b,c）．鎖骨骨折の場合，容易に高エコーの離断像および超音波の透過像が確認できる．しかし，小児における不全骨折は誤診につながりやすく，骨形状に注意を払い，圧痛部位の骨形状を健側と患側で対比し，入念に観察する必要がある．

烏口鎖骨靱帯の観察（長軸）
図2-4, 5→P.47

各々の靱帯走行（内側：円錐靱帯，外側：菱形靱帯）を理解し，観察する必要がある．円錐靱帯は烏口突起基部をLand Markにプローブを鎖骨に対し，やや垂直に当て，円錐靱帯に対し，長軸走査する（図2-4 a）．菱形靱帯は烏口突起基部よりやや外側へプローブ走査し，烏口突起を支点に右患側の場合は鎖骨側のプローブを反時計方向（左の場合，時計方向）に約30°回転させ，菱形靱帯を描出する（図2-5 c）．画像では烏口突起①と鎖骨②が描出され，その間に帯状の烏口鎖骨（円錐）靱帯④（図2-4 c）と菱形靱帯④（図2-5 c）が観察される．また上層には三角筋③が観察できる．円錐靱帯と菱形靱帯の鑑別法は烏口突起と鎖骨の形状に着目する．円錐靱帯の場合，烏口突起が緩やかに末梢側へ長く延び，鎖骨は半円状を呈する．菱形靱帯の場合は烏口突起が半円状で鎖骨が角状を呈する．損傷の際は鎖骨下面の靱帯付着部の高エコーの消失や烏口突起から鎖骨までの距離が拡大する．また肩鎖関節脱臼のTossyの分類を把握する場合，烏口鎖骨靱帯の損傷程度を超音波診断にて確認することは臨床上，極めて有用な診断法である．

B　肩外側部の観察

腱板（棘上筋腱）部の観察（長軸）
図2-6→P.48

肩外側部の大結節をLand Markにしてプローブの上端を肩峰に合わせるように当て長軸走査する（図2-6 a）．大結節と肩峰を描出した後，入射角を調整することで腱板が描出できる．その際，腱板部の描出がしにくいときは，肩をやや伸展，内旋位，または肩峰の少し前面から入射すると描出しやすくなる．画像は肩峰①と上腕骨頭②が描出され，表層の皮下組織下には三角筋③が観察できる．また肩峰から上腕骨大結節にかけて帯状の高エコー域が描出されるが，これは三角筋最深層部（高エコー上方部），肩峰下滑液包（高エコー中間部），棘上筋腱（高エコー下方部）④が境界しており，各々の音響インピーダンスの違いで生じる（図2-6 b,c）．腱板に炎症がある場合，高エコーの境界部の間に低エコーを認め，上下に2重の高エコー像が観察できる．その他，腱板と上腕骨頭間の拡大像が観察される．また大結節付着部より近位での不整像は腱板の損傷を示唆する．

上腕骨近位部の観察（長軸）
図2-7→P.49

大結節をLand Markに，プローブを大結節下方に当て長軸走査する（図2-7 a）．骨幹部の観察はプローブを遠位方向に長軸走査する．観察時は骨の形状を理解し，大結節から骨幹部へ平行にプローブを当てる．上腕骨は骨端から上腕骨骨幹部にかけて骨の形状が変わるため，近位部の上腕骨は鮮明に観

察されるが，遠位部では不鮮明に映る傾向があるため，そのことに留意しながら観察を行う．画像は近位から遠位に伸びる上腕骨①，その上層には三角筋②が描出される．また上腕骨近位部の観察は高齢者に好発する上腕骨外科頸骨折を判断する上で有意性がある（図2-7 b,c）．

肩峰下滑液包の観察（短軸）
図2-8→P.49

肩峰の位置を確認し，肩峰を越えた位置で短軸走査する（図2-8 a）．または結節間溝をLand Markにしてプローブを近位に走査すると半円状の上腕骨頭が高エコーに描出される．観察の際は高エコーに光る半円状の上腕骨頭を鮮明に描出するため，音波が垂直に入射するようプローブ走査を調整する．滑液包が観察し難いときは，被検者の肩を内外旋させることで腱板と滑液包の動きに差が出るため観察しやすくなる．画像は深部に半円状の上腕骨頭①，その上層に同様の半円状の高エコーが描出される．これは三角筋最下層②と腱板滑液包側境界③（肩峰下滑液包，棘上筋腱を含む）である．上腕骨頭と腱板滑液包側境界との距離④は臨床上，大変重要であり，距離の拡大は肩関節の炎症を示唆する（図2-8 b,c）．腱板損傷の際は滑液包が炎症により低エコーを示し，境界部の不整が確認できる．

C 肩前面部の観察

結節部周辺の観察
図2-9〜11→P.50

結節部（短軸），小結節部（長軸），結節間溝部（長軸）を観察する．結節部（短軸）では結節間溝部の位置を確認し，短軸にて走査する（図2-9 a）．結節間溝の凹みが出にくいときは肩関節を外旋させると描出しやすくなる．上腕二頭筋長頭腱を描出する際は腱に対して音波を垂直に入射することが大切で，腱が丸く白く光って見えているときが的確に入射されているサインである．肩甲下筋を観察する際は小結節をLand Markに上腕骨に沿うようにプローブを内方に移動する．画像は高エコーのM字状の結節間溝が描出され，内側から小結節①，結節間溝②，大結節③が観察でき，結節間溝の上層には高エコーの上腕二頭筋長頭腱④が観察できる．小結節上層から内側へ低エコーに観察されるのが肩甲下筋⑤である．最表層には三角筋⑥が観察できる（図2-9 b,c）．

小結節部（長軸）では小結節をLand Markに骨に平行となるよう，長軸走査する（図2-10 a）．結節間溝部は若干，外方へ走査する（図2-11 a）．各々の判断が付きにくい場合は上肢を体幹に接し，肘関節90°屈曲位，前腕回外位にてプローブを徐々に内側から外側へ，外側から内側へ走査し，骨形状の違いを確認する．小結節①は角状に，結節間溝②は小結節より深い位置にあり，その上層には高エコーに映る帯状の上腕二頭筋長頭腱③が走る（図2-11 b,c）．大結節の観察は同様の走査にて観察できる．結節部は肩関節脱臼における剥離骨折の合併や上腕二頭筋長頭腱損傷の確認に有用な観察である．

上腕中央部の観察（短軸）
図2-12→P.51

上腕二頭筋筋腹をLand Markにやや内側に短軸走査する（図2-12 a）．この部位は内側を走行する動静脈をLand Markに観察するとよい．画像では内側に拍動する上腕動脈①，上腕静脈②，正中神経③が観察でき，下層には上腕三頭筋④が観察できる．角状の高エコーは上腕骨⑤で上層には上腕筋⑥，上腕二頭筋⑦が観察できる（図2-12 b,c）．

D　肩後面部の観察

上腕三頭筋の観察（長軸）　図2-13→P.52

　肩外側部大結節をLand Markに，プローブの上端を肩峰に合わせ，観察部位まで走査する（図2-13 a）．上腕骨後面の形状は前面や外側に比べ，骨幹部に移行する部位が極端にカーブしているため，骨の形状を理解し観察する必要がある．画像では表層から三角筋①，上腕三頭筋②，上腕骨頭③が観察できる（図2-13 b,c）．臨床においては外傷性肩関節脱臼におけるヒル・サックス損傷や外科頸骨折などで有意性がある．

後方関節唇の観察（長軸）　図2-14→P.52

　肩甲棘に平行となるようプローブを当て，肩峰下方まで外側に走査する（図2-14 a）．後方関節唇は肩甲頸の外側よりに描出されるため，プローブ走査にて入射角度を調整し，関節部を鮮明に描出する必要がある．画像では内側から棘下窩①，肩甲頸②，楔状の関節唇③，上腕骨頭④が観察され，上層には棘下筋⑤，棘下筋腱⑥および移行部⑦，三角筋⑧が描出される（図2-14 b,c）．投球障害におけるベンネット病変の観察などに有意性がある．

E　腱板部の観察

腱板（棘下筋腱）部の観察（長軸）　図2-15〜17→P.53

　上肢を体幹に接し，肘関節90°屈曲位，前腕中間位にて肩峰後下方にプローブを当て，外側へ走査する（図2-15 a）．その肢位から肩関節内旋90°（図2-16 a），肩関節外旋90°（図2-17 a）を行い，棘下筋腱の観察を行う．その際，上腕骨頭を主体に描出することで棘下筋腱全体が観察しやすくなる．スタート肢位（図2-15 a）の状態から徐々に肩関節を90°まで内旋していくと，上腕骨頭が内旋するのに伴い，棘下筋腱①が三角筋②と上腕骨頭の間に入り込んでいく様子が観察できる（図2-15 b,c）．逆に外旋の場合，徐々に棘下筋腱①の幅が増大していき，大結節に広範囲に付着する棘下筋腱が観察できる（図2-17 b,c）．この動的観察により，筋萎縮および棘下筋腱損傷の有無を確認することができる．

肩甲下筋腱の観察（長軸）　図2-18〜19→P.54

　棘下筋腱の観察同様に上肢を体幹に接し，肘関節90°屈曲位，前腕中間位にて結節間溝部をLand Markにプローブを短軸に当て，内側へ走査する（図2-18 a）．その肢位から肩関節内旋90°，肩関節外旋90°（図2-19 a）を行い，肩甲下筋腱の観察を行う．観察の際は小結節を的確に描出し，三角筋と肩甲下筋の境界である筋膜ライン（高エコーに描出される）を明確に描出する必要がある．スタート肢位（図2-18 a）の状態から徐々に内旋していくと，肩甲下筋が三角筋および大胸筋の深層に潜り込んでいき，内旋90°では完全に観察できなくなる．外旋90°では小結節の回旋に伴い肩甲下筋①が伸張され

ていく様子が確認できる（図2-19 b,c）．肩甲下筋は炎症による肩関節の外旋制限に強く関与するため，動的観察は肩関節周囲炎や肩関節拘縮の際，肩甲下筋の萎縮程度を確認する上で重要な観察である．

第2章 上肢の観察

図 2-1　胸鎖関節の観察（長軸）

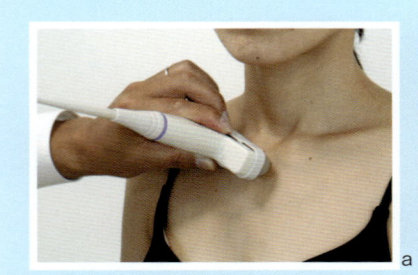

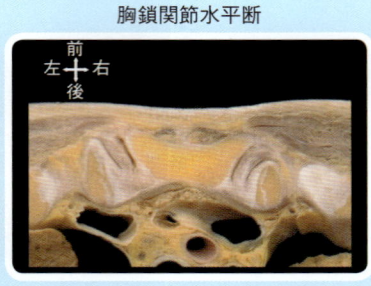

胸鎖関節水平断

鎖骨を Land Mark に胸骨へ平行に走査し，鎖骨と胸骨を鮮明に描出する．前胸鎖靱帯の不整像や血腫像が確認される場合は損傷を疑う．

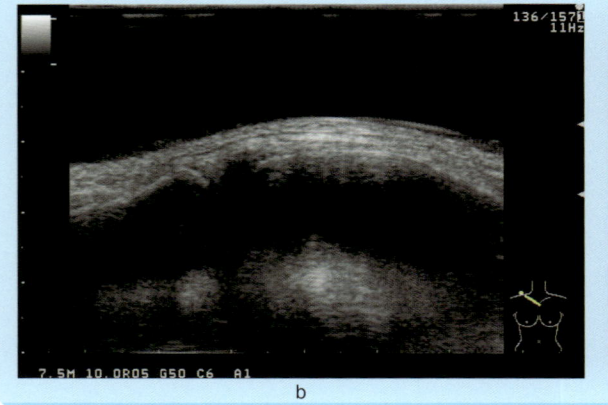

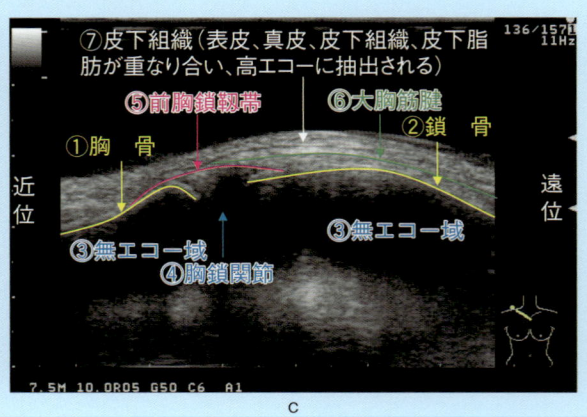

⑦皮下組織（表皮，真皮，皮下組織，皮下脂肪が重なり合い，高エコーに抽出される）
⑤前胸鎖靱帯　⑥大胸筋腱
①胸　骨　②鎖　骨
③無エコー域
④胸鎖関節
③無エコー域
近位　遠位

図 2-2　肩鎖関節の観察（長軸）

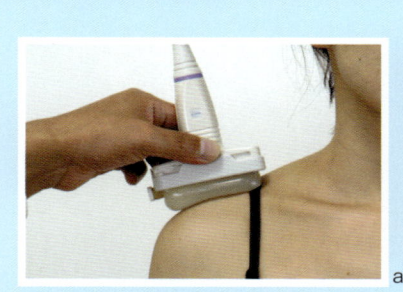

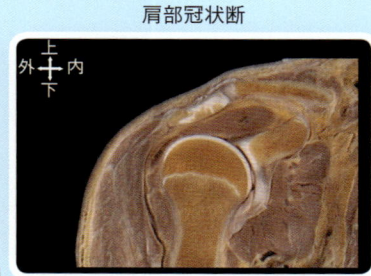

肩部冠状断

肩峰部，鎖骨部は音響インピーダンスの関係で高エコー像が得られやすい損傷が考えられる場合，関節周辺の血腫像，肩峰と鎖骨の位置関係が乱れる．

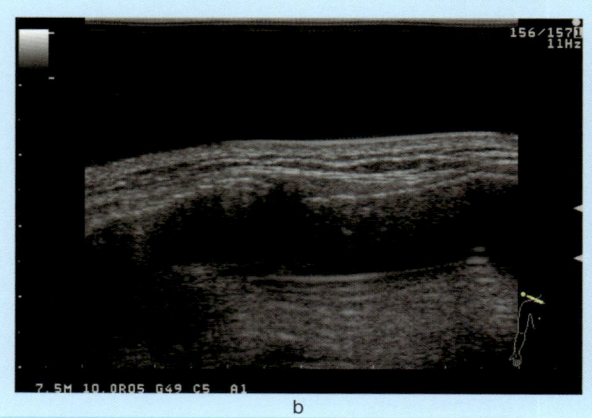

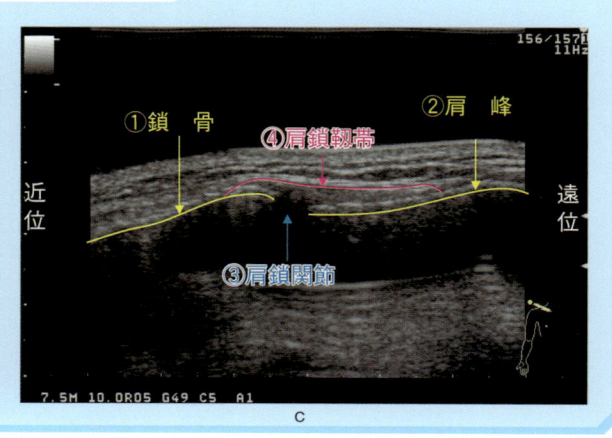

①鎖　骨　②肩　峰
④肩鎖靱帯
③肩鎖関節
近位　遠位

1 肩関節周辺の観察

図 2-3　鎖骨上部（中外 1/3）の観察（長軸）

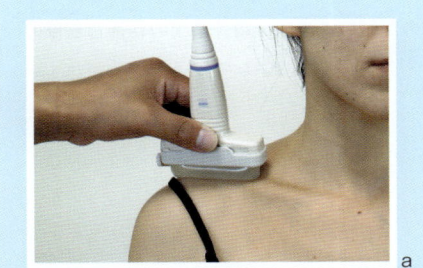

鎖骨の形状は前額面でS字状を呈するため，形態を理解し走査する．皮下が薄く容易に骨折を判断できるが，小児の不全骨折では圧痛部位の骨形状を健側と患側で対比し，入念に観察する必要がある．

a

b

c

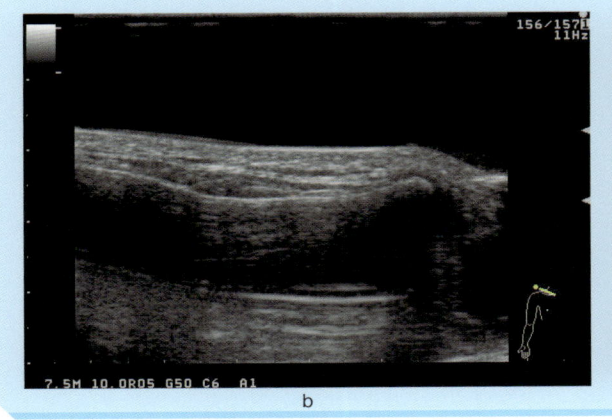

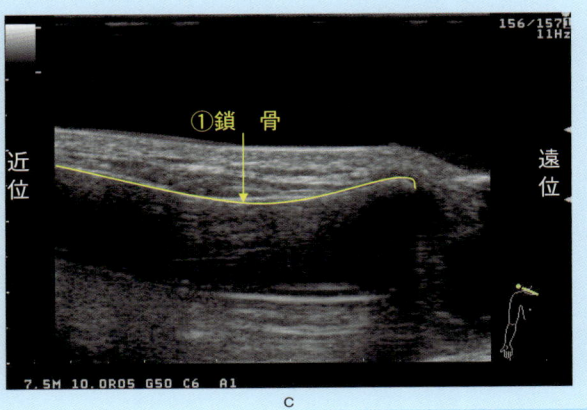

①鎖骨
近位　　遠位

図 2-4　烏口鎖骨靱帯の観察（長軸）　①円錐靱帯の観察

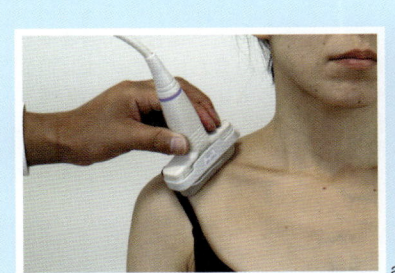

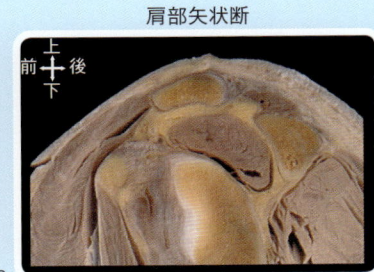

肩部矢状断
上　後
前　下

それぞれの靱帯を観察する際，烏口突起と鎖骨の形状が変化するので，骨の形状を理解した上で注意深く観察する．

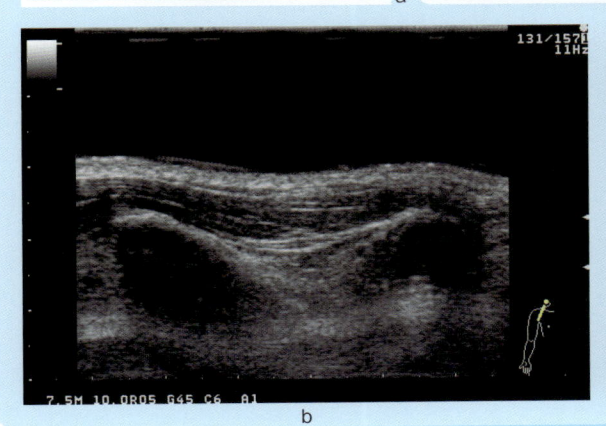

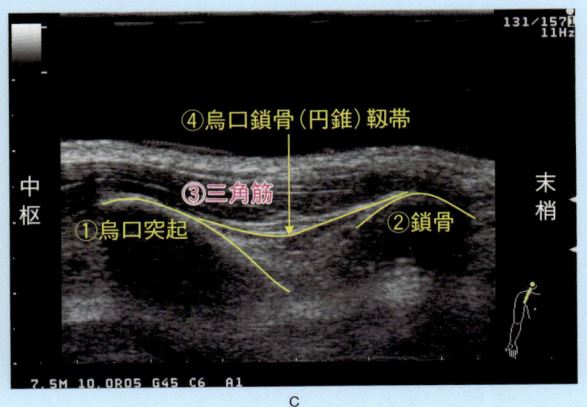

a

b

c

④烏口鎖骨（円錐）靱帯
③三角筋
①烏口突起　②鎖骨
中枢　　末梢

第2章　上肢の観察

図 2-5　烏口鎖骨靱帯の観察（長軸）②菱形靱帯の観察

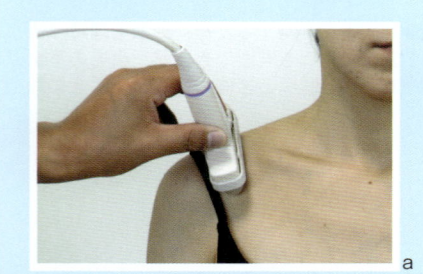

烏口突起と鎖骨間の距離の拡大や，鎖骨下面の靱帯付着部の不整像は靱帯損傷を示唆する．

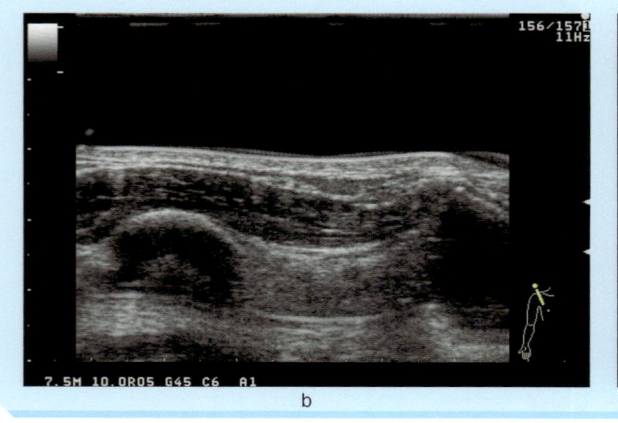

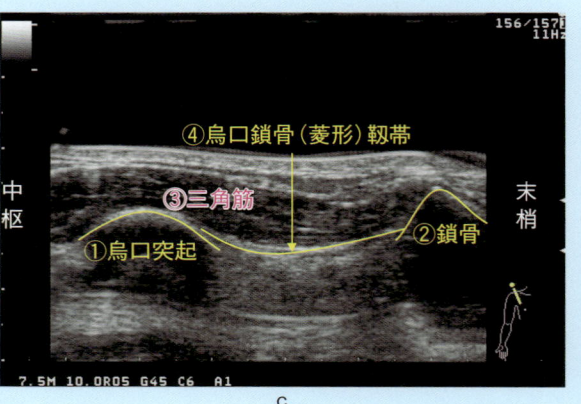

中枢　④烏口鎖骨（菱形）靱帯　末梢
③三角筋
①烏口突起　②鎖骨

図 2-6　腱板（棘上筋腱）部の観察（長軸）

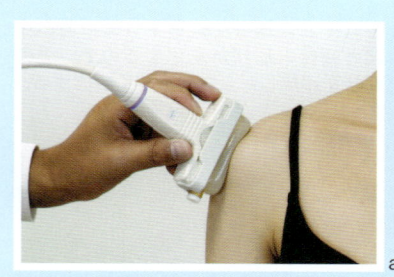

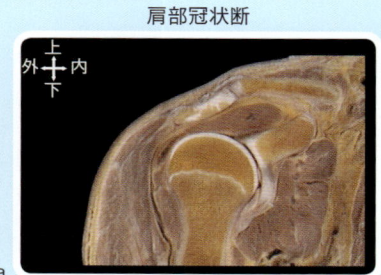

肩部冠状断
上・外・内・下

腱板が描出しにくい場合は，肩をやや伸展，内旋位，または肩峰の少し前面から入射するとよい．高エコーの境界部の間に低エコーが認められる場合，腱板損傷や滑液包炎などが疑われる．

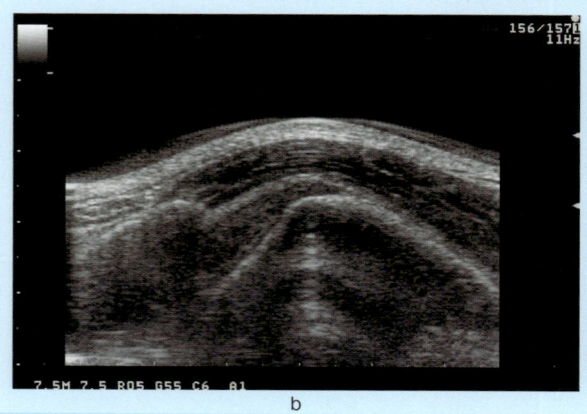

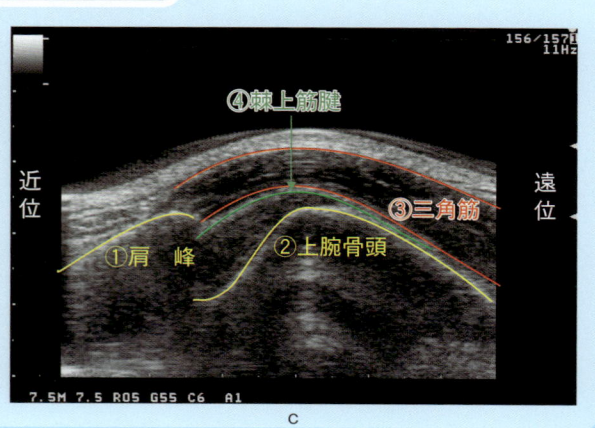

近位　④棘上筋腱　遠位
③三角筋
①肩　峰　②上腕骨頭

1 肩関節周辺の観察

図 2-7　上腕骨近位部の観察（長軸）

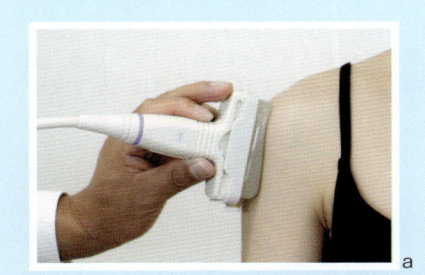

近位部に対し遠位部では，骨形状により不鮮明に映る傾向があるため，そのことに留意しながら観察を行う．高齢者骨折の好発部位である．

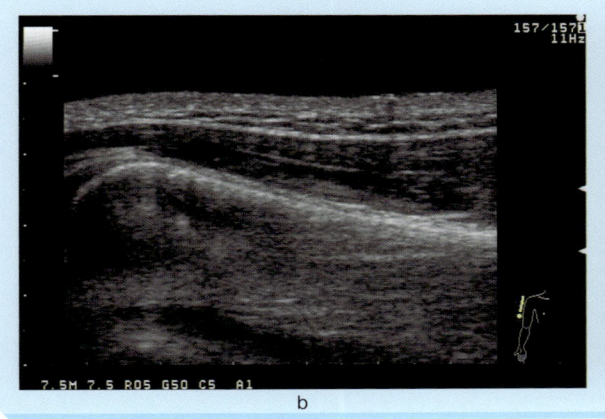

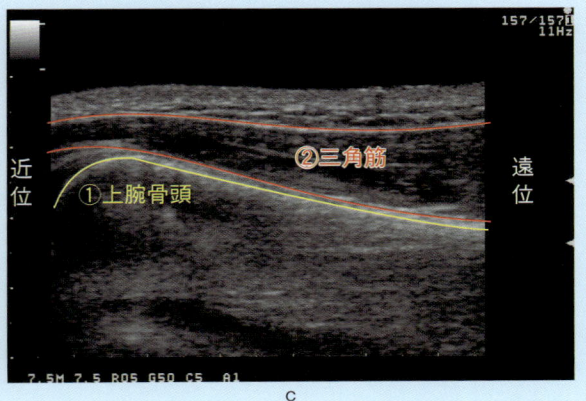

①上腕骨頭　②三角筋　近位　遠位

図 2-8　肩峰下滑液包の観察（短軸）

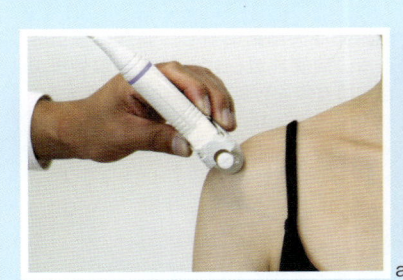

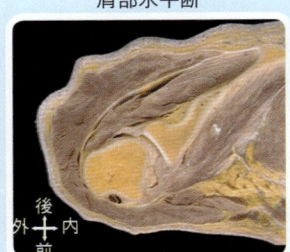

肩部水平断

滑液包が観察しにくい時は，被検者の肩を内外旋させることで腱板と滑液包の動きに差が出るため観察しやすくなる．

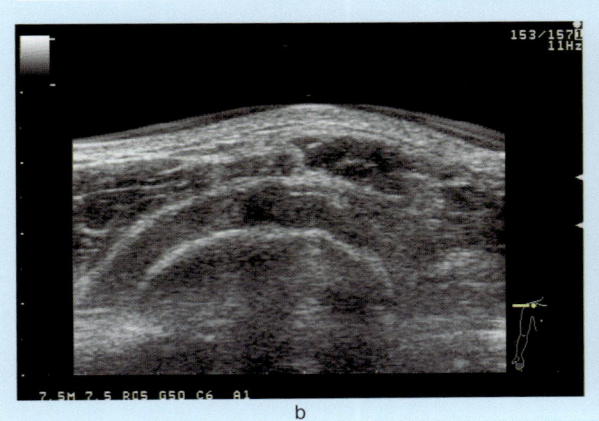

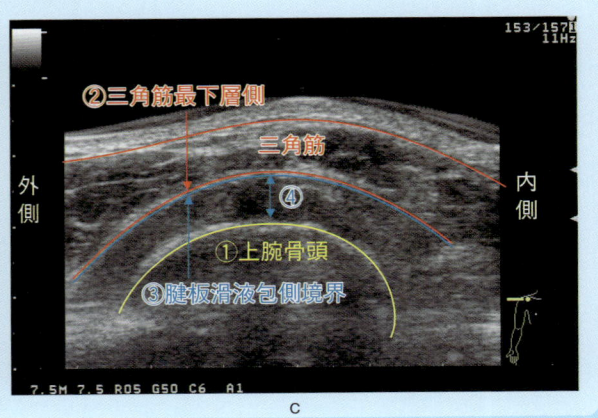

①上腕骨頭　②三角筋最下層側　③腱板滑液包側境界　三角筋　外側　内側

第2章 上肢の観察

図2-9　結節部周辺の観察　①結節部（短軸）

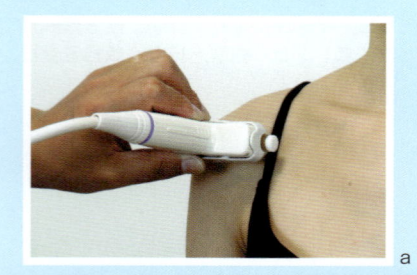

結節間溝は高エコーのM字状に描出され，結節間溝の凹みが出にくい時は肩関節を外旋させると描出しやすくなる．上腕二頭筋長頭腱の描出は腱に対して音波を垂直に入射することが大切である．

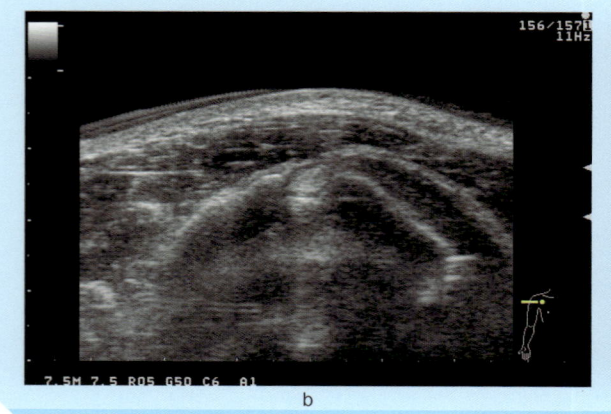

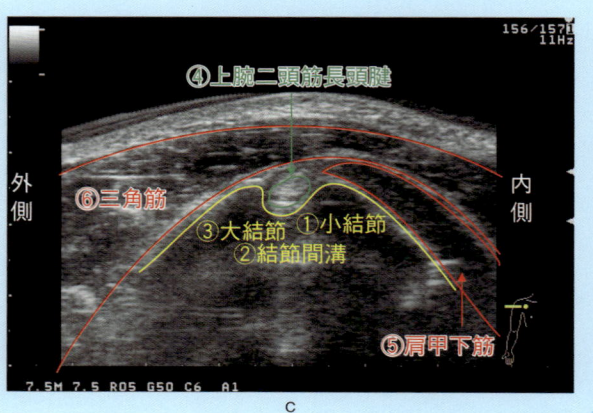

④上腕二頭筋長頭腱
⑥三角筋
③大結節　①小結節
②結節間溝
⑤肩甲下筋
外側／内側

図2-10　結節部周辺の観察　②小結節部（長軸）

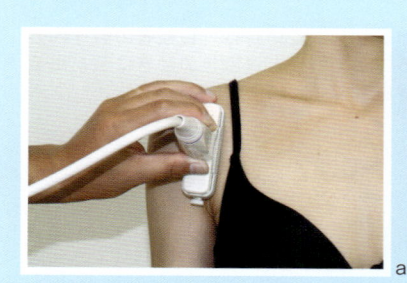

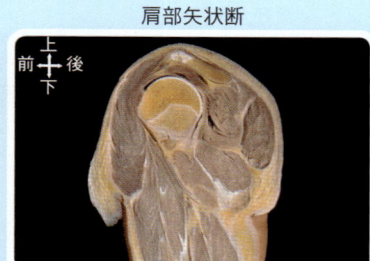

肩部矢状断
上前／後下

小結節は大結節に対し，角状に描出される．肩関節脱臼における剥離骨折の合併の有無を確認する際に有用である．

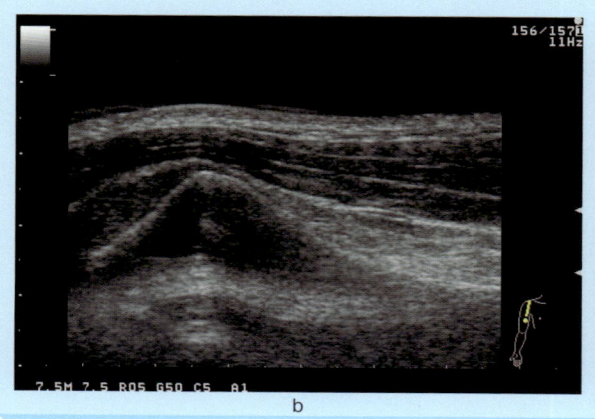

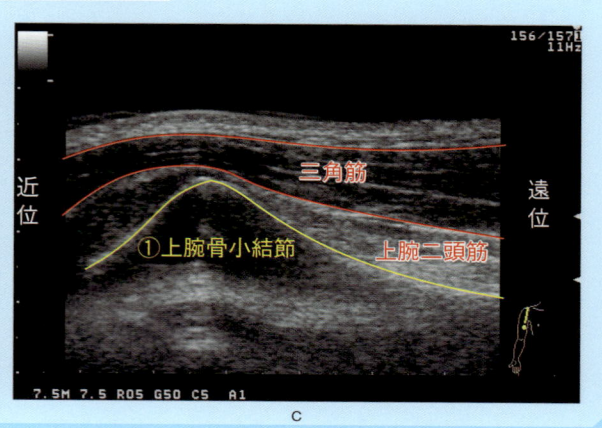

三角筋
①上腕骨小結節　上腕二頭筋
近位／遠位

図 2-11　結節部周辺の観察　③結節間溝部（長軸）

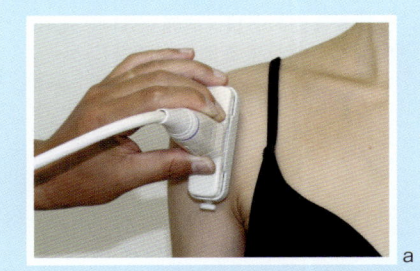

結節間溝は小結節や大結節より深い位置にあり，その上層に帯状の上腕二頭筋長頭腱が走る．判断しにくい場合は内側から外側，外側から内側に繰り返し，プローブ走査する．

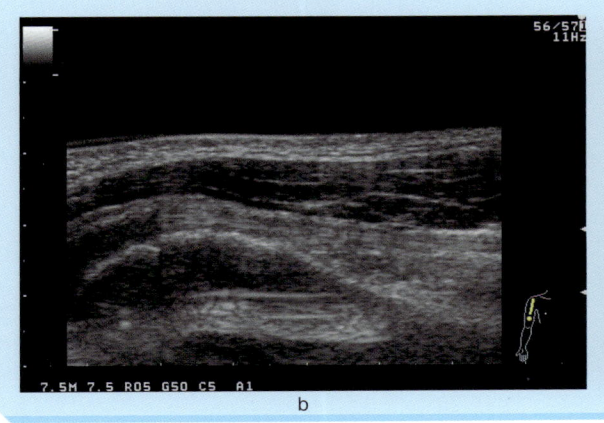

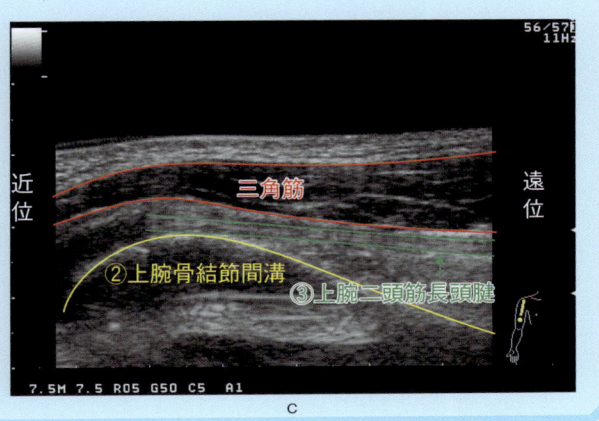

図 2-12　上腕中央部の観察（短軸）

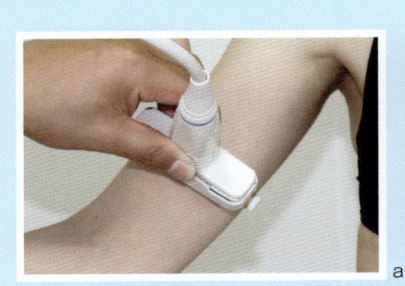

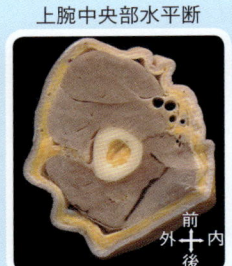

上腕中央部水平断

上腕二頭筋筋腹や上腕動静脈を Land Mark に観察すると判断しやすい．また上腕骨は角状に描出される．

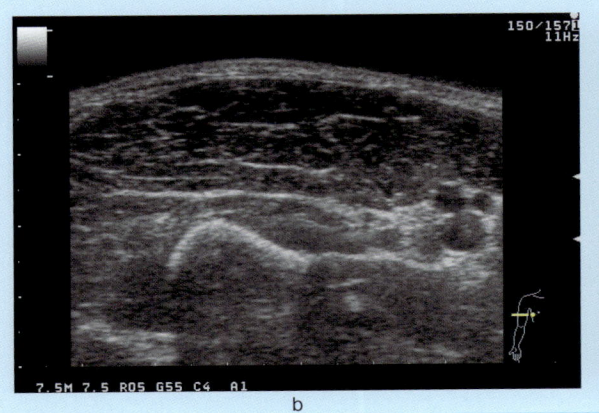

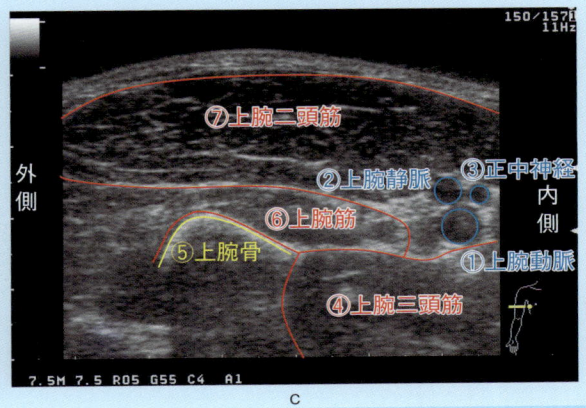

第2章 上肢の観察

図 2-13　上腕三頭筋の観察（長軸）

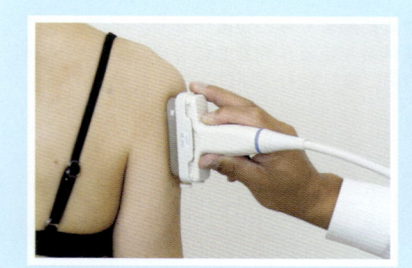

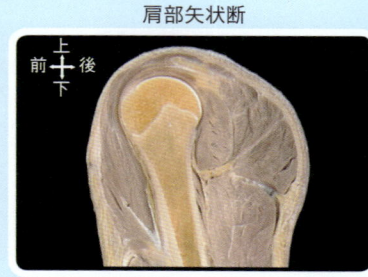

肩部矢状断

上腕骨後面の形状は前面や外側に比べ，骨幹部に移行する部位が極端にカーブしているため，骨の形状を理解し観察する必要がある．上腕骨頭後外側に発生するヒル・サックス損傷を観察する際に有用である．

近位　①三角筋　遠位
③上腕骨頭　②上腕三頭筋

b

c

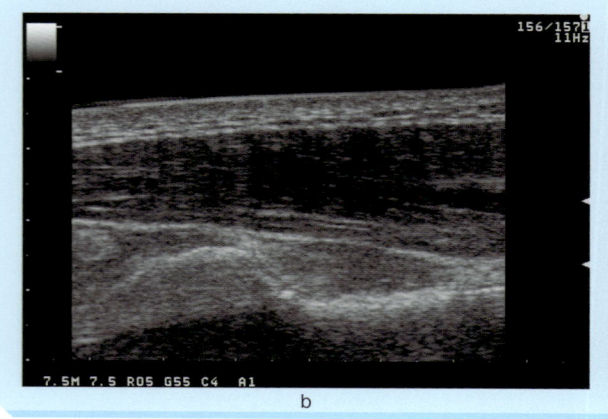

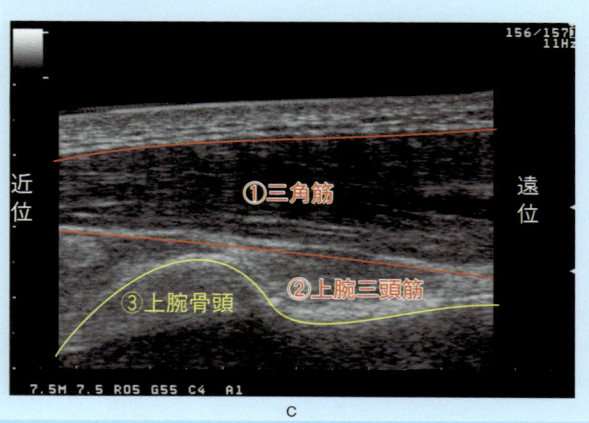

図 2-14　後方関節唇の観察（長軸）

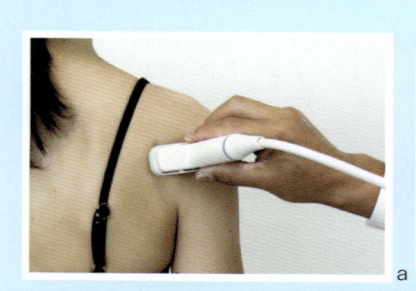

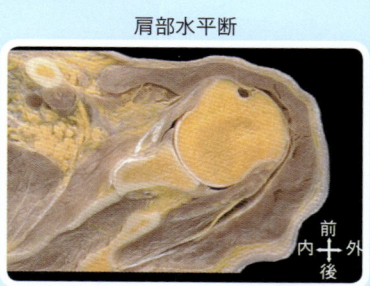

肩部水平断

上腕骨頭と関節窩の間に高エコーの楔状の関節唇が描出され，投球による肩関節後面の疼痛を訴える症例ではベンネット病変など確認されることがある．

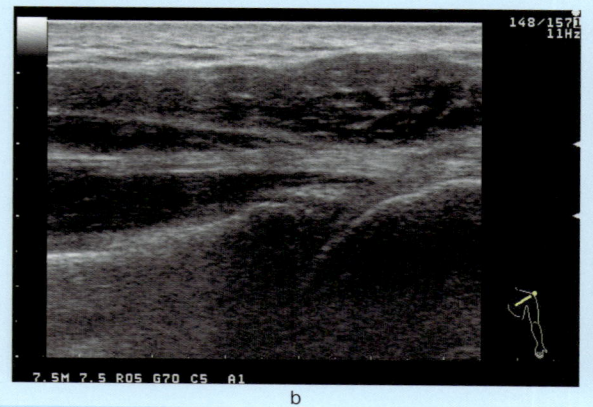

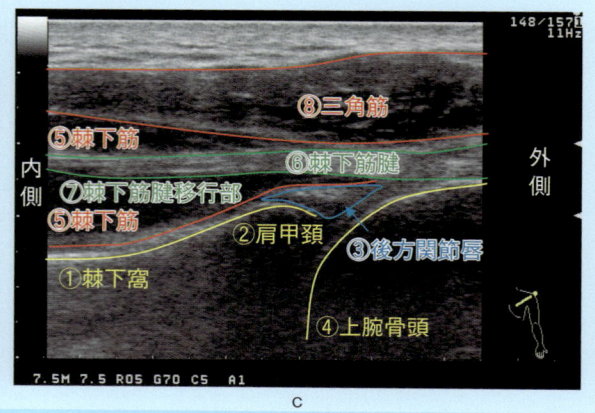

a

内側　⑧三角筋　外側
⑤棘下筋
⑥棘下筋腱
⑦棘下筋腱移行部
⑤棘下筋
②肩甲頚　③後方関節唇
①棘下窩
④上腕骨頭

b

c

1 肩関節周辺の観察

図 2-15　棘下筋の観察（長軸）　①スタート肢位

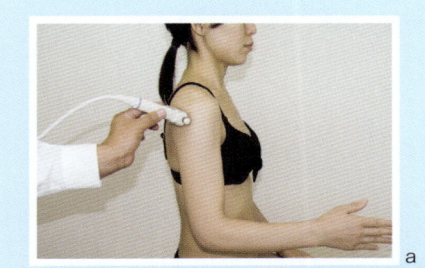

関節裂隙を描出し，上腕骨頭を主体に観察を行い，筋萎縮および損傷の有無を確認する．

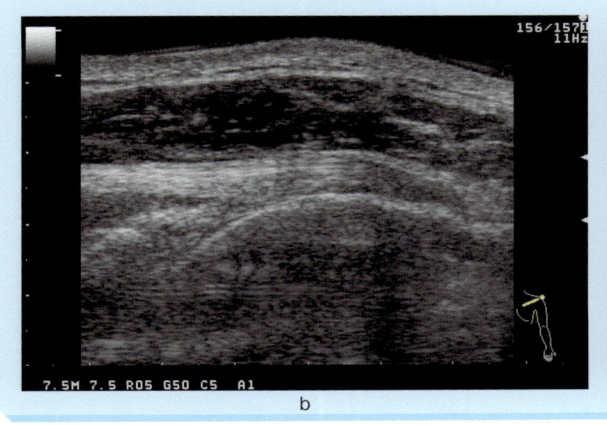

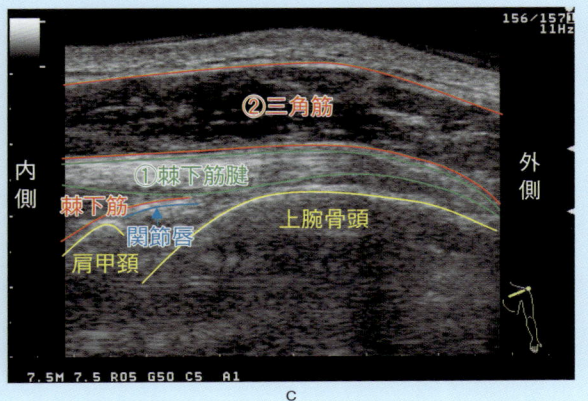

②三角筋
①棘下筋腱
内側　棘下筋　外側
関節唇
肩甲頚
上腕骨頭

図 2-16　棘下筋の観察（長軸）　②内旋90°

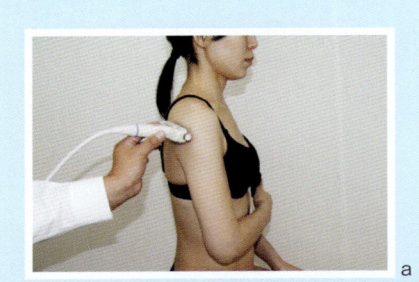

棘下筋腱が三角筋と上腕骨頭の間に入り込む様子が観察できる．

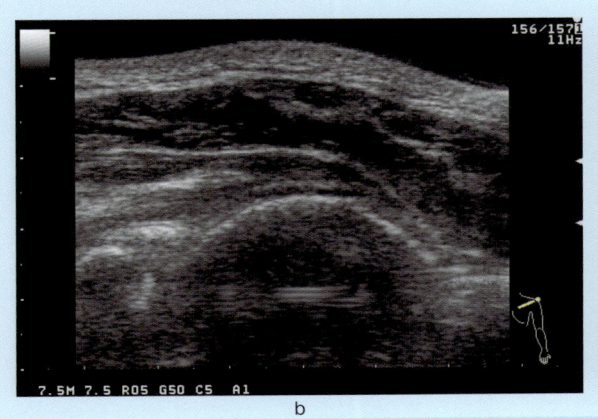

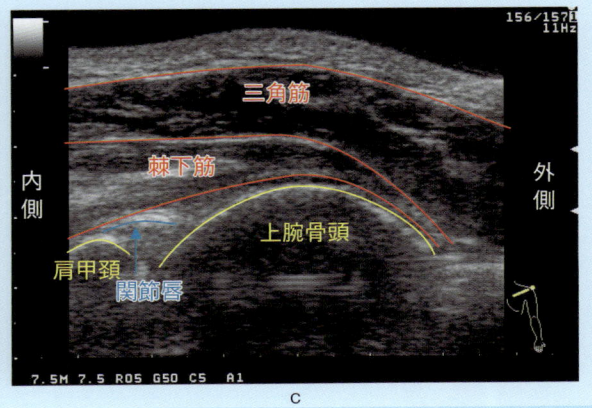

三角筋
棘下筋
内側　　　　外側
肩甲頚　上腕骨頭
関節唇

第2章 上肢の観察

図 2-17　棘下筋の観察（長軸）　③外旋 90°

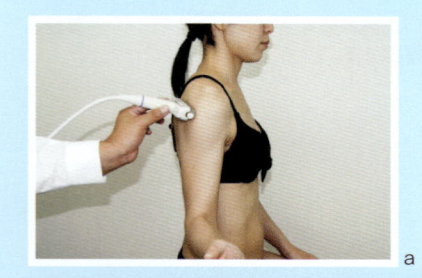

大結節に広範囲に付着する棘下筋腱が観察できる．

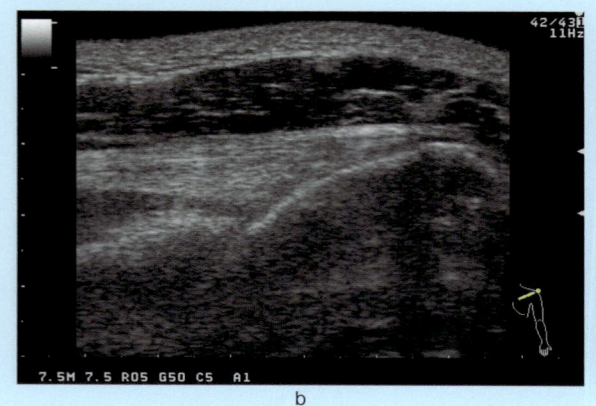

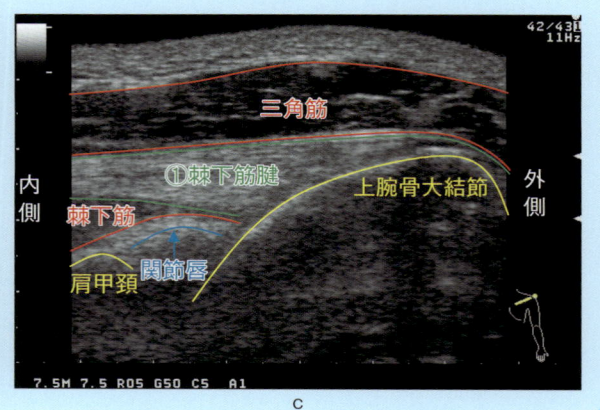

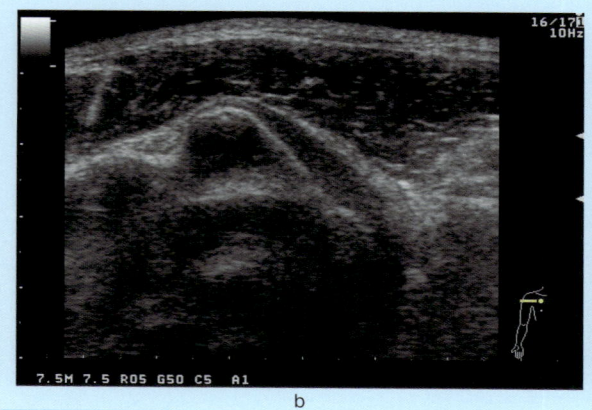

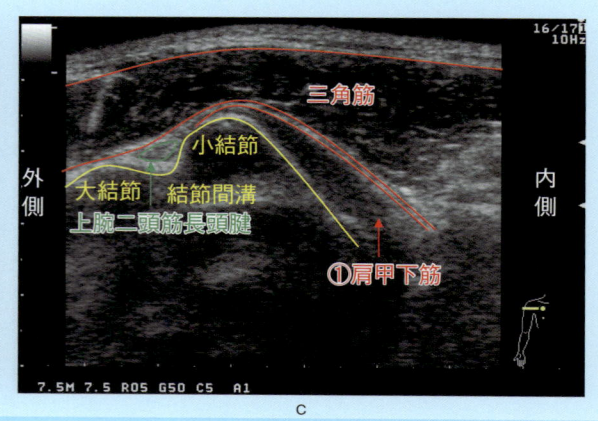

図 2-18　肩甲下筋の観察（長軸）　①スタート肢位

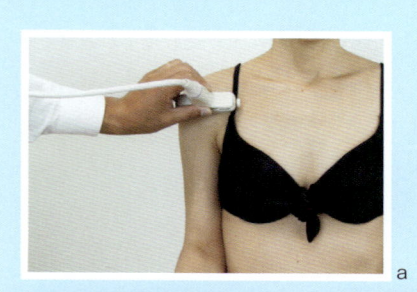

小結節を明瞭に描出し，三角筋と肩甲下筋の境界ラインを描出する．

1 肩関節周辺の観察

図 2-19　肩甲下筋の観察（長軸）　②外旋90°

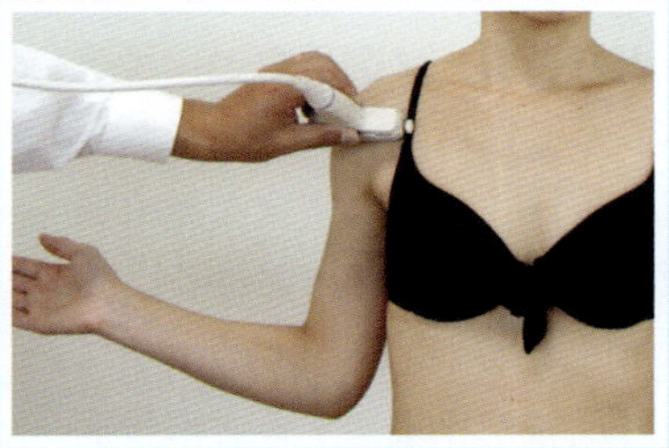

肩甲下筋は炎症による肩関節の外旋制限に強く関与し，肩甲下筋の萎縮の程度は肩関節周囲炎や肩関節拘縮を確認する上で有用な観察である．

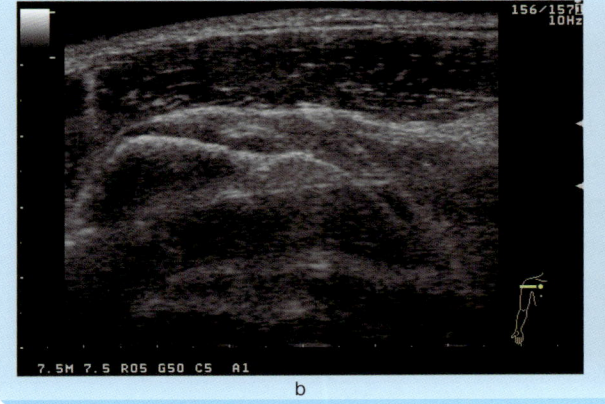

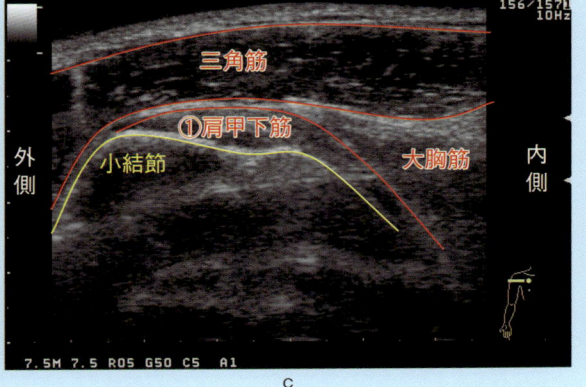

2 肘関節周辺の観察

　肘関節は上腕および前腕からの諸筋群が付着し，上肢を多用する人やスポーツ選手などに障害が起こりやすい．これは繰り返し行われる筋収縮運動や靱帯付着への牽引作用により誘発され発症する．付着腱や筋線維が繰り返し起こる牽引力にて微小断裂を起こし，さらに不完全な修復機序の段階で再度，損傷するという過程を経て発症する．肘関節周辺の疾患には野球における上腕骨内側上顆炎や内側側副靱帯損傷，上腕骨小頭の離断性骨軟骨炎（Little Leaguer's elbow），テニスのバックハンドや家事による上腕骨外側上顆炎，変形性関節症や外反肘から続発する肘部管症候群，腱の変性から起こる肘関節部石灰沈着性腱炎などがある．また肘頭をよくつく人に多い肘頭滑液包炎や，外傷後の関節アライメント異常から発症する変形性肘関節症，そして骨折の乱暴な整復における大血腫や，早過ぎる可動域訓練から続発する骨化性筋炎などもある．骨折では小児に好発する上腕骨顆上骨折，上腕骨外顆骨折，上腕骨内側上顆骨折，橈骨骨折などの疾患がある．超音波診断では関節部の変形や骨の非連続性などを確認でき，腱部や筋肉部での軟部組織変性に対しては特に病態把握に適しており，有用性が高い．また腱部や筋肉部ではアーチファクトを疾患における病態と誤診する場合があるため，そのことに留意し，必ず健側と患側を比較，確認する必要がある．そのほか，プローブワークを駆使し，アーチファクトの減少に努めることが正しい病態把握につながる．

A　肘外側伸筋部の観察

肘関節伸筋起始部の観察（長軸）
図2-20→P.60

　肘関節屈曲位にて上腕骨外側上顆を Land Mark に，プローブを腕橈関節外側部に平行となるように長軸走査する（図2-20 a）．外側上顆部が描出しにくいときは，プローブを後方から前方へ走査するとよい．

　伸筋起始部の観察（長軸）では高エコーの上腕骨外側上顆①と橈骨頭②が確認でき，表層に外側上顆に付着する前腕伸筋群③が観察できる（図2-20 b,c）．

近位部（長軸）および中間部（長軸）
図2-21, 22→P.60

　プローブを伸筋群の走行に平行となるように，外側上顆から遠位方向へ走査する．その際，入射角を調整し，筋膜境界部で起こる高エコーを鮮明に描出しながら走査するとよい．

　表層から腕橈骨筋①，回外筋②，長・短橈側手根伸筋③，橈骨④が観察され，その最下層に橈骨が観察できる（図2-21, 22 b,c）．

短軸走査
図2-23→P.61

　長軸と同様の肢位にて短軸に走査する（図2-23 a）．

2 肘関節周辺の観察

橈骨頭を Land Mark に半円に描出するとよい．上腕骨小頭との判断はプローブを近位から遠位，遠位から近位に走査することで確認することができる．半円の橈骨頭①が描出され，その前面に前腕伸筋群②および腕橈骨筋③が描出される（図2-23 b,c）．

上腕骨外側上顆炎では上腕骨外側上顆伸筋付着部に不整を示し，慢性例では外側上顆部に高エコーの石灰化像が確認できる場合がある．また血腫などの確認は長軸走査および短軸走査を行い，観察する必要がある．

B 肘内側部の観察

前腕屈筋群の観察（長軸）　図2-24→P.62

肘関節伸展位にて上腕骨内側上顆を Land Mark に前腕屈筋群に平行となるようにプローブを当て長軸走査する（図2-24 a）．その際，筋の走行や位置関係に留意しながら観察する必要がある．画像では近位に上腕骨滑車①と尺骨②が描出され，尺骨上層には深指屈筋③，尺側手根屈筋④，浅指屈筋⑤，長掌筋⑥の走行が確認できる（図2-24 b,c）．上腕骨内側上顆炎の場合，前腕屈筋群付着部に不整を呈する．

内側側副靱帯（前斜走線維）　図2-25→P.62

内側側副靱帯は前斜走線維・後斜走線維・横走線維からなり，その中でも臨床上，特に前斜走線維が重要である．前斜走線維の観察（長軸）は肘関節90°屈曲位にて内側上顆を Land Mark に前斜走線維に平行となるようにプローブを当てる（図2-25 a）．その際，プローブを前方から後方へ走査した後，入射角を調整することで靱帯が描出しやすくなる．また，上腕骨滑車を尺骨と見誤ることがあるので注意する．前斜走線維は上腕骨内側上顆から尺骨鉤状突起間に高エコーに帯状に描出されるので注意深く観察を行う必要がある．画像では上腕骨内側上顆①，上腕骨滑車②，尺骨③，内側側副靱帯④が観察できる（図2-25 b,c）．内側側副靱帯損傷の場合，靱帯損傷部の不整および周囲に低エコーの血腫像が確認できる．

尺骨神経の観察（長軸）　図2-26→P.63

肘関節伸展位にて上腕骨内側上顆を Land Mark にプローブを後方に走査し，尺骨神経溝を長軸走査する（図2-26 a）．尺骨神経は上腕骨内側上顆と肘頭の間を走行し，また肘部管は尺骨神経溝から尺側手根屈筋への入り口までの区間をいう．画像では上腕骨①と尺骨②が描出され，その上層に索状の低エコーを呈する尺骨神経③が描出され，尺側手根屈筋④下層に入り込んでいく様子が確認できる．尺骨の上層には深指屈筋⑤が描出される（図2-26 b,c）．臨床的に骨折後の外反肘や肘部管支帯およびオズボーンバンドなど尺骨神経の走行を支持する組織が誘因となる肘部管症候群の病態を把握する場合において超音波診断は大変，有用性がある．

第2章　上肢の観察

C 肘関節部の観察

上腕骨内側上顆の観察（長軸）
図2-27→P.63

　肘関節伸展位とし，プローブ下端が内側上顆に当たるように上腕骨に平行となるよう，長軸走査する（図2-27 a）．表層から上腕三頭筋内側頭①，上腕骨（骨幹部②から内側上顆③）が描出される（図2-27 b,c）．臨床的には骨折の際の骨離断像や音波の侵入像が確認される．また骨の形状上，骨幹部から内側上顆にかけて弯曲しているため，プローブの入射角を調整し，骨に対して垂直になるよう，走査する必要がある．

上腕骨外側上顆の観察（長軸）
図2-28→P.64

　肘関節屈曲位とし，プローブ下端を外側上顆に当て，上腕骨に平行となるよう，長軸走査する（図2-28 a）．表層から上腕三頭筋外側頭①，上腕骨外側上顆②が描出される（図2-28 b,c）．

腕橈関節部の観察（長軸）
図2-29, 30→P.64

　外側部では肘関節伸展位とし，上腕骨外側上顆をLand Markに関節外側部にプローブを当て，長軸走査する（図2-29 a）．表層から腕橈骨筋①，下層に上腕骨小頭②，橈骨頭③，回外筋④が確認できる（図2-29 b,c）．
　後面部では外側部同様の肢位にてプローブを後方に走査する（図2-30 a）．表層に上腕骨外側上顆①，橈骨頭②が観察され，上層には前腕伸筋腱群③，回外筋④が観察できる（図2-30 b,c）．離断性骨軟骨炎では上腕骨小頭の軟骨組織および軟骨下骨に壊死巣が発生するので，病態を観察する際に有用性が高い．また外側上顆炎の場合，付着腱群の不整像を呈する．

腕尺関節部の観察（長軸）
図2-31〜34→P.65

　内側部では肘関節伸展位とし，上腕骨内側上顆をLand Markに，関節内側部にプローブを当て，長軸走査する（図2-31 a）．描出しにくい場合は前方から後方またはその逆に走査することで高エコーの腕尺関節部が描出しやすくなる．また上腕骨内側上顆と上腕骨滑車の間を関節部と見誤る場合があるのでその点に留意し，観察することが大切である．近位から上腕骨内側上顆①，上腕骨滑車②，尺骨③が観察でき，表層に前腕屈筋群④が観察できる（図2-31 b,c）．臨床的には外反強制による関節部の離開度合いや関節部の骨棘の介在などを確認できる．
　前面部では肘関節伸展位にて肘窩中央をLand Markに，プローブを当て，内側へ走査する（図2-32 a）．高エコーの骨が描出されても関節裂隙部が不鮮明になりやすいので，観察の際は入射角に留意しながら観察を行う．表層に前腕屈筋群①，上腕筋②が観察でき，下層に上腕骨滑車③と尺骨④が観察できる（図2-32 b,c）．
　後面部の観察は肘伸展位と肘屈曲位で画像が変わるので，そのことに留意しながら観察を行う．
　肘伸展位では肘関節伸展位にて，肘頭をLand Markに，長軸走査を行う（図2-33 a）．表層に波状の上腕三頭筋腱①と肘頭②が観察でき，後下方に延びる上腕骨③が観察できる（図2-33 b,c）．
　肘屈曲位では肘関節過屈曲にて，肘頭をLand Markに長軸走査する（図2-34 a）．近位から上腕骨①，上腕骨肘頭窩②，上腕骨滑車③，肘頭④が観察でき，上層に関節包⑤，上腕三頭筋⑥が観察でき

る（図2-34 b,c）．臨床的には変形性肘関節症など肘の過度使用により，骨軟骨が磨耗し，肘頭窩あるいは肘頭に骨棘が形成されるものや骨棘の剥離などによる遊離骨片の嵌頓症状を呈しているもの，そして肘頭滑液包炎，関節リウマチ，肘頭骨折などを観察する際に有用性がある．

上腕骨遠位端部の観察（短軸） 図2-35→P.67

肘窩横紋部をLand Markに，短軸に走査し，近位または遠位にプローブ走査し，3つ山に光るラインを描出する（図2-35 a）．3つ山に描出された中の外側が上腕骨小頭①，内側が上腕骨滑車②であり，上層には上腕筋③とその中央に上腕二頭筋腱④，橈骨動脈⑤，尺骨動脈⑥が観察できる．さらに両側には腕橈骨筋⑦と前腕屈筋群⑧，尺側正中皮静脈⑨が観察できる（図2-35 b,c）．高エコーに光る上腕骨の辺縁に不整が認められる場合は離断性骨軟骨炎，変形性肘関節症，骨折などが疑われる．

上橈尺関節部の観察（短軸） 図2-36→P.68

上腕骨遠位端部の観察（短軸）と同様の走査を行い，ふた山を描出する（図2-36 a）．わかりにくい場合は下方に走査することで橈骨および尺骨の区別がつく．外側の橈骨頭①，内側の尺骨②，それらの上層に上腕筋③が観察でき，両側に腕橈骨筋④と前腕屈筋群⑤が描出される（図2-36 b,c）．変形性肘関節症の際，骨の辺縁に不整が認められる．

円回内筋の観察（長軸） 図2-37→P.68

肘関節伸展位にて，上腕骨内側上顆をLand Markに，斜め前面に長軸走査する（図2-37 a）．上腕骨内側上顆①，上腕骨滑車②，尺骨鉤状突起③が観察でき，その上層に上腕筋④，円回内筋⑤が観察できる（図2-37 b,c）．

D　前腕中央部の観察

前腕中央部の観察（短軸） 図2-38〜40→P.69

観察する部位を確認し，プローブ走査する．
橈側コンパートメント（図2-38）では橈骨動脈をLand Markに前腕伸筋群を確認し（図2-38 a），掌側コンパートメントでは拍動する尺骨動脈をLand Markに前腕屈筋群全体を確認し（図2-39 a），背側コンパートメントでは尺骨および橈骨をLand Markに前腕伸筋群全体を確認する（図2-40 a）．その際，走査する高さで描出画像に違いが生じるので，そのことをよく理解した上で走査することが大切である．
橈側コンパートメントでは橈骨①，円回内筋②，長・短橈側手根伸筋③，掌側に橈骨神経④，橈骨動脈⑤とその上層に腕橈骨筋⑥が観察できる（図2-38 b,c）．
掌側コンパートメント（図2-39）では深層に橈骨①と尺骨②が観察でき，その上層に長母指屈筋③，深指屈筋④，正中神経⑤，尺骨動脈⑥，尺骨神経⑦，浅指屈筋⑧が観察できる．浅指屈筋の両側に橈側手根屈筋⑨，尺側手根屈筋⑩が観察できる（図2-39 b,c）．
背側コンパートメント（図2-40）では橈骨①と尺骨②の間に長母指伸筋③が観察でき，その上層に尺側手根伸筋④，総指伸筋⑤が観察できる（図2-40 b,c）．この部位での観察は筋の損傷程度および血腫像を観察する際に有用である．しかし，前腕コンパートメント症候群が疑われる場合は観察ではなく，即時治療を優先するべきである．

第2章 上肢の観察

図 2-20　伸筋(起始部)の観察(長軸)

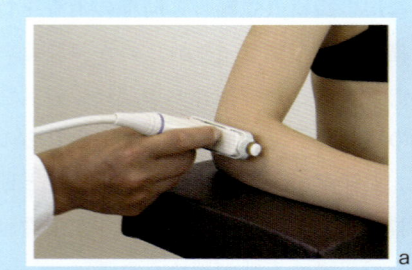

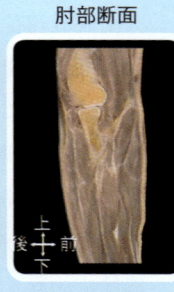

肘部断面

上腕骨外側上顆炎では上腕骨外側上顆伸筋付着部に不整を示し，慢性例では外側上顆部に高エコーの石灰化像が確認できる場合がある．

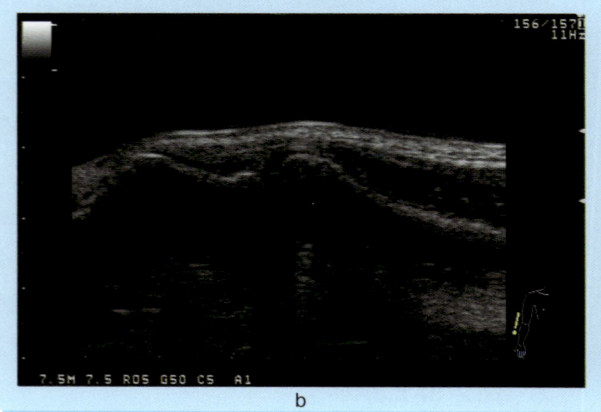

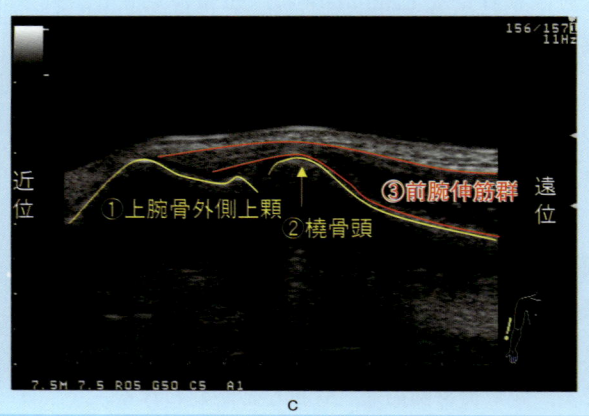

① 上腕骨外側上顆　② 橈骨頭　③ 前腕伸筋群

図 2-21　伸筋(近位部)の観察(長軸)

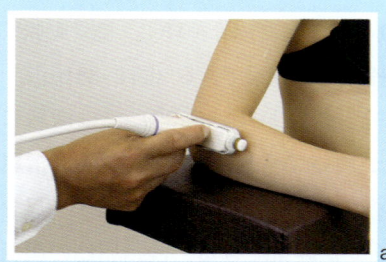

入射角を調整し，筋膜境界部で起こる高エコーを鮮明に描出しながら走査する．

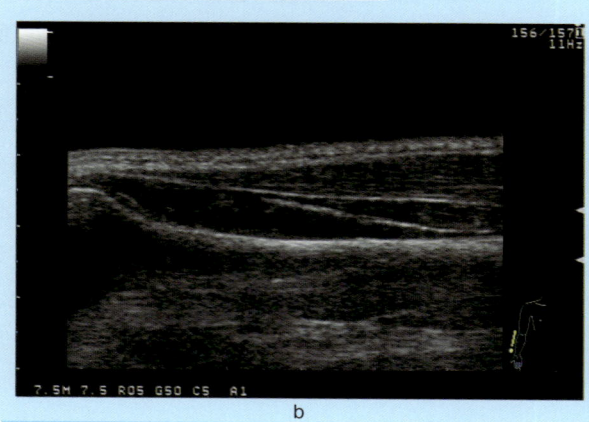

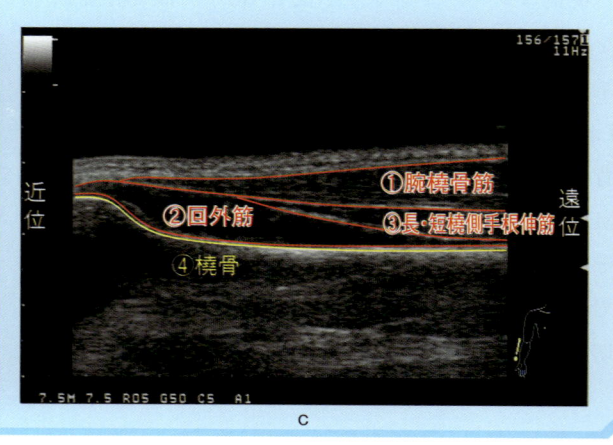

① 腕橈骨筋　② 回外筋　③ 長・短橈側手根伸筋　④ 橈骨

2 肘関節周辺の観察

図 2-22　伸筋（中間部）の観察（長軸）

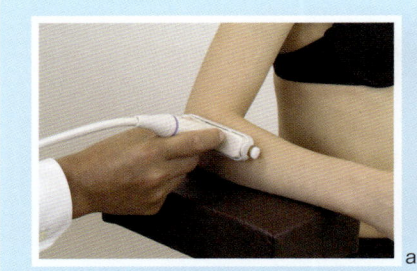

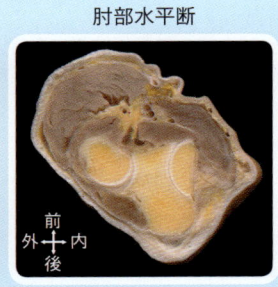

肘部水平断

入射角を調整し，筋膜境界部で起こる高エコーを鮮明に描出しながら走査する．

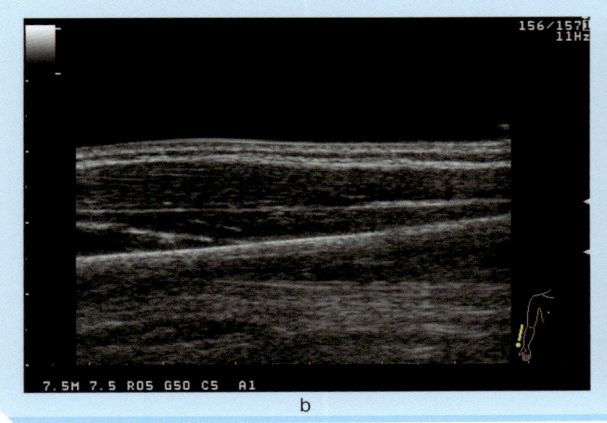

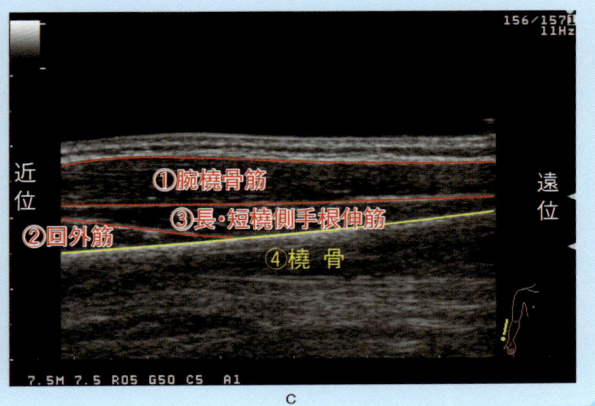

① 腕橈骨筋
② 回外筋
③ 長・短橈側手根伸筋
④ 橈骨

図 2-23　伸筋（起始部）の観察（短軸）

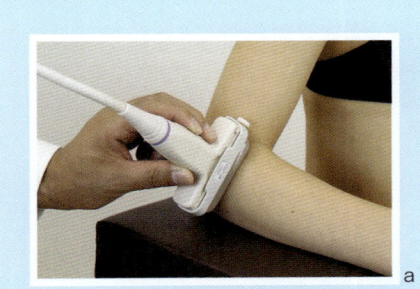

上腕骨小頭と橈骨頭との判断はプローブを近位から遠位，またはその逆に走査することで確定する．

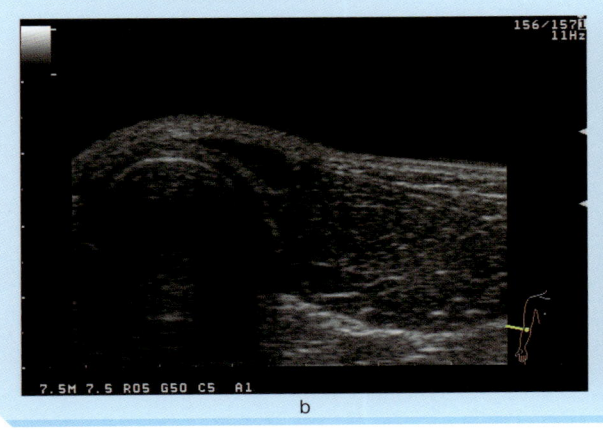

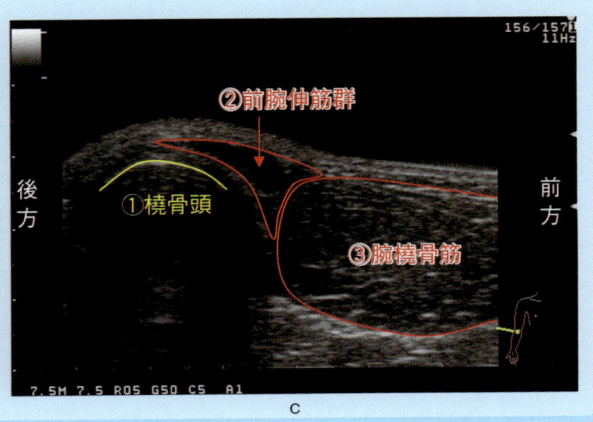

① 橈骨頭
② 前腕伸筋群
③ 腕橈骨筋

第2章 上肢の観察

図 2-24　屈筋群の観察（長軸）

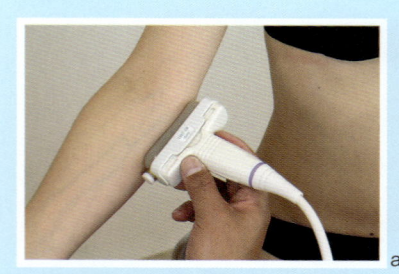

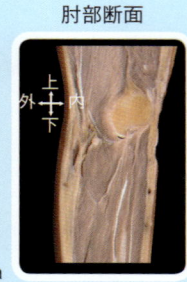

肘部断面

前腕屈筋群に平行となるようにプローブを当て，筋の走行や位置関係に留意しながら観察する．上腕骨内側上顆炎の場合，前腕屈筋群付着部に不整を呈する．

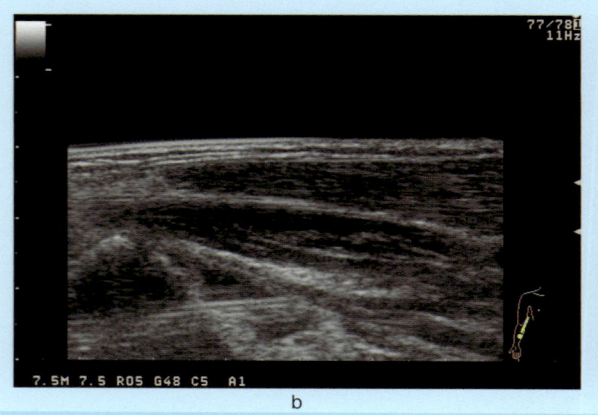

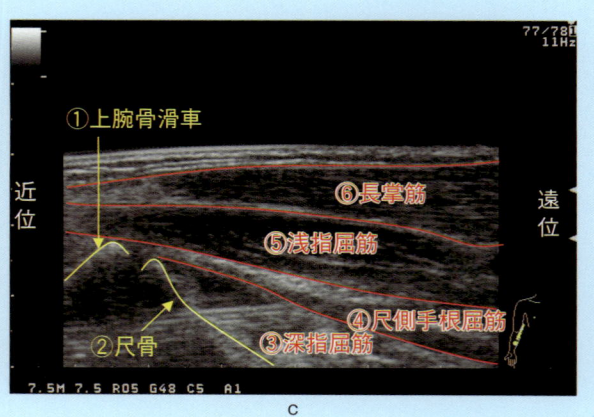

① 上腕骨滑車
⑥ 長掌筋
⑤ 浅指屈筋
④ 尺側手根屈筋
③ 深指屈筋
② 尺骨

図 2-25　内側側副靱帯（前斜走線維）の観察（長軸）

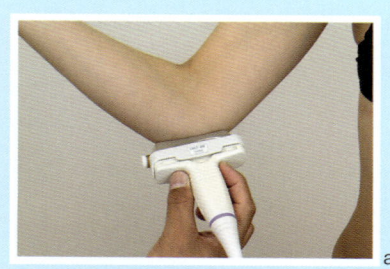

観察の際はプローブを前方から後方へ慎重に走査し，靱帯を定めてから入射角を調整することで描出しやすくなる．靱帯部の不整および周囲に低エコーの血腫像が確認される場合，靱帯損傷が疑われる．

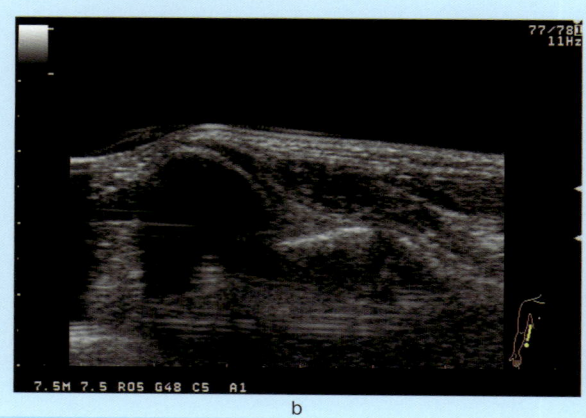

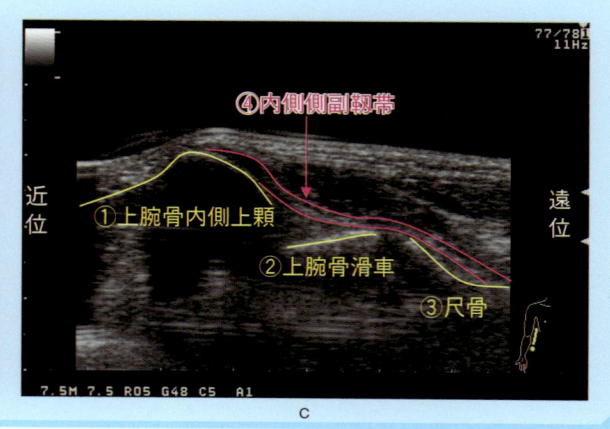

④ 内側側副靱帯
① 上腕骨内側上顆
② 上腕骨滑車
③ 尺骨

2 肘関節周辺の観察

図 2-26　尺骨神経の観察（長軸）

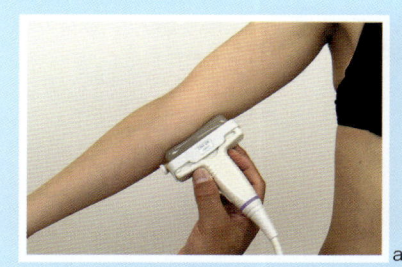

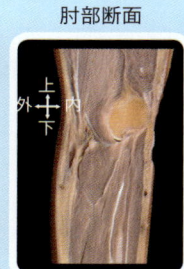

上腕骨内側上顆から肘頭へ走査することで索状の尺骨神経が観察でき，外反肘による肘部管症候群などの病態判断に有用性がある．

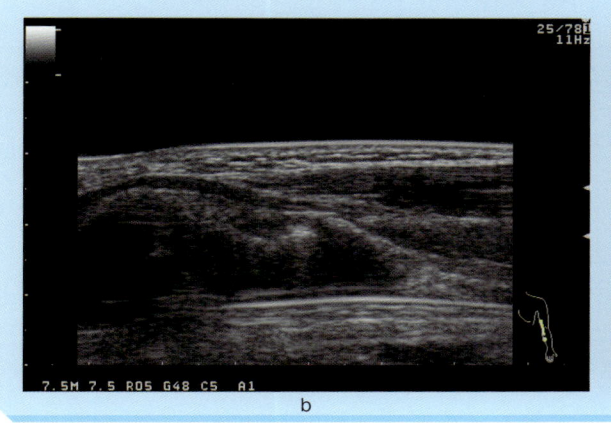

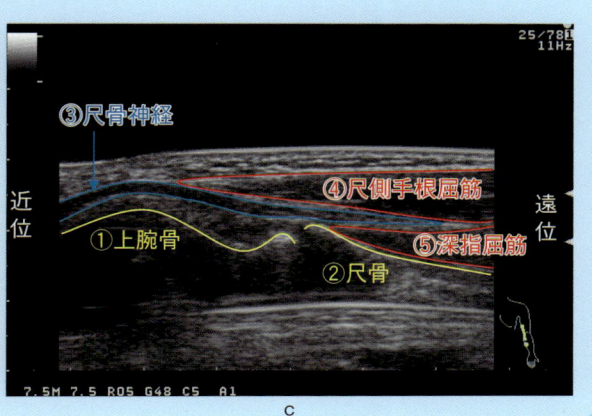

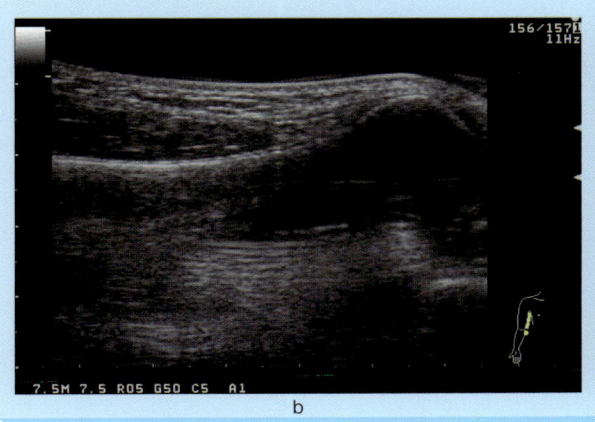

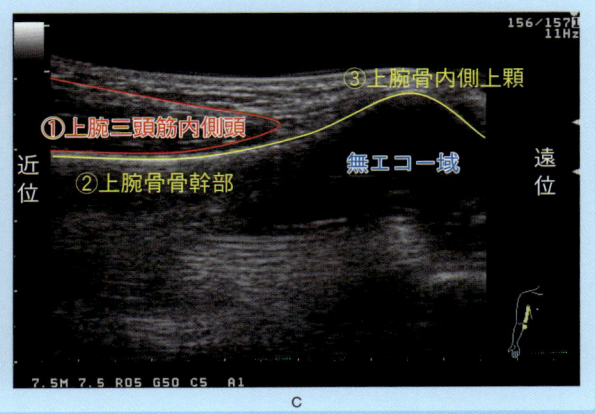

肘部断面

③尺骨神経
④尺側手根屈筋
①上腕骨
⑤深指屈筋
②尺骨

近位／遠位

図 2-27　上腕骨内側上顆の観察（長軸）

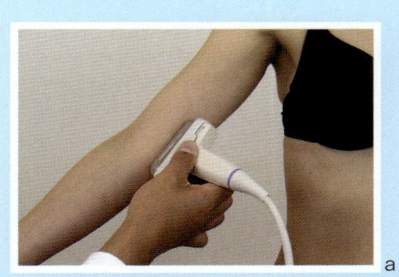

骨幹部から内側上顆にかけて弯曲しているため，音波が骨に対し，垂直に入射されるようにプローブを調整する．

③上腕骨内側上顆
①上腕三頭筋内側頭
②上腕骨骨幹部
無エコー域

近位／遠位

第2章 上肢の観察

図 2-28　上腕骨外側上顆の観察（長軸）

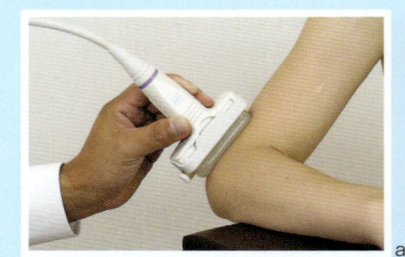

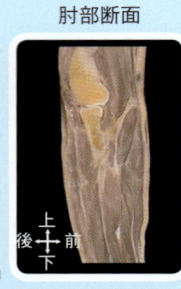

肘部断面

肘関節伸展位と屈曲位で描出画像が変化するので，観察の際はそのことを念頭において観察を行う必要がある．

①上腕三頭筋長頭
②上腕骨外側上顆

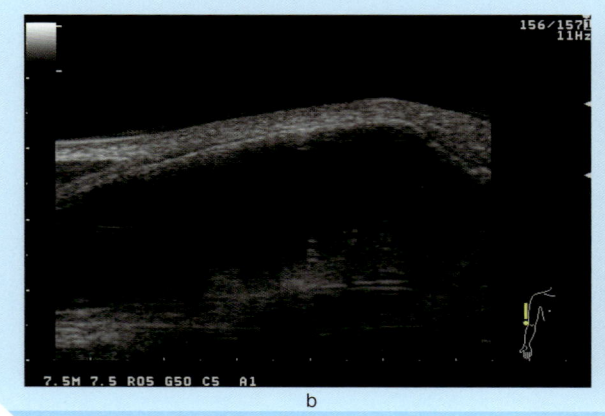

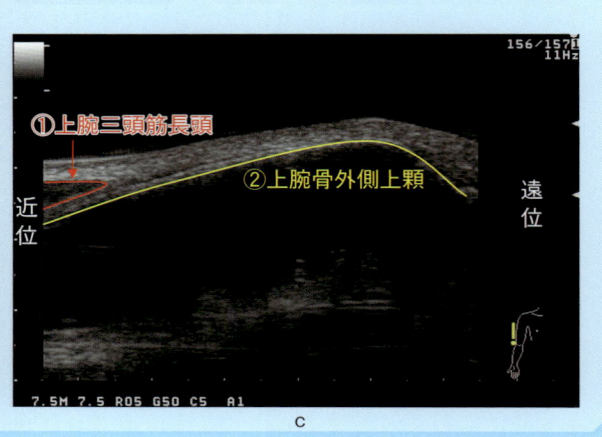

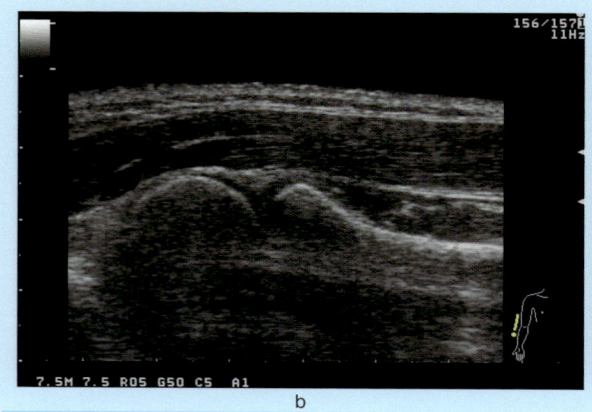

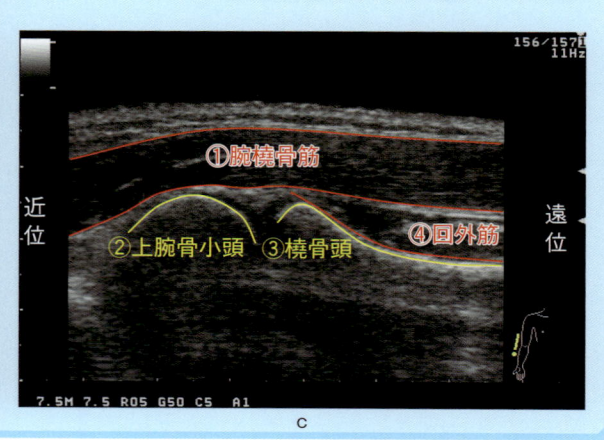

近位　遠位

図 2-29　腕橈関節部の観察（長軸）　①外側部

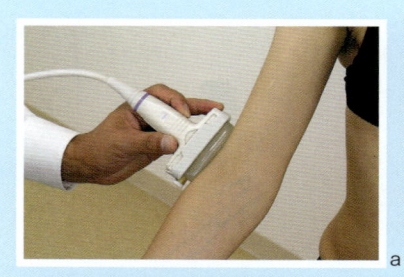

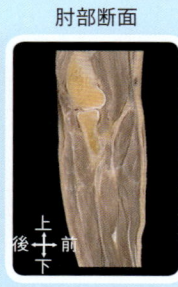

肘部断面

離断性骨軟骨炎では上腕骨小頭の軟骨組織，および軟骨下骨に壊死巣が発生するので，初期の病態判断に役立つ．

①腕橈骨筋
②上腕骨小頭　③橈骨頭　④回外筋

近位　遠位

2 肘関節周辺の観察

図 2-30　腕橈関節部の観察（長軸）　②後面部

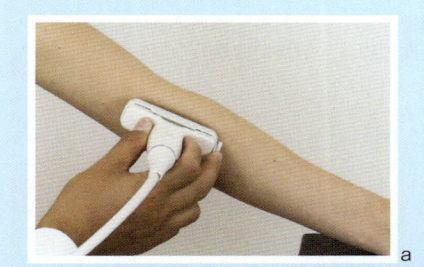

外側上顆炎では付着腱群の不整像を呈する.

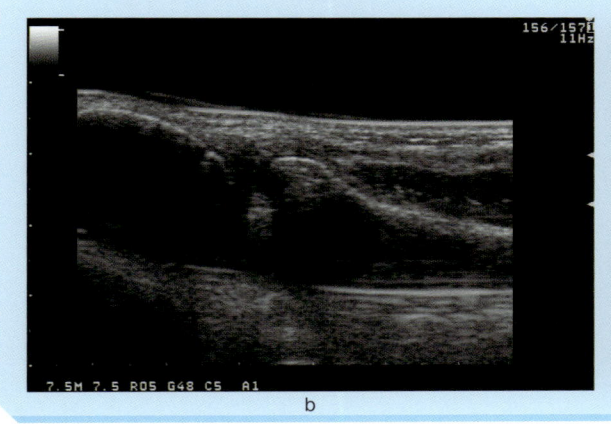

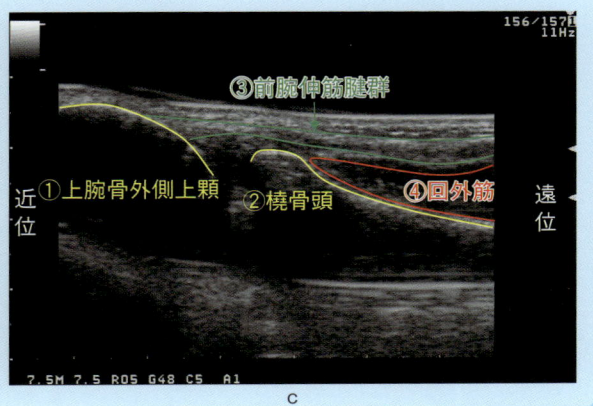

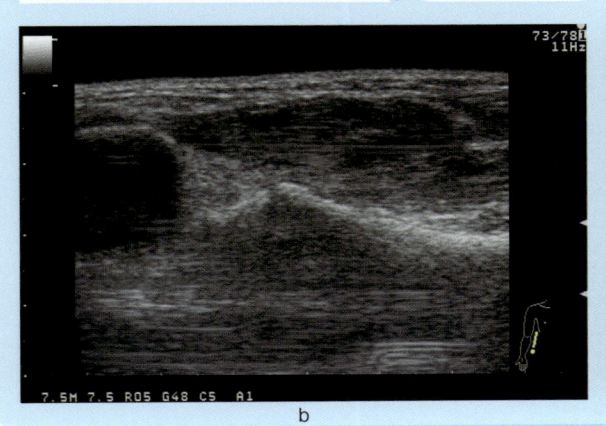

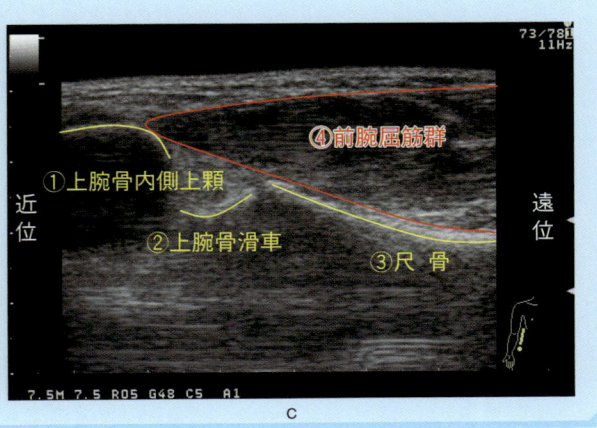

① 上腕骨外側上顆
② 橈骨頭
③ 前腕伸筋腱群
④ 回外筋

図 2-31　腕尺関節部の観察（長軸）　①内側部

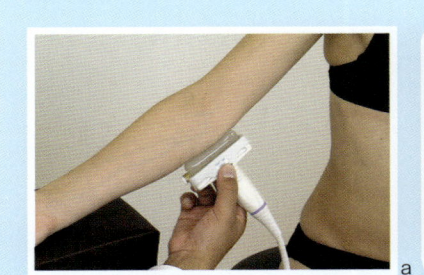

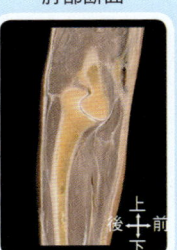

肘部断面

上腕骨内側上顆と上腕骨滑車の間を関節部と見誤る場合があるので，その点に留意し観察する．臨床上，外反強制による関節部の離開度合いや関節部の骨棘の介在などを確認する際に有用である．

① 上腕骨内側上顆
② 上腕骨滑車
③ 尺骨
④ 前腕屈筋群

第2章 上肢の観察

図 2-32　腕尺関節部の観察（長軸）　②前面部

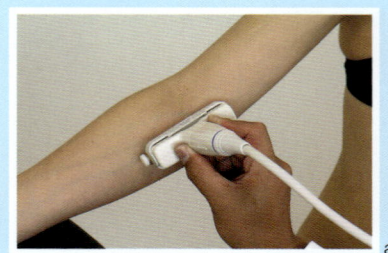

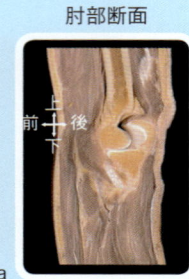

高エコーの骨が描出されても関節裂隙部が不鮮明になりやすい特徴があり，観察の際は入射角に留意しながら行う．

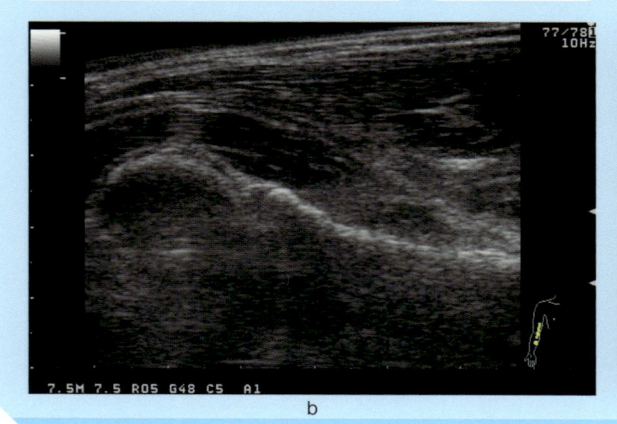

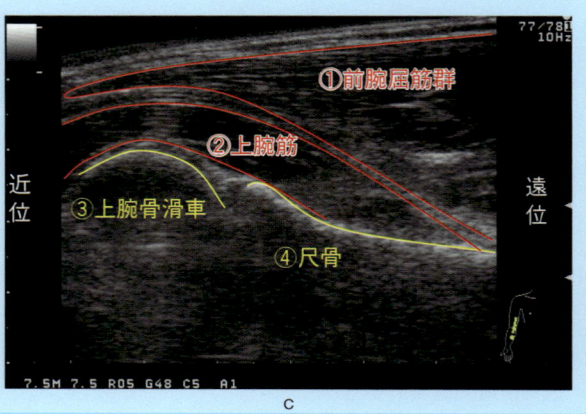

①前腕屈筋群
②上腕筋
③上腕骨滑車
④尺骨
近位／遠位

図 2-33　腕尺関節部の観察（長軸）　③後面部（肘伸展位）

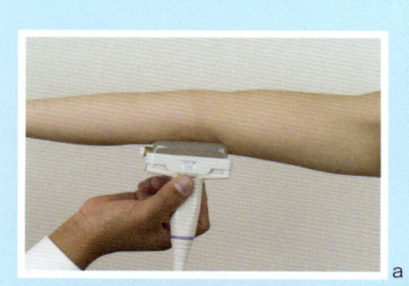

肘伸展位と肘屈曲位で画像が変わるので，そのことに留意しながら観察を行う．

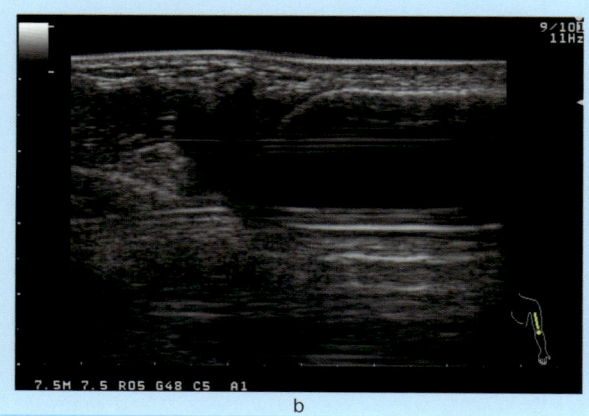

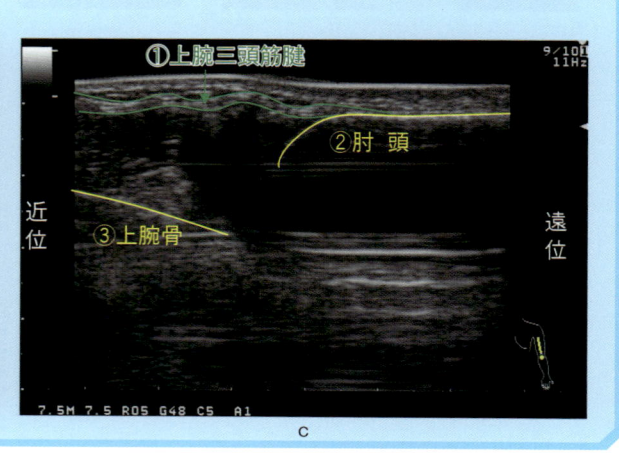

①上腕三頭筋腱
②肘頭
③上腕骨
近位／遠位

2 肘関節周辺の観察

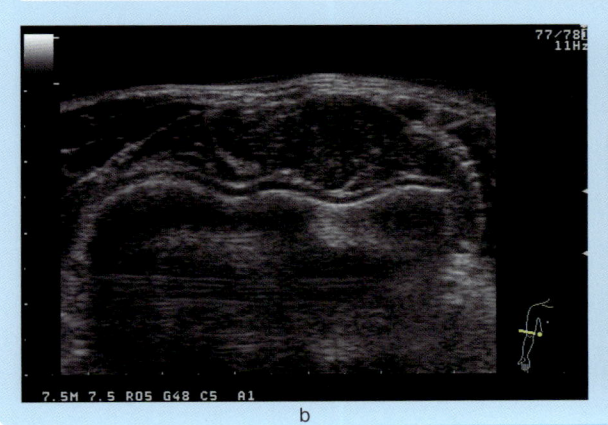

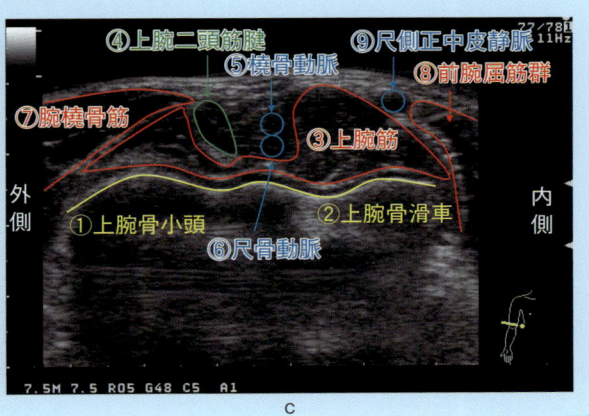

図 2-34　腕尺関節部の観察（長軸）　④後面部（肘屈曲位）

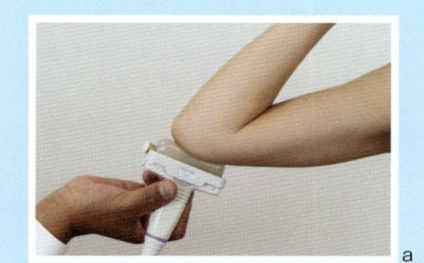

骨軟骨が磨耗し，肘頭窩および肘頭に骨棘が形成されるものや骨棘の剥離などによる遊離骨片の嵌頓症状を呈しているもの，そして肘頭滑液包炎，関節リウマチ，肘頭骨折などを観察する際に有用性がある．

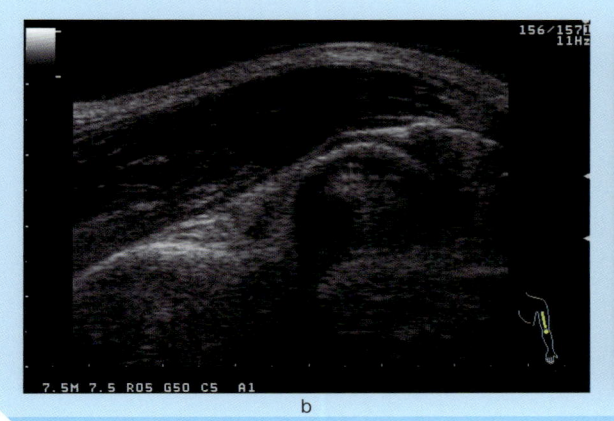

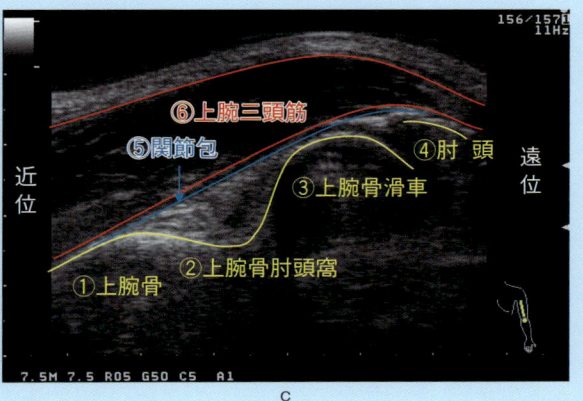

①上腕骨　②上腕骨肘頭窩　③上腕骨滑車　④肘頭　⑤関節包　⑥上腕三頭筋

近位／遠位

図 2-35　上腕骨遠位端部の観察（短軸）

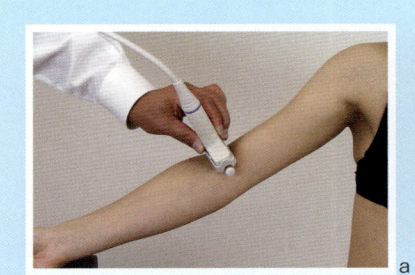

肘部水平断
前／後／外／内

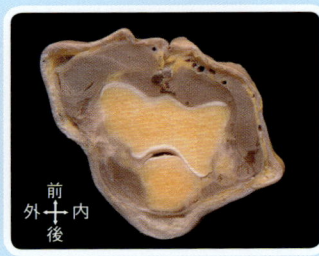

近位または遠位にプローブ走査し，3つ山に光るラインを描出する．上腕骨の辺縁に不整が認められる場合は離断性骨軟骨炎，変形性肘関節症，骨折などが疑われる．

①上腕骨小頭　②上腕骨滑車　③上腕筋　④上腕二頭筋腱　⑤橈骨動脈　⑥尺骨動脈　⑦腕橈骨筋　⑧前腕屈筋群　⑨尺側正中皮静脈

外側／内側

第2章　上肢の観察

図 2-36　上橈尺関節部の観察（短軸）

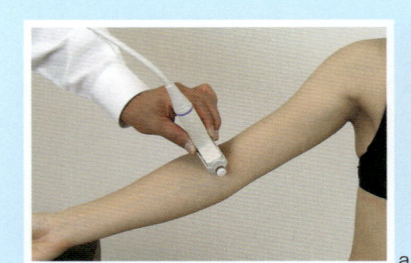

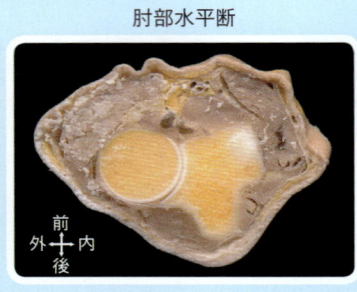

肘部水平断

橈骨および尺骨の判断を理解した後、近位にプローブ走査し、ふた山に光るラインを描出する。変形性肘関節症の際、骨の辺縁に不整が認められる。

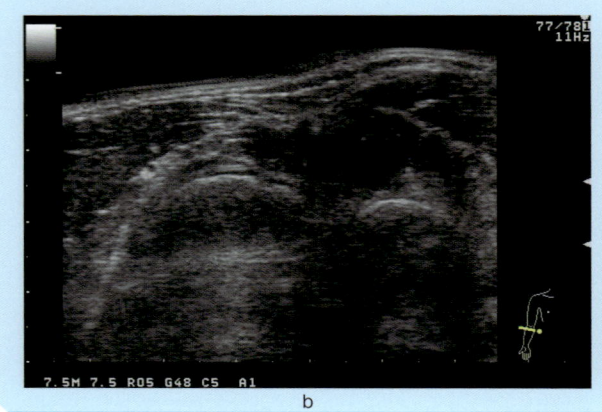

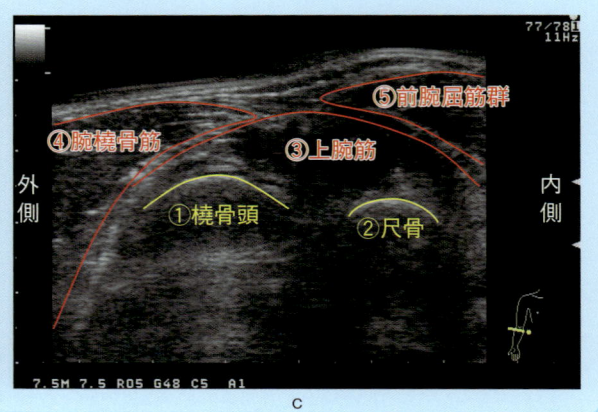

①橈骨頭　②尺骨　③上腕筋　④腕橈骨筋　⑤前腕屈筋群

図 2-37　円回内筋の観察（長軸）

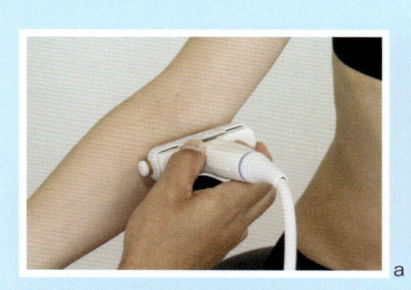

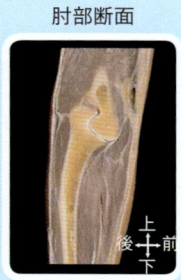

肘部断面

肘関節伸展位にて、筋肉の走行に沿って走査する。

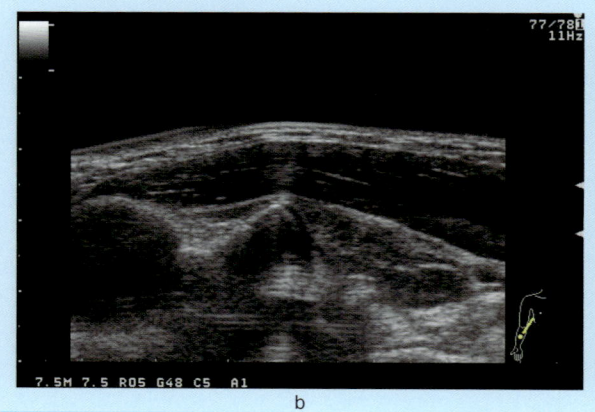

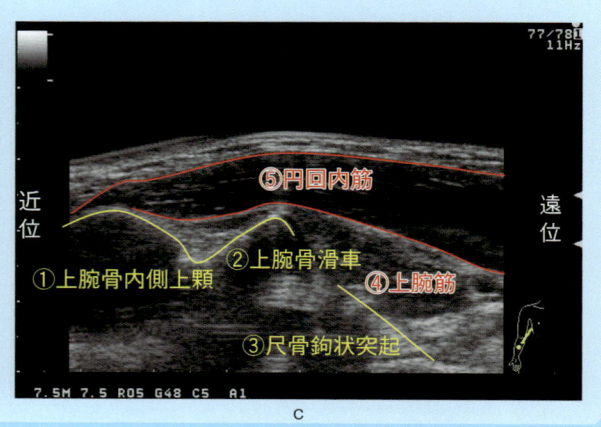

①上腕骨内側上顆　②上腕骨滑車　③尺骨鉤状突起　④上腕筋　⑤円回内筋

2 肘関節周辺の観察

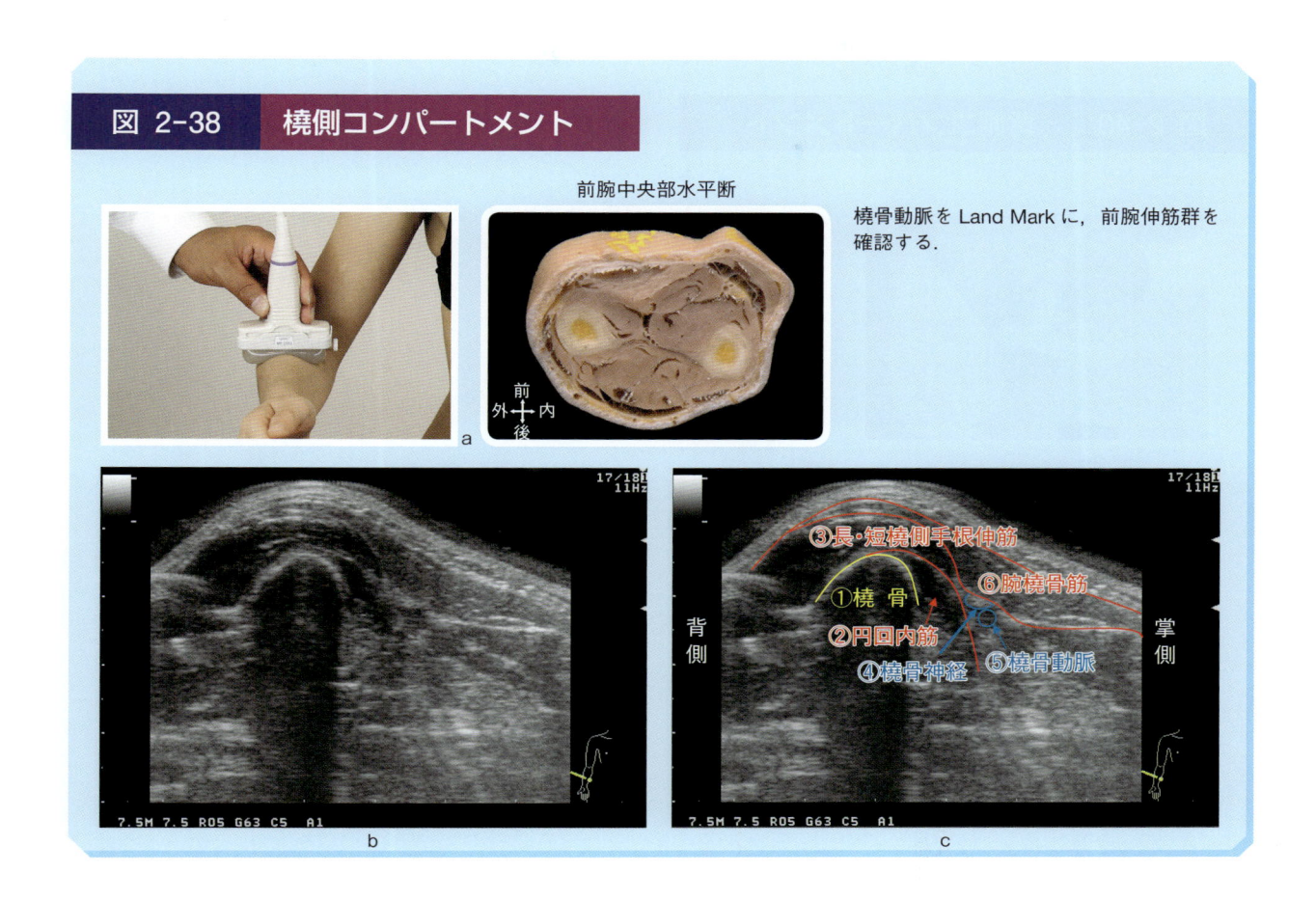

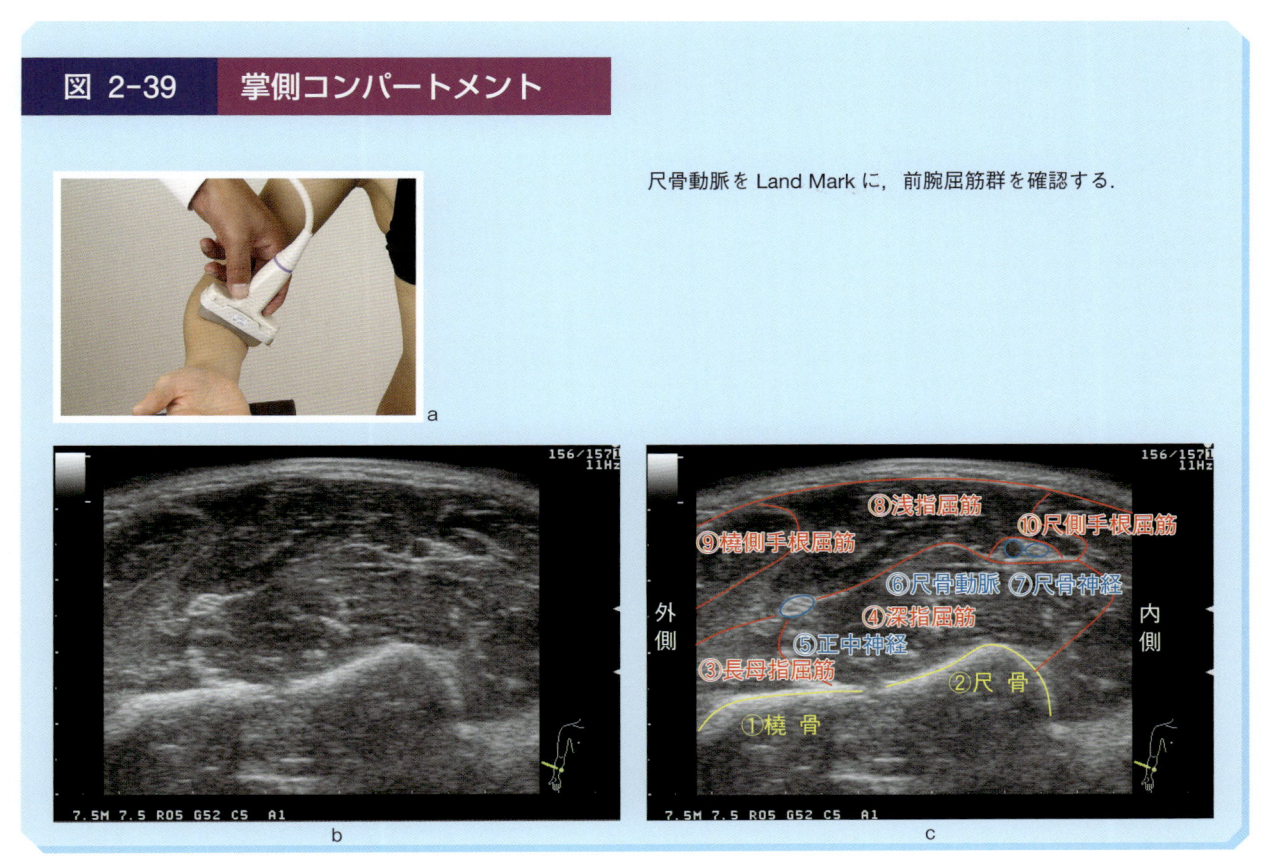

図 2-38　橈側コンパートメント

前腕中央部水平断

橈骨動脈を Land Mark に，前腕伸筋群を確認する．

背側　③長・短橈側手根伸筋　①橈骨　⑥腕橈骨筋　②円回内筋　④橈骨神経　⑤橈骨動脈　掌側

図 2-39　掌側コンパートメント

尺骨動脈を Land Mark に，前腕屈筋群を確認する．

外側　⑨橈側手根屈筋　⑧浅指屈筋　⑩尺側手根屈筋　⑥尺骨動脈　⑦尺骨神経　④深指屈筋　⑤正中神経　③長母指屈筋　②尺骨　①橈骨　内側

第2章 上肢の観察

図 2-40　背側コンパートメント

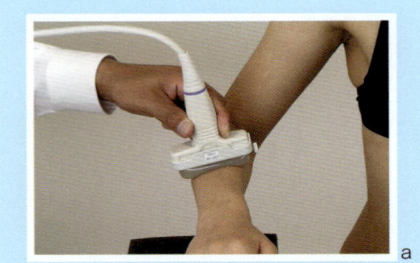

尺骨および橈骨を Land Mark に，前腕伸筋群を確認する．

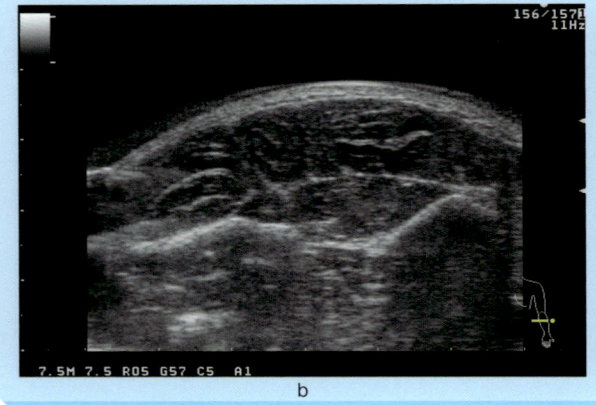

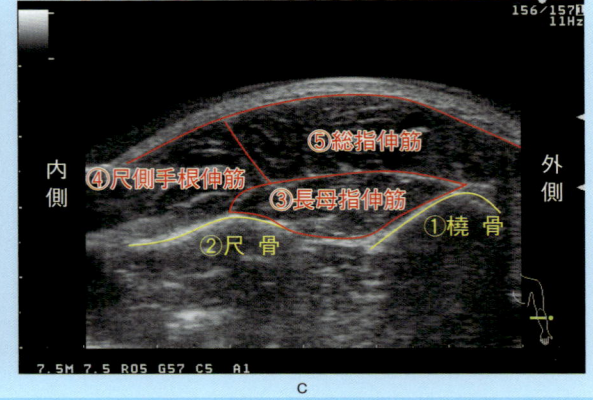

a

b

c
①橈骨
②尺骨
③長母指伸筋
④尺側手根伸筋
⑤総指伸筋
内側
外側

3 手指部周辺の観察

　手関節および手指部は把持動作や指の巧緻運動を司り，上肢運動において最も重要な役割を担っている．そのため，手の機能に障害が生じることで容易に日常生活に支障をきたす．臨床的にはスポーツに起因する外傷だけでなく，日常生活においても頻繁に遭遇する疾患が多い．特に手指部では指の巧緻運動を可能にするため，多くの腱群や腱鞘が走行しており，手指の使い過ぎによる腱鞘炎や炎症などを起こしやすい特徴がある．手関節部周辺の疾患では転倒による橈骨遠位端部骨折，尺骨茎状突起骨折，舟状骨骨折，ベンネット骨折，月状骨脱臼，三角線維軟骨複合体（TFCC）損傷があり，母指の使い過ぎによるデケルヴァン病など種々の疾患に対する病態把握，あるいは初期判断の際に超音波診断は大変，有用性がある．手指における疾患はスポーツ外傷や強打などによることが多く，軟部組織損傷と骨折の判断が付きにくく，時間が経過した後，骨折であったなどの誤診を招きやすい所である．そのため，突き指などによる靱帯損傷あるいは腱損傷などの軟部組織損傷と骨折との初期鑑別に大変，有効な観察法であり，マレットフィンガーでは損傷程度の把握や分類判断を行う際に特に有用性がある．その他，手根管症候群やギヨン管症候群などの絞扼性神経障害の程度を把握する際にも超音波診断は有用な観察法である．

A 手関節背側部の観察

橈骨茎状突起部の観察（長軸）
図2-41→P.77

　橈骨茎状突起部をLand Markに背側から長軸走査する（図2-41 a）．

リスター結節部の観察（長軸）
図2-42→P.77

　橈骨茎状突起からやや尺側へプローブを移動し，描出する（図2-42 a）．
　橈骨遠位端部の形状は手根骨の位置関係を判断する上で大変重要である．フラットに描出される橈骨茎状突起①の遠位には舟状骨遠位部②，小菱形骨③が描出され，上層に長橈側手根伸筋腱④が描出される（図2-41 b,c）．山状に描出されるリスター結節①の遠位には舟状骨の腰部②，有頭骨③が描出され，上層に長母指伸筋腱④が描出される（図2-42 b,c）．さらに尺側へプローブを移動して走査すると，リスター結節部の突起が消失し，フラットな橈骨が描出され，遠位に月状骨が描出される．この観察は舟状骨および月状骨の骨折位置を特定する際に有用な観察で初期診断に役立つ．また手関節捻挫による損傷程度の把握にも役立つ．

尺骨茎状突起部の観察（長軸）
図2-43→P.78

　尺骨遠位端部と手根骨の間には三角線維軟骨複合体があり，クッション作用と遠位橈尺関節の安定性に関与し，前腕回旋時や尺屈時に当該部位に疼痛を訴える場合に有用な観察である．
　尺側より尺骨茎状突起をLand Markに長軸走査

する（図2-43 a）．

尺骨茎状突起①はフラットに描出され，尺骨茎状突起の遠位は月状骨②，三角骨③が描出され，その間に尺側側副靱帯を含む高エコーの三角線維軟骨複合体④が描出される（図2-43 b,c）．

尺骨頭の観察（長軸） 図2-44→P.78

尺骨頭と三角骨をLand Markにプローブを長軸に走査する（図2-44 a）．

尺骨頭①は山状に描出され，三角線維軟骨複合体②，三角骨③が描出される（図2-44 b,c）．三角線維軟骨複合体損傷では関節部に低エコーの不整像が観察され，マーデルング変形では尺骨と三角骨の距離の延長がみられる．

B 手関節掌側部の観察

遠位橈尺関節部（屈筋腱群）の観察（短軸） 図2-46→P.79

掌側にて手関節横紋近位に短軸走査する（図2-46 a）．描出の際，屈筋腱群が鮮明に描出しにくい場合はプローブワークにて入射角度を調整することで観察しやすくなる．下層に橈骨①，尺骨②，上層に深指屈筋腱③，浅指屈筋腱④，尺側手根屈筋腱⑤，長母指屈筋腱⑥が描出される．表層には長掌筋腱⑦および正中神経⑧が描出される（図2-46 b,c）．腱鞘炎の際は伸筋腱群同様に屈筋腱の高エコー像および腱周囲の低エコー像をみる．

正中神経の観察（長軸） 図2-47→P.80

長掌筋腱やや橈側にプローブを長軸に走査する（図2-47 a）．神経の観察は腱と混同しやすいので注意深く観察する必要がある．深層に橈骨①，月状骨②，有頭骨③が描出され，上層に正中神経④が索状に走行している（図2-47 b,c）．

遠位橈尺関節（伸筋腱群）の観察（短軸） 図2-45→P.79

リスター結節および尺骨頭をLand Markに短軸に走査する（図2-45 a）．観察の際は各々の腱の位置関係を解剖学的に理解し，リスター結節を基準にすることで腱を特定しやすい．リスター結節①より内側には指伸筋腱・示指伸筋腱②，長母指伸筋腱③が描出され，外側では短橈側手根伸筋腱④，長橈側手根伸筋腱⑤が描出される．下層には尺骨⑥と橈骨⑦が描出される（図2-45 b,c）．正常な腱はコントラストが低く，判断が難しいが腱鞘炎などの炎症が存在すると腱がはっきり描出される．その際，腱自体が肥厚し，腱周囲に低エコー像が観察される．

手根管近位部の観察（短軸） 図2-48→P.80

正中神経を観察する際は近位部および遠位部ともにLand Markになる骨を消さないようにドーム状の手根骨を描出することが大切である．

舟状骨結節と豆状骨をLand Markに短軸に走査する（図2-48 a）．

近位部では舟状骨①，月状骨②，三角骨③，豆状骨④が描出され，表層には舟状骨から豆状骨に延びる高エコーの屈筋支帯⑤と月状骨上層に正中神経⑥が描出される（図2-48 b,c）．

3 手指部周辺の観察

手根管遠位部の観察（短軸）
図2-49→P.81

　大菱形骨結節と有鈎骨鈎をLand Markに短軸に走査する（図2-49 a）．遠位部では大菱形骨①，小菱形骨②，有頭骨③，有鈎骨④が描出され，大菱形骨から有鈎骨に延びる高エコーの屈筋支帯⑤と有頭骨上層に正中神経⑥が描出される（図2-49 b,c）．

　手根管症候群では有頭骨部付近で神経が絞扼され手根管近位部で偽神経腫を形成するため径が拡大する．

尺骨神経の観察（長軸）
図2-50→P.81

　豆状骨および尺骨動脈をLand Markに長軸に走査する（図2-50 a）．尺骨神経は尺骨動脈と伴行し，豆状骨外側を走行するため，観察の際は尺骨神経と区別する意味でFlow機能（p.7 図1-20参照）を使用する必要がある．また，豆状骨を描出した状態でプローブをやや内側寄りに傾斜させることで低エコーの尺骨神経が観察される．近位より尺骨頭①，三角骨②，豆状骨③が描出され，表層から斜め下方に延びる低エコーの尺骨神経④が描出される（図2-50 b,c）．ギヨン管症候群は尺骨神経付近にガングリオンが確認されることがあるため，圧迫を引き起こす組織を観察する上で超音波診断は特に有用である．

C 手関節外側部の観察

手関節外側部の長軸走査　図2-51→P.82

　橈骨茎状突起外側をLand Markに平行にプローブを当てる（図2-51 a）．表層に長母指外転筋腱①，その下層に橈骨茎状突起②，舟状骨③，大菱形骨④が描出される（図2-51 b,c）．

手関節外側部の短軸走査　図2-52→P.82

　橈骨茎状突起に対し，垂直にプローブを当てる（図2-52 a）．山状の橈骨茎状突起①の前面に長母指外転筋腱②，短母指伸筋腱③が描出される（図2-52 b,c）．デケルヴァン病では長母指外転筋腱，短母指伸筋腱の周囲に炎症を示唆する低エコー域が認められる．長母指外転筋腱を確認する際はMP関節を屈伸させ短母指伸筋腱を確認し，CM関節のみを外転（橈屈）させることで区別できる．

D　手根骨の観察

舟状骨の観察（長軸）
図 2-53, 54 → P.83

掌側および外側から観察を行う．掌側の観察では舟状骨結節を Land Mark に長軸走査する（図 2-53 a）．外側の観察では尺屈位にて橈骨茎状突起遠位部の長・短母指伸筋腱間（snuff box）を Land Mark に長軸走査する（図 2-54 a）．掌側および外側では橈骨①，舟状骨②，大菱形骨③，第 1 中手骨基底部④が描出される．掌側における舟状骨の突起は舟状骨結節⑤である（図 2-53 b,c, 54 b,c）．舟状骨骨折は発生頻度が高く，捻挫などと誤診されやすく，また偽関節や阻血性壊死を起こしやすい特徴がある．舟状骨骨折は受傷直後，X 線撮影において明瞭な骨折線（1〜2 週間後に骨折線が確認されることが多い）が現れないことが多いが，超音波診断では骨折線に一致した音波の透過像が確認される場合が多く，その観察において有用性がある．そのため，本骨折を疑う場合は注意深く観察する必要がある．

背側部の観察

近位手根骨（短軸），遠位手根骨（短軸），外側手根骨（長軸），内側手根骨（長軸）を観察する．観察の際は手根骨の位置関係を理解し，走査する．

近位手根骨の観察（短軸）
図 2-55 → P.84

橈骨遠位端を Land Mark にプローブを短軸に当て，遠位方向に走査する（図 2-55 a）．走査の際，高エコーの橈骨が消失し，低エコーの橈骨手根関節が描出された後，近位手根骨が描出される．外側より半円状の舟状骨①，月状骨②，三角骨③が描出され，表層に指伸筋腱群④が描出される（図 2-55 b,c）．

遠位手根骨外側の観察（短軸）
図 2-56 → P.84

第 1・2 中手骨を Land Mark にプローブを短軸に当て，近位方向に走査する（図 2-56 a）．中手骨基底部を過ぎた後に半円状の遠位手根骨が描出される．外側より大菱形骨①，小菱形骨②，有頭骨③が描出される（図 2-56 b,c）．

遠位手根骨内側の観察（短軸）
図 2-57 → P.85

有鈎骨が第 3 中手骨の延長上に，有頭骨が第 4,5 中手骨の延長上に存在するため，第 3・4・5 中手骨を Land Mark にプローブを短軸に当て，近位方向に走査する（図 2-57 a）．中手骨基底部を過ぎた後に半円状の遠位手根骨が描出され，外側より有頭骨①，有鈎骨②が描出される（図 2-57 b,c）．

外側手根骨の観察（長軸）
図 2-58 → P.85

大菱形骨を観察する際は舟状骨の観察（長軸）を参考に描出する．小菱形骨を観察する際は第 2 中手骨と橈骨を Land Mark に長軸走査する（図 2-58 a）．近位より橈骨①，舟状骨②，小菱形骨③，第 2 中手骨基底部④が描出され，表層に長橈側手根伸筋腱⑤が描出される（図 2-58 b,c）．

内側手根骨の観察（長軸） 図2-59→P.86

第5中手骨と尺骨頭をLand Markに長軸走査する（図2-59 a）．近位より尺骨①，三角骨②，有鈎骨③が描出される（図2-59 b,c）．手根骨骨折では受傷直後のX線撮影にて明瞭な骨折線が現れないことが多く，超音波診断による観察は特に有用性がある．

E　手指掌側部の観察

第1手根中手関節部の観察（長軸） 図2-60→P.86

掌側にて第1中手骨をLand Markに近位に長軸走査する（図2-60 a）．大菱形骨①，第1中手骨②，母指球筋③が描出される（図2-60 b,c）．ベンネット骨折やローランド骨折では高エコー（中手骨基底部）の離断像，音波の透過像が認められ，靱帯損傷では周囲が低エコーに描出される．

第1中手指節関節部の観察（長軸） 図2-61→P.87

掌側にて第1中手骨をLand Markに遠位に長軸走査する（図2-61 a）．中手骨①，基節骨②，母指球筋③，長母指屈筋腱④が描出される（図2-61 b,c）．屈筋腱腱鞘炎や弾発指の際，関節部表層に肥厚した長母指屈筋腱あるいは炎症による低エコー像が観察できる．

第2中手指節関節部の観察（長軸） 図2-62→P.87

掌側にて第2中手骨をLand Markに遠位に長軸走査する（図2-62 a）．中手骨①，基節骨②，指屈筋腱③が描出される（図2-62 b,c）．

第1指節間関節部の観察（掌側） 図2-63→P.88

第1末節骨をLand Markに近位に長軸走査する（図2-63 a）．基節骨①，末節骨②が描出される（図2-63 b,c）．

第2指節間関節部の観察（掌側） 図2-64→P.88

第2末節骨をLand Markに近位に長軸走査する（図2-64 a）．基節骨①，中節骨②，末節骨③，深指屈筋腱④が描出される（図2-64 b,c）．

第2章　上肢の観察

F　手指背側部の観察

第5中手指節関節部の観察（長軸）
図2-65→P.89

第5中手骨と第5基節骨をLand Markに長軸走査する（図2-65 a）．中手骨①，基節骨②が描出される（図2-65 b,c）．

第1指節間関節部の観察（長軸）
図2-66→P.89

第1基節骨をLand Markに長軸走査する（図2-66 a）．中手骨①，基節骨②，末節骨③が描出される（図2-66 b,c）．

第2指節間関節部の観察（長軸）
図2-67→P.90

第2末節骨をLand Markに長軸走査する（図2-67 a）．基節骨①，中節骨②，末節骨③が描出される（図2-67 b,c）．

G　側副靱帯の観察

第2中手指節関節外側側副靱帯の観察（長軸）
図2-68→P.90

外側より第2中手骨と基節骨をLand Markに長軸走査する（図2-68 a）．第2中手骨①，基節骨②が描出され，基節骨基底部に外側側副靱帯③が付着する（図2-68 b,c）．

第2指節間関節外側側副靱帯の観察（長軸）
図2-69→P.91

外側よりPIP関節をLand Markに長軸走査する（図2-69 a）．基節骨①，中節骨②が描出され，表層に外側側副靱帯③が描出される（図2-69 b,c）．

第2指節間関節内側側副靱帯の観察（長軸）
図2-70→P.91

内側より中節骨をLand Markに長軸走査する（図2-70 a）．基節骨①，中節骨②，末節骨③が描出され，表層に各々の内側側副靱帯④，⑤が描出される（図2-70 b,c）．

これらの観察は側副靱帯損傷および剥離骨折などの損傷程度を観察する上で有用性のある観察である．

3 手指部周辺の観察

図 2-41　橈骨茎状突起の観察（長軸）

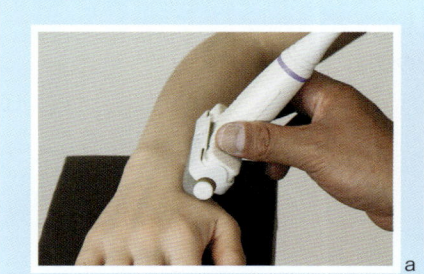

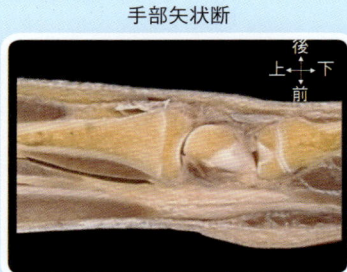

手部矢状断

橈骨遠位端部の形状は手根骨の位置関係を判断する上で重要で，橈骨茎状突起部はフラットに描出され，遠位には舟状骨（遠位部），小菱形骨が描出される．

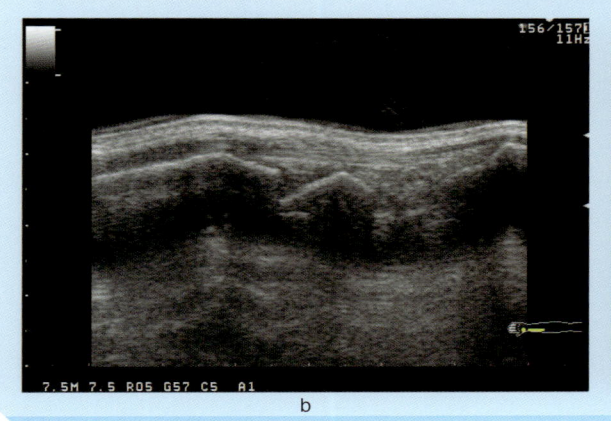

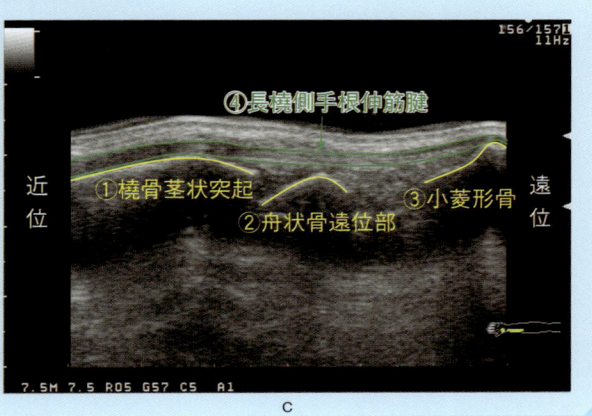

④長橈側手根伸筋腱
①橈骨茎状突起
②舟状骨遠位部
③小菱形骨
近位　遠位

図 2-42　リスター結節部の観察（長軸）

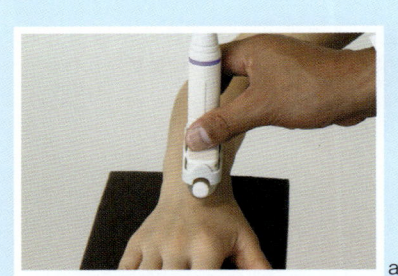

リスター結節部は角状に描出され，遠位には舟状骨（腰部），有頭骨が描出される．この観察は舟状骨，および月状骨の位置を特定する際に有用な観察で，初期診断に役立つ．

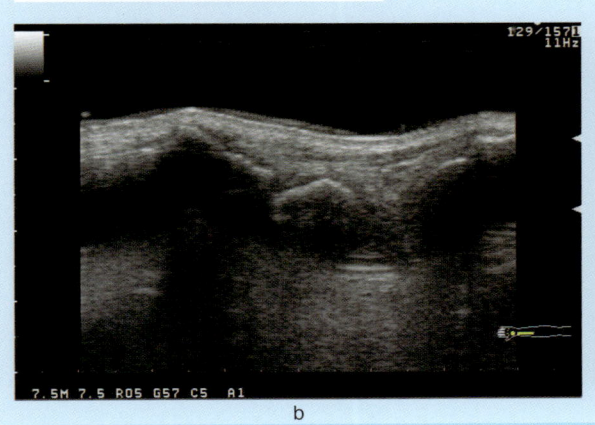

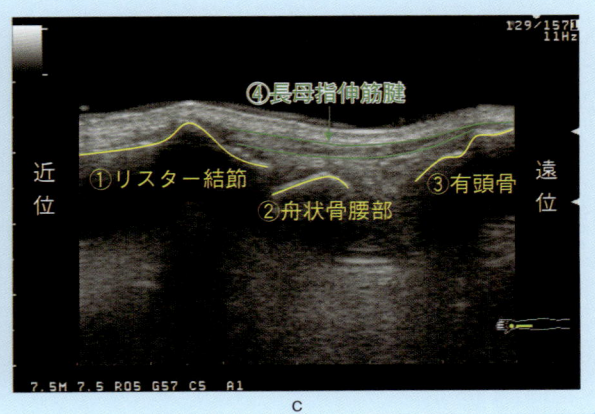

④長母指伸筋腱
①リスター結節
②舟状骨腰部
③有頭骨
近位　遠位

第 2 章 上肢の観察

図 2-43　尺骨茎状突起部の観察（長軸）

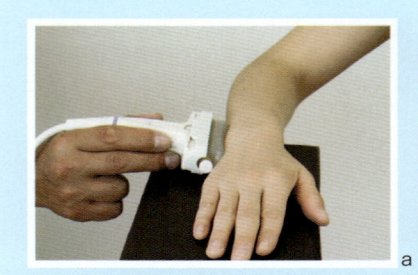

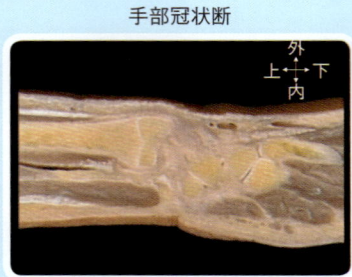

手部冠状断

尺骨茎状突起骨折，あるいは TFCC 損傷の観察に有用である．

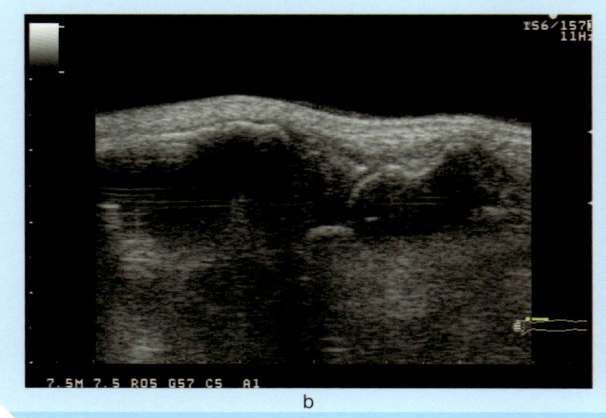

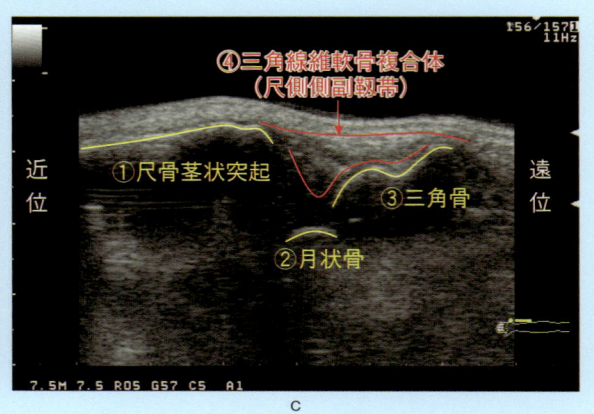

④三角線維軟骨複合体（尺側側副靱帯）
①尺骨茎状突起
②月状骨
③三角骨
近位／遠位

図 2-44　尺骨頭の観察（長軸）

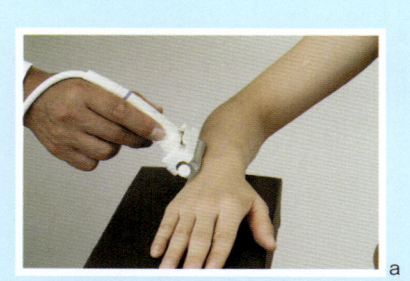

TFCC 損傷では関節部に低エコーの不整像が観察され，Madelung 変形では尺骨と三角骨の距離の延長がみられる．

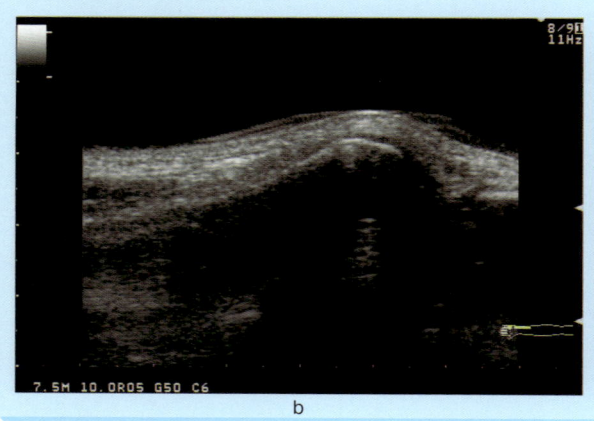

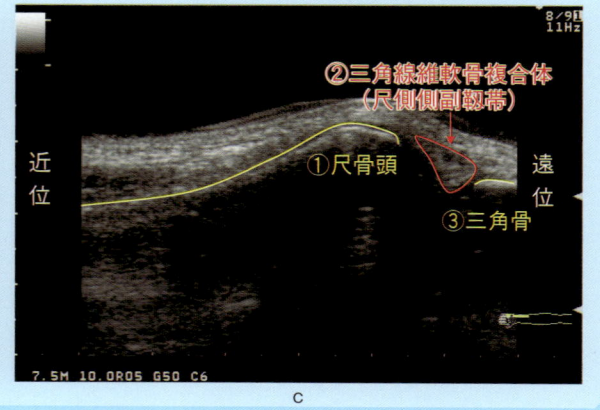

②三角線維軟骨複合体（尺側側副靱帯）
①尺骨頭
③三角骨
近位／遠位

3 手指部周辺の観察

図 2-45　遠位橈尺関節（伸筋腱群）の観察（短軸）

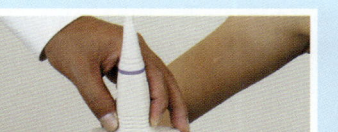

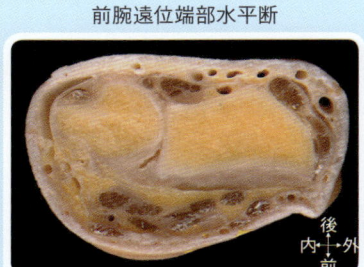

前腕遠位端部水平断

腱を観察する際は各々の腱の位置関係を解剖学的に理解し，リスター結節を基準にする事で腱を特定しやすい．腱鞘炎などの炎症が存在すると腱の明瞭化，腱自体の肥厚，腱周囲の低エコー像が観察される．

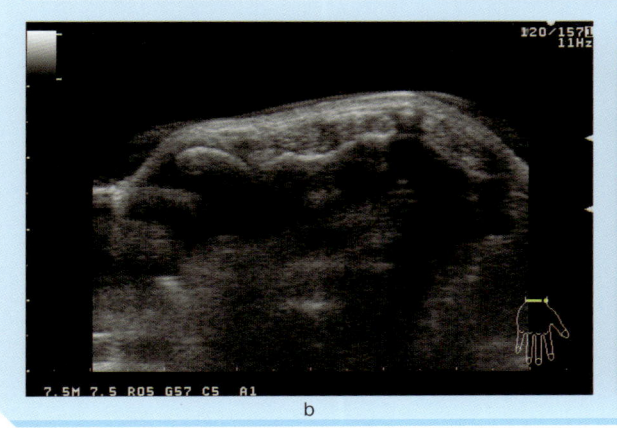

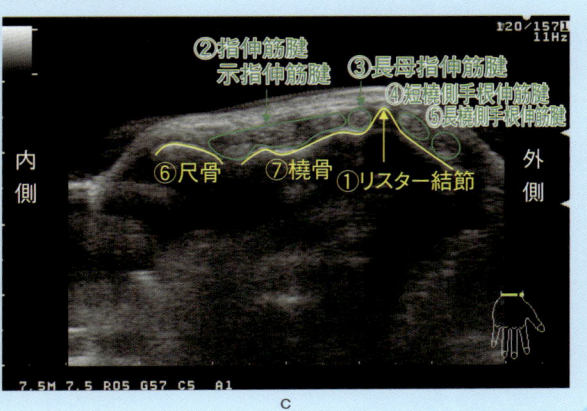

②指伸筋腱・示指伸筋腱
③長母指伸筋腱
④短橈側手根伸筋腱
⑤長橈側手根伸筋腱
⑥尺骨　⑦橈骨　①リスター結節
内側　外側

図 2-46　遠位橈尺関節（屈筋腱群）の観察（短軸）

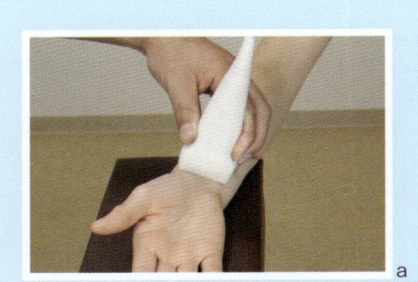

屈筋腱群が鮮明に描出しにくい場合は，プローブワークにて入射角度を調整することで観察しやすくなる．腱鞘炎の際は伸筋腱群と同様に，屈筋腱の高エコー化および腱周囲の低エコー像をみる．

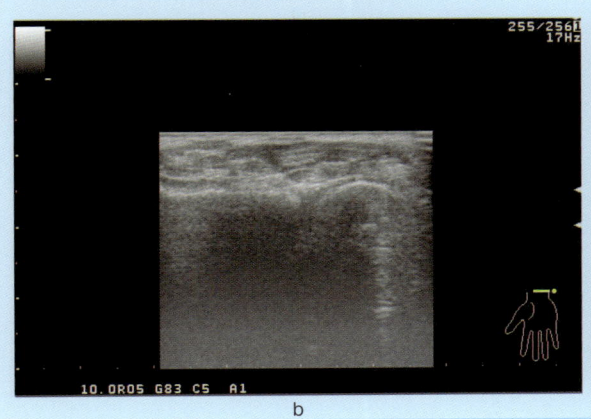

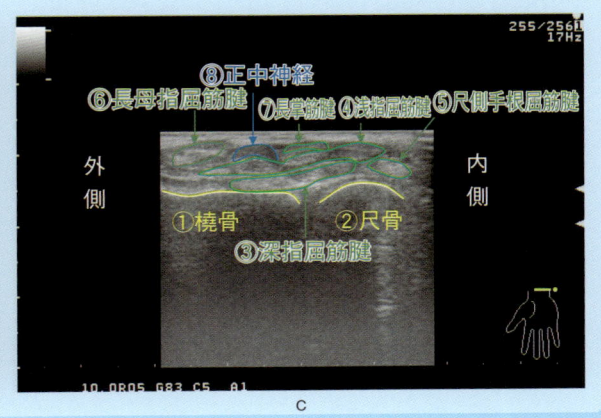

⑧正中神経
⑥長母指屈筋腱　⑦長掌筋腱　④浅指屈筋腱　⑤尺側手根屈筋腱
外側　内側
①橈骨　②尺骨
③深指屈筋腱

第2章 上肢の観察

図 2-47　正中神経の観察（長軸）

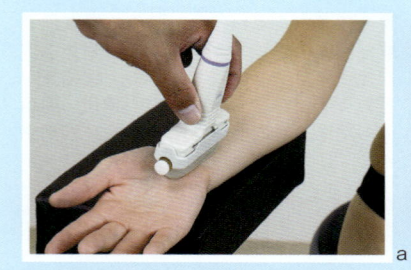

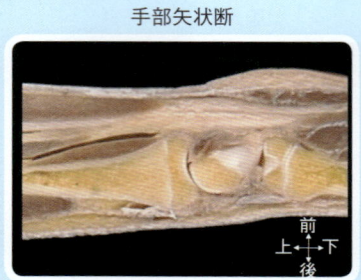

手部矢状断

神経の観察は腱と混同しやすいので，注意深く観察する必要がある．

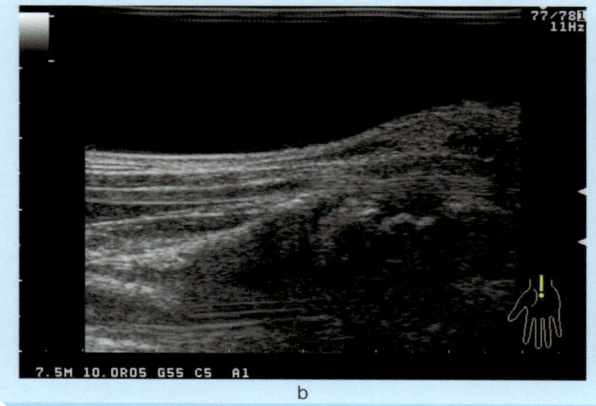

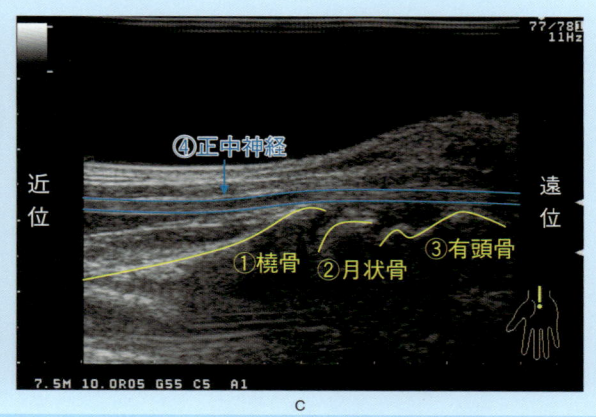

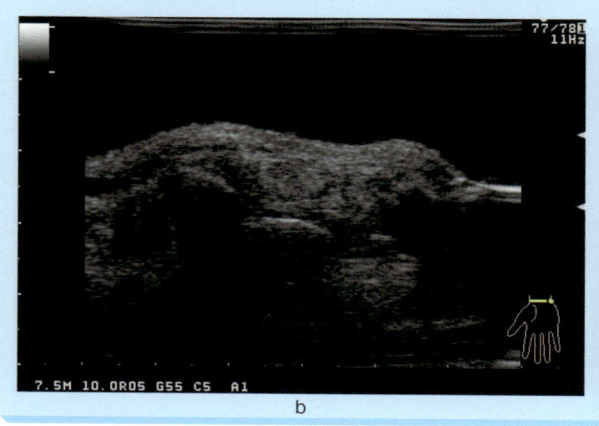

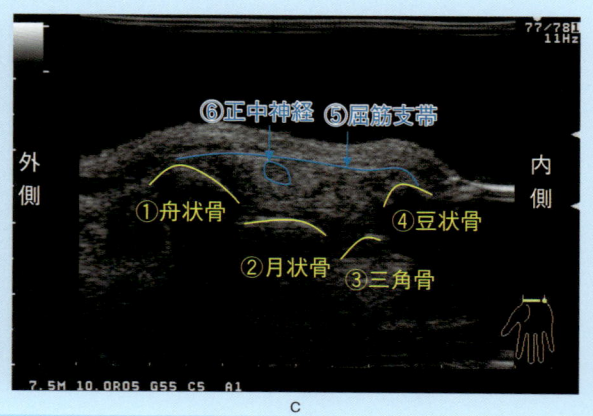

④正中神経
①橈骨　②月状骨　③有頭骨
近位　遠位

b　c

図 2-48　正中神経の観察　手根管近位部（短軸）

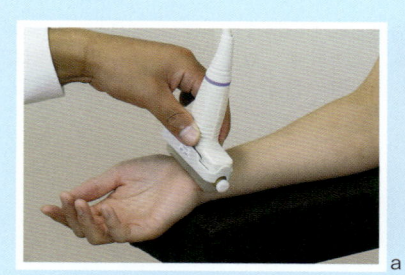

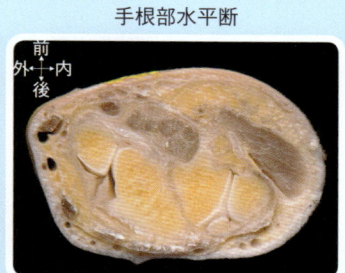

手根部水平断

Land Markになる骨を消さないように，ドーム状の手根溝を描出することが大切である．

⑥正中神経　⑤屈筋支帯
①舟状骨　④豆状骨
②月状骨　③三角骨
外側　内側

b　c

3 手指部周辺の観察

図 2-49　正中神経の観察　手根管遠位部（短軸）

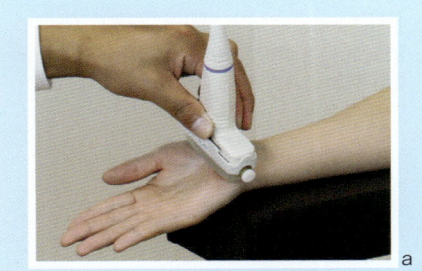

手根管症候群では有頭骨部付近で神経が絞扼され，手根管近位部で偽神経腫を形成するため径が拡大する．

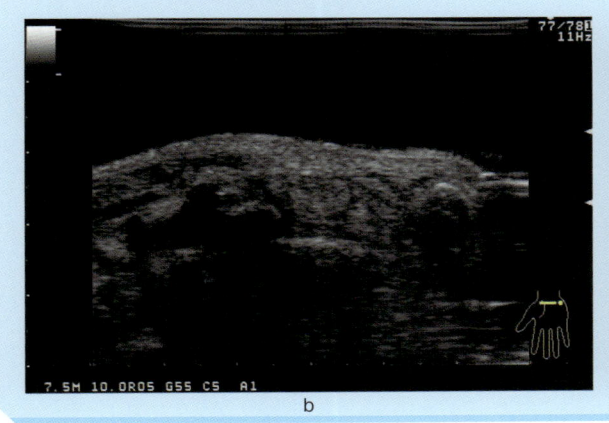

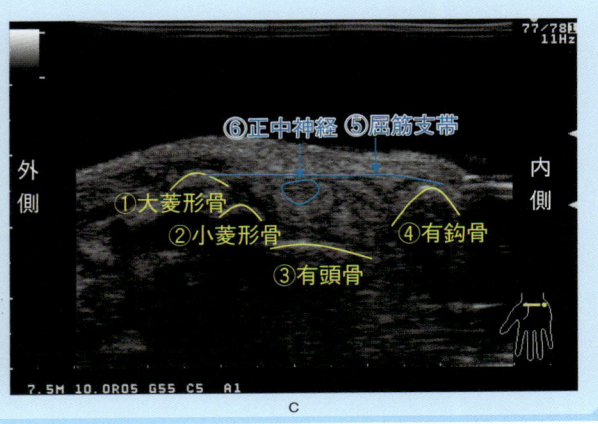

外側　⑥正中神経　⑤屈筋支帯　内側
①大菱形骨
②小菱形骨　④有鈎骨
③有頭骨

図 2-50　尺骨神経の観察（長軸）

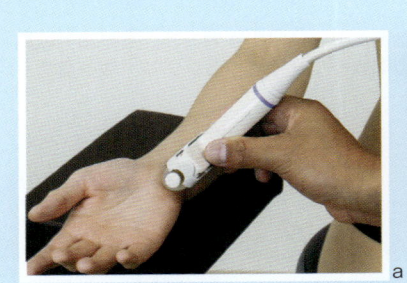

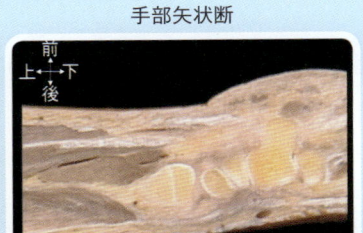

手部矢状断
前
上　下
後

ギヨン管症候群は尺骨神経付近にガングリオンが確認されることがあるため，圧迫を引き起こす組織を観察する上で有用である．

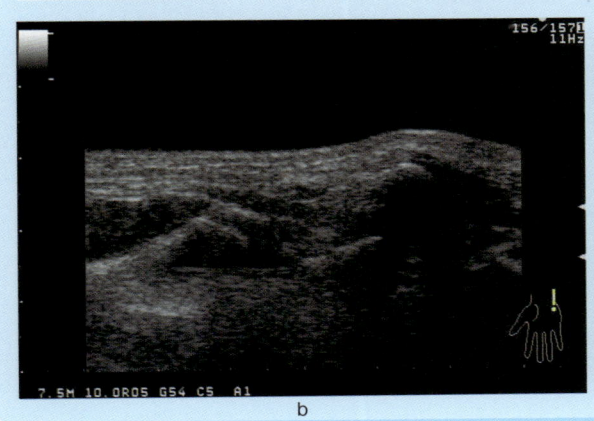

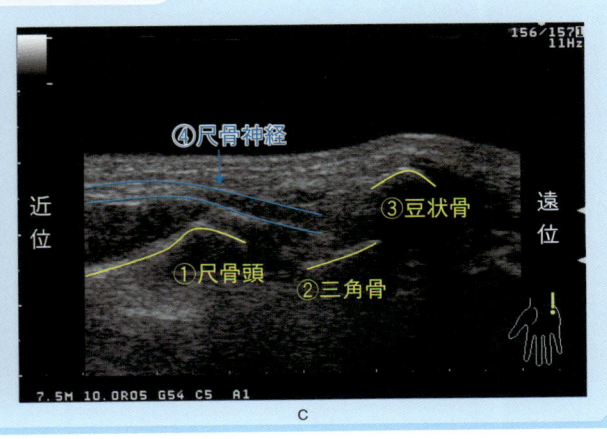

④尺骨神経
近位　　　　　　　　　　遠位
　　　　　　　　③豆状骨
①尺骨頭　②三角骨

第2章 上肢の観察

図 2-51　手関節外側部の観察（長軸）

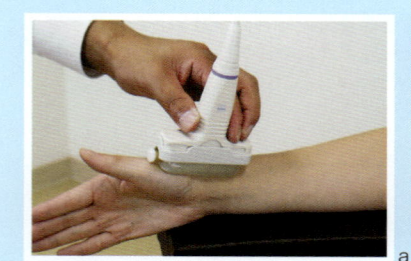

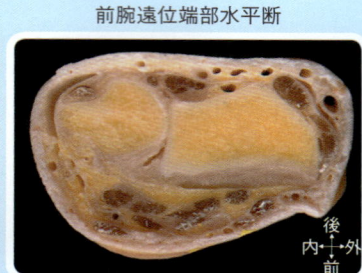

前腕遠位端部水平断

長母指外転筋腱を確認する際は MP 関節を屈伸させ，短母指伸筋腱を確認し，CM 関節のみを外転（橈屈）することで区別できる．

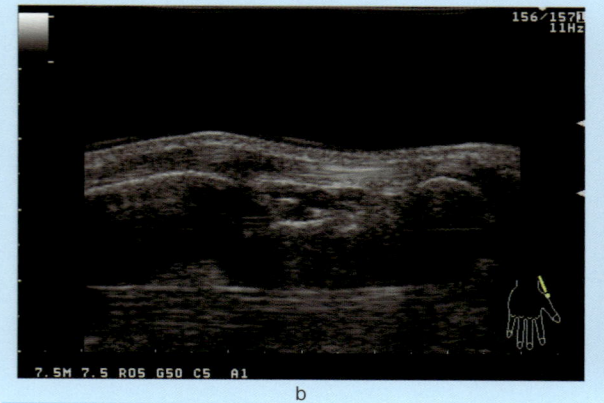

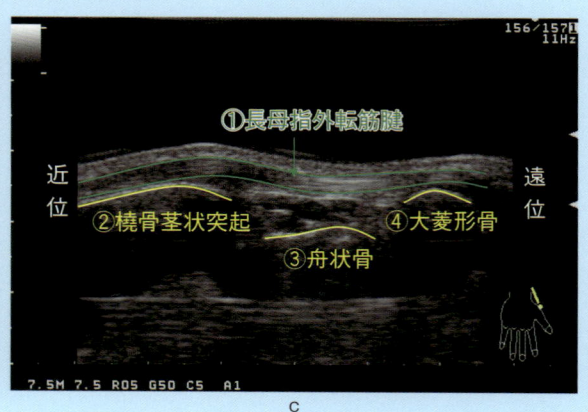

①長母指外転筋腱
②橈骨茎状突起
③舟状骨
④大菱形骨
近位　遠位

図 2-52　手関節外側部の観察（短軸）

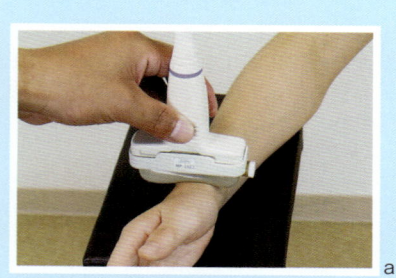

デケルヴァン病では高エコーに描出されるが，長母指外転筋腱，短母指伸筋腱の間に炎症を示唆する低エコー域が認められる．

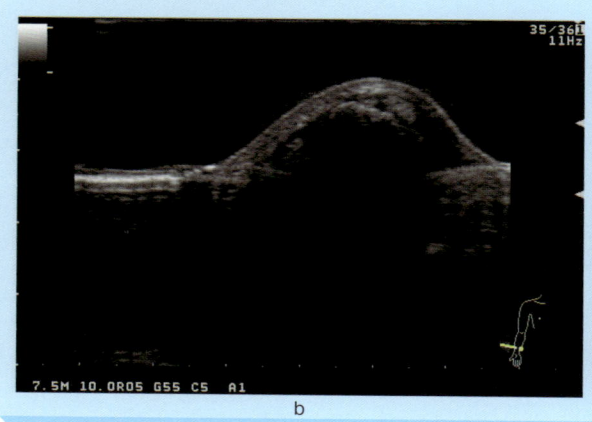

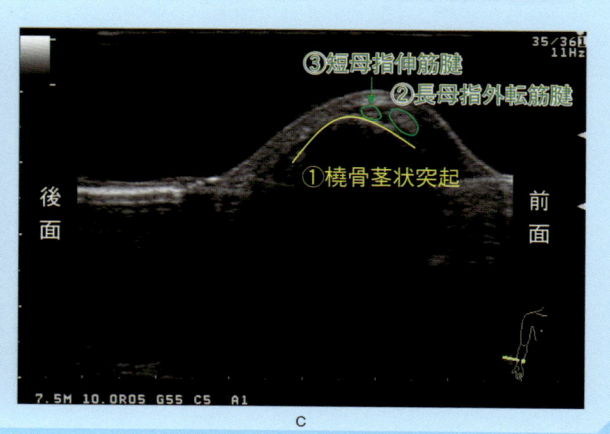

③短母指伸筋腱
②長母指外転筋腱
①橈骨茎状突起
後面　前面

3 手指部周辺の観察

図 2-53　舟状骨の観察（長軸）　掌側

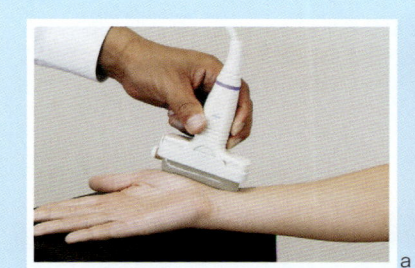

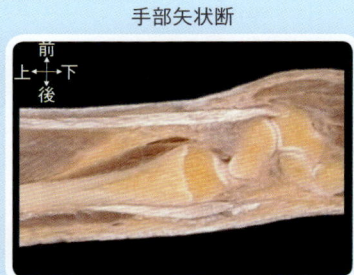

手部矢状断

舟状骨は骨折の発生頻度が高く，捻挫などと誤診されやすい．また偽関節やステロイド投与から発症するプライゼル病などの観察に有用である．

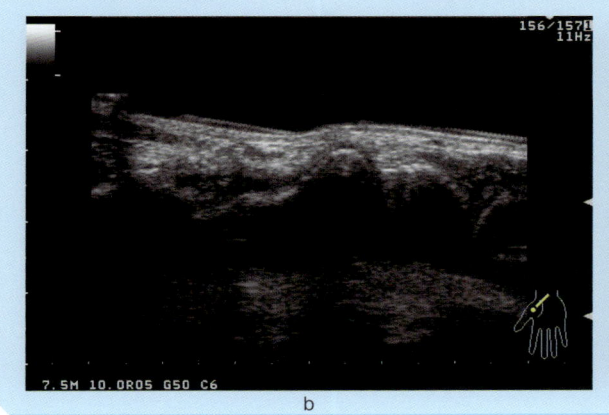

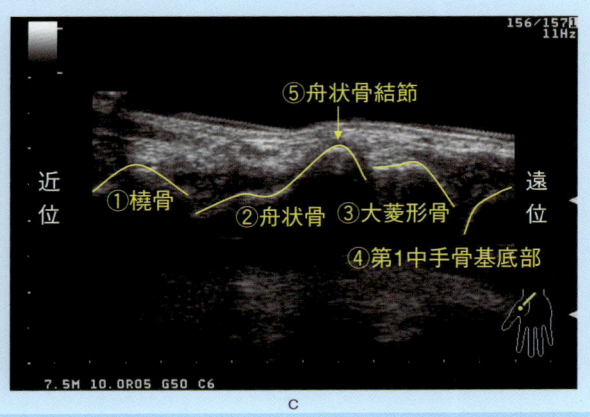

⑤舟状骨結節
①橈骨　②舟状骨　③大菱形骨
④第1中手骨基底部
近位　遠位

図 2-54　舟状骨の観察（長軸）外側（尺屈位）

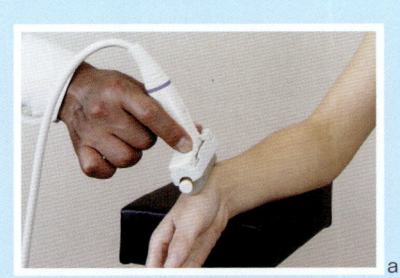

受傷直後などではX線撮影において明瞭な骨折線（1〜2週間後に骨折線が確認されることが多い）が現れないことが多いが，超音波診断では骨折線に一致した音波の透過像が確認される場合が多く，その観察において有意性がある．

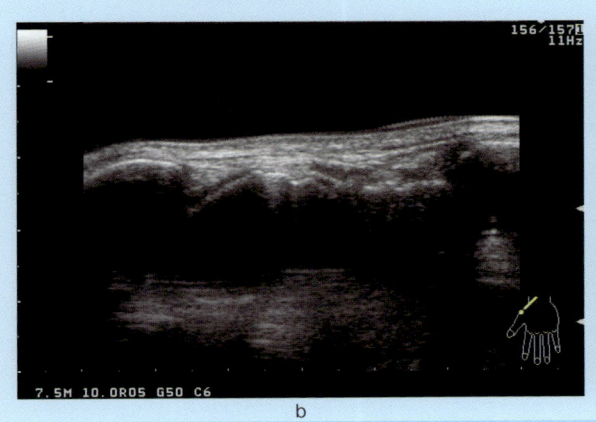

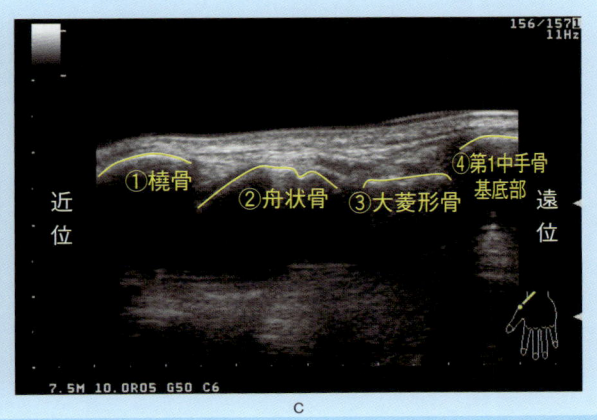

①橈骨　②舟状骨　③大菱形骨　④第1中手骨基底部
近位　遠位

83

第2章　上肢の観察

図 2-55　近位手根骨の観察（短軸）

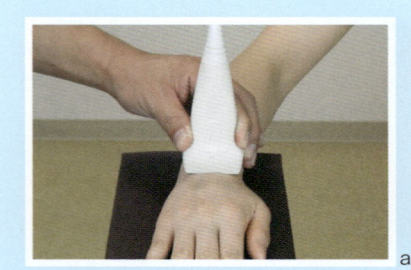

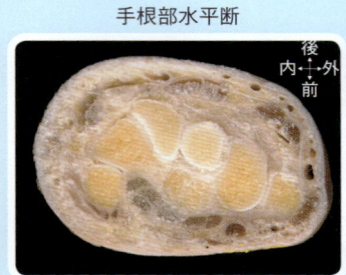

手根部水平断

手根骨骨折あるいは脱臼などの外傷やキーンベック病，プライゼル病といった骨壊死といった観察に有用がある．

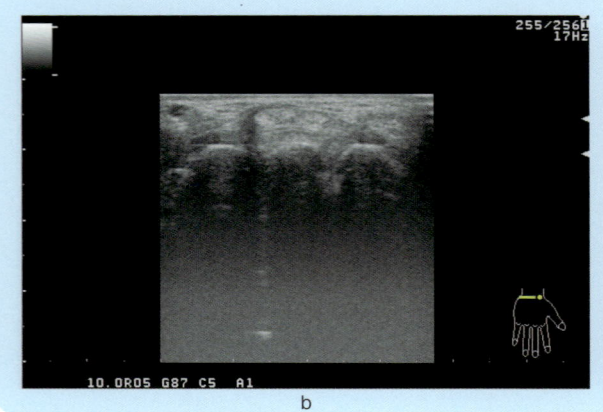

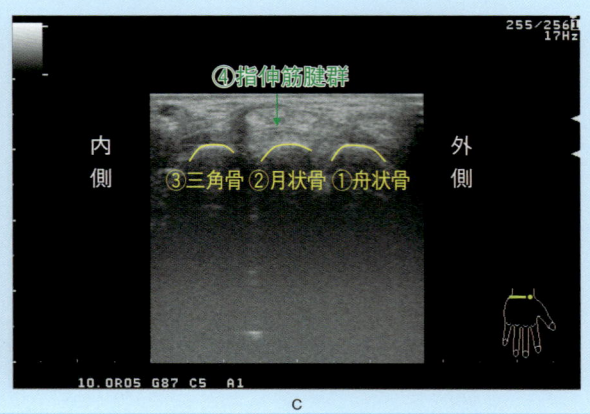

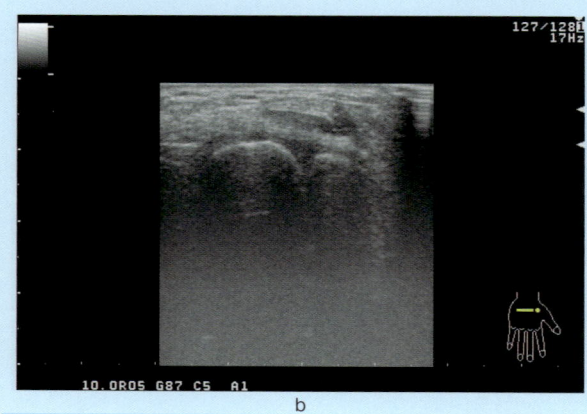

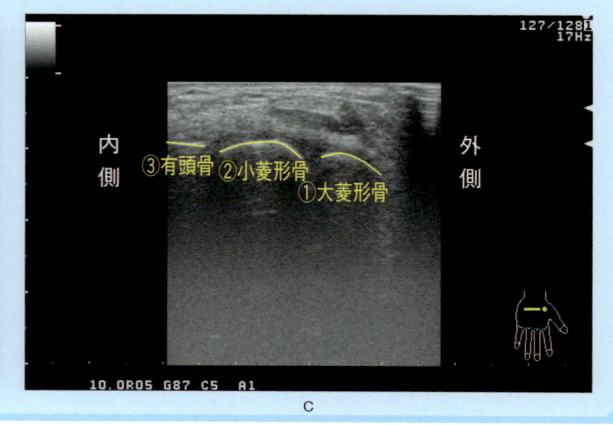

④指伸筋腱群
③三角骨　②月状骨　①舟状骨
内側　外側

図 2-56　遠位手根骨外側の観察（短軸）

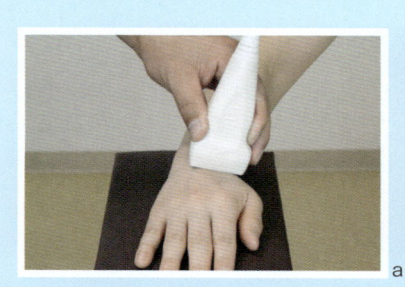

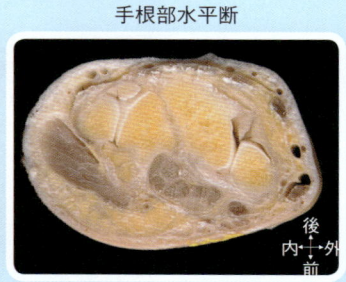

手根部水平断

手根骨骨折は受傷直後のX線撮影にて明瞭な骨折線が現れないことが多く，超音波診断による観察は病態判断に役立つ．

③有頭骨　②小菱形骨　①大菱形骨
内側　外側

3 手指部周辺の観察

図 2-57　遠位手根骨内側の観察（短軸）

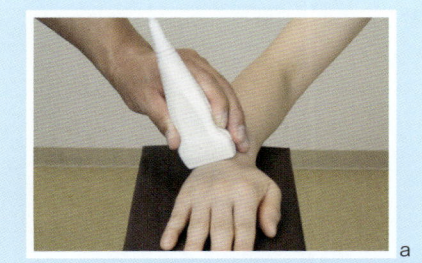

手根不安定症は手根骨の解離を呈するため，これらの解離程度を観察する際に有用性がある．

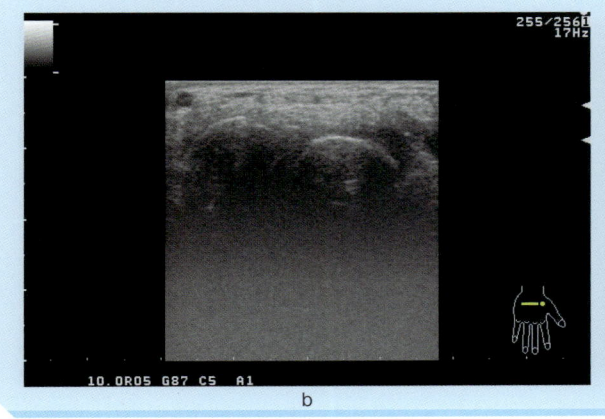

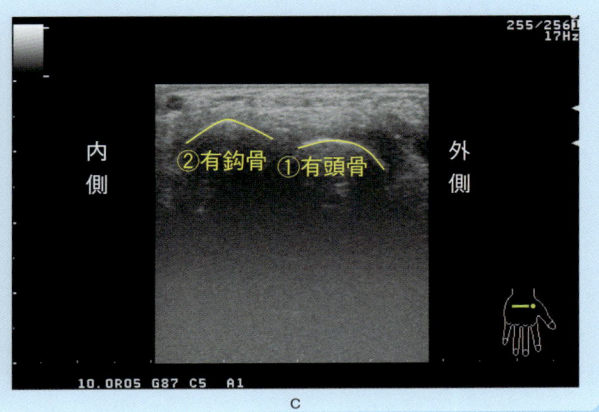

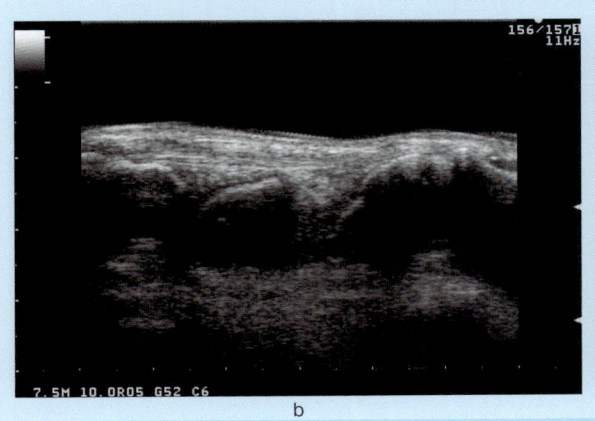

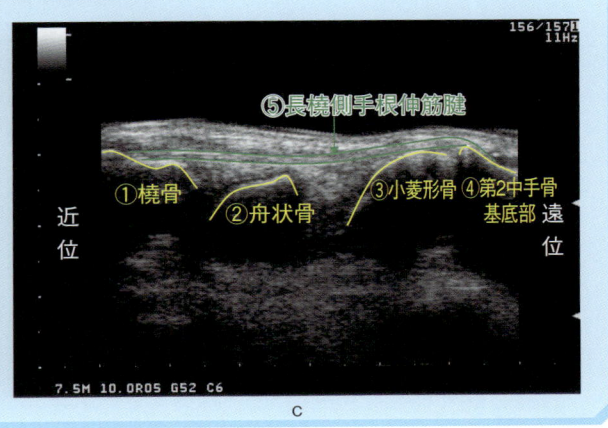

内側　②有鈎骨　①有頭骨　外側

図 2-58　外側手根骨の観察（長軸）

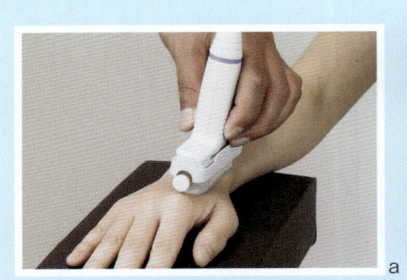

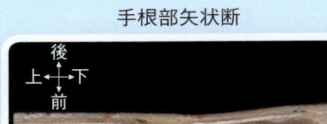

手根部矢状断

舟状骨骨折，あるいはプライゼル病といった骨壊死などの観察に有用である．

⑤長橈側手根伸筋腱
近位　①橈骨　②舟状骨　③小菱形骨　④第2中手骨基底部　遠位

第2章　上肢の観察

図 2-59　内側手根骨の観察（長軸）

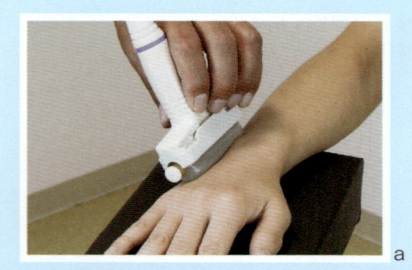

尺骨突き上げ症候群などによる月状骨，および三角骨の病態把握に役立つ．

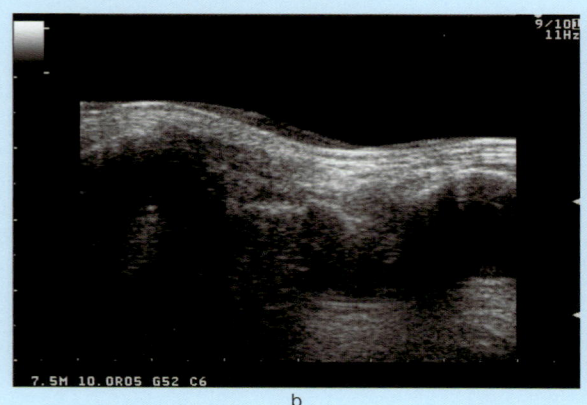

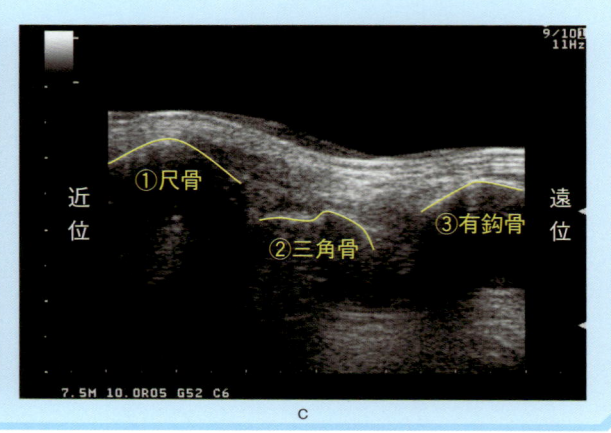

①尺骨
②三角骨
③有鈎骨
近位　遠位

図 2-60　第1手根中手関節の観察（長軸）

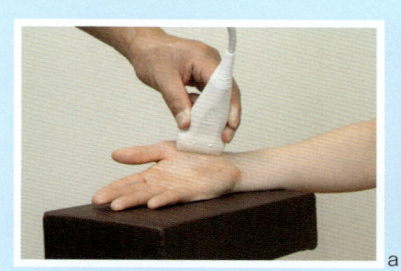

指部冠状断

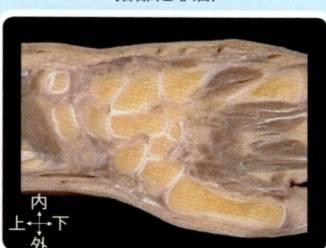

ベンネット骨折やローランド骨折では高エコーの離断像，超音波の透過像が認められ，靭帯損傷では周囲が低エコーとなる．

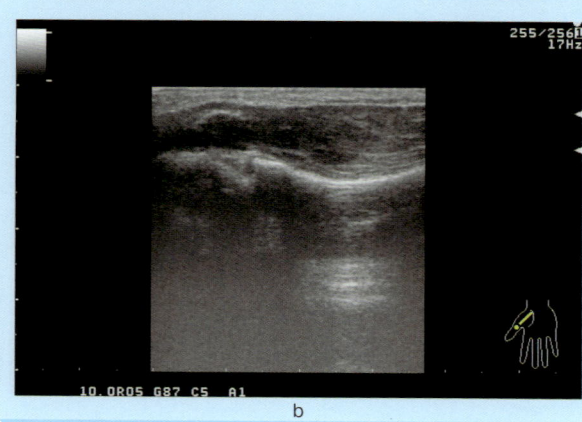

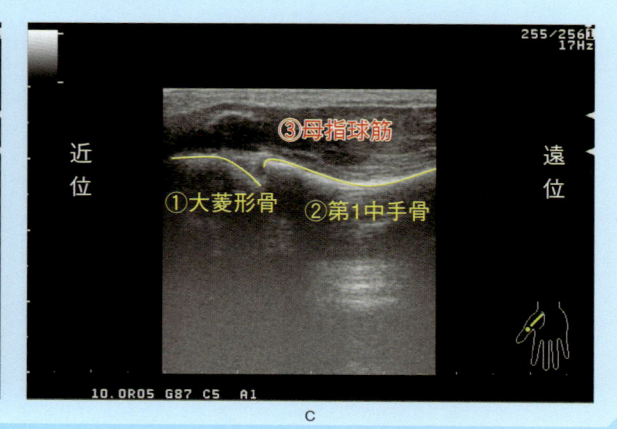

内
上　下
外

③母指球筋
①大菱形骨　②第1中手骨
近位　遠位

3 手指部周辺の観察

図 2-61　第1中手指節関節部の観察（長軸）

屈筋腱腱鞘炎や弾発指の場合，関節部表層に肥厚した長母指屈筋腱，あるいは炎症による低エコー像が観察できる．

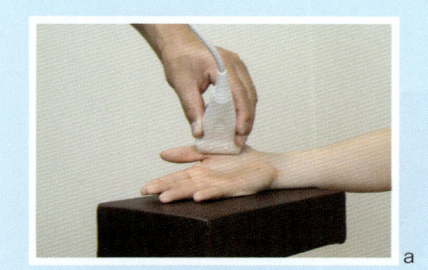

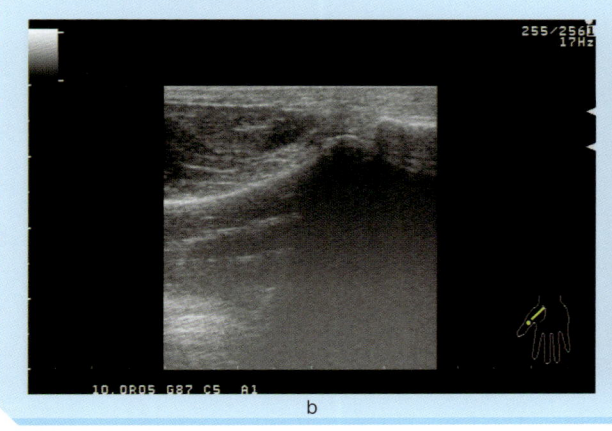

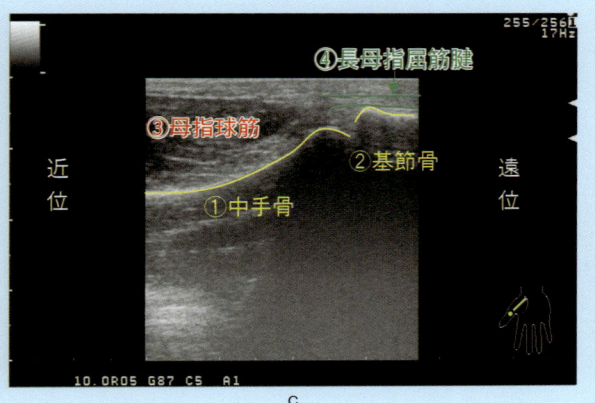

④長母指屈筋腱
③母指球筋
②基節骨
①中手骨
近位／遠位

図 2-62　第2中手指節関節部の観察（長軸）

指部冠状断
前・上・下・後

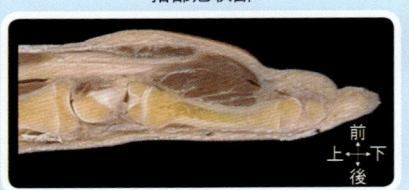

屈筋腱炎や骨折，捻挫の観察に有用である．

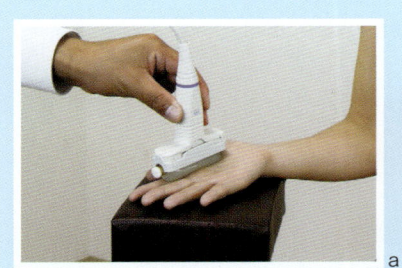

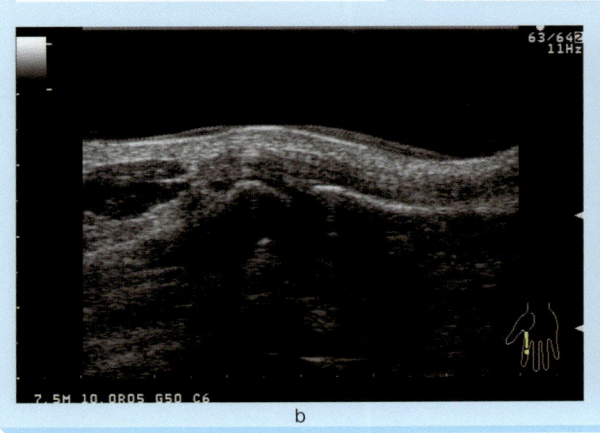

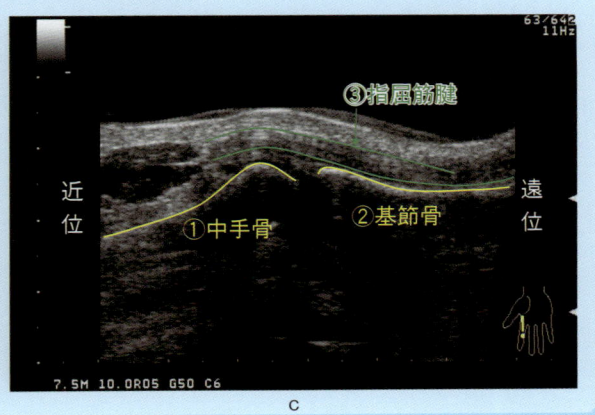

③指屈筋腱
①中手骨
②基節骨
近位／遠位

87

第2章 上肢の観察

図 2-63　第1指節間関節部の観察（長軸）

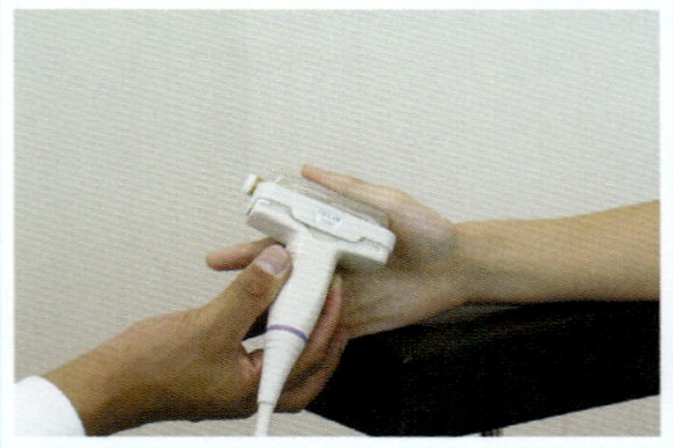

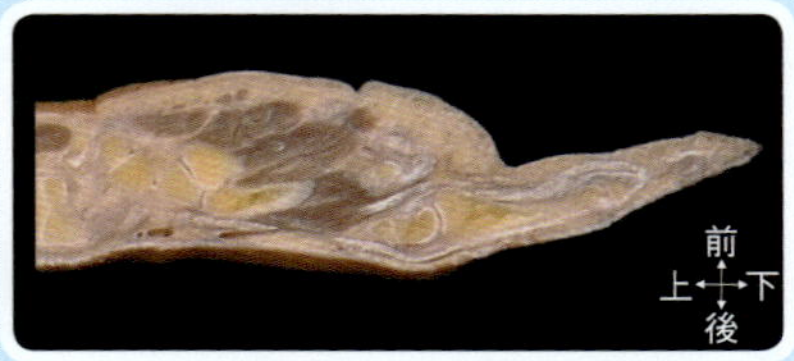

指部矢状断

屈筋腱炎や骨折，捻挫の観察に有用である．

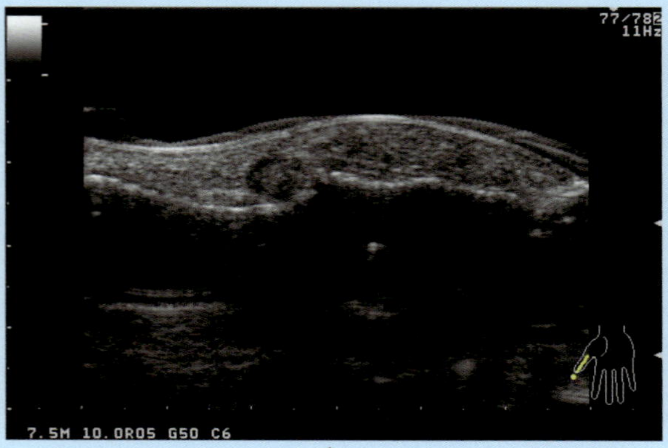

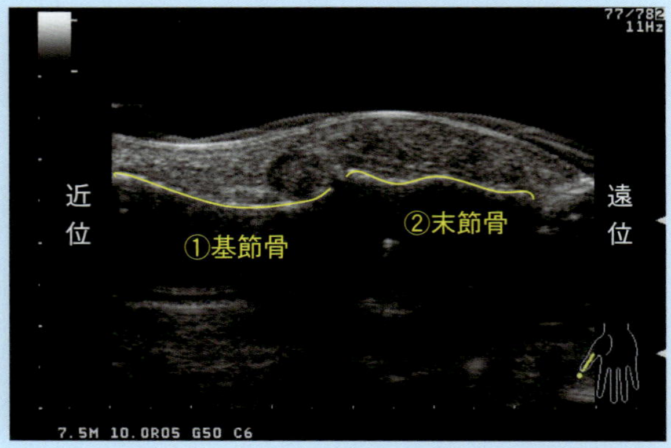

近位　①基節骨　②末節骨　遠位

図 2-64　第2指節間関節部の観察（長軸）

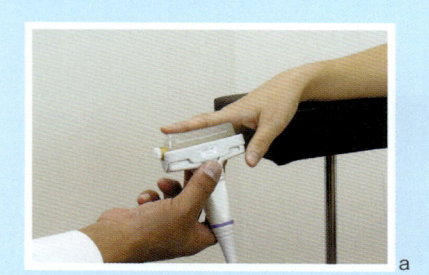

屈筋腱炎や骨折，捻挫の観察に有用である．

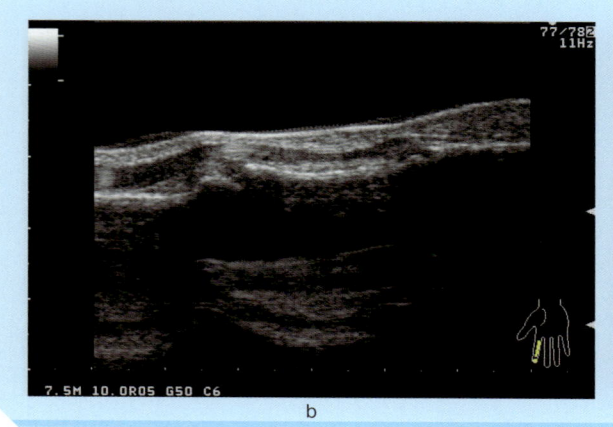

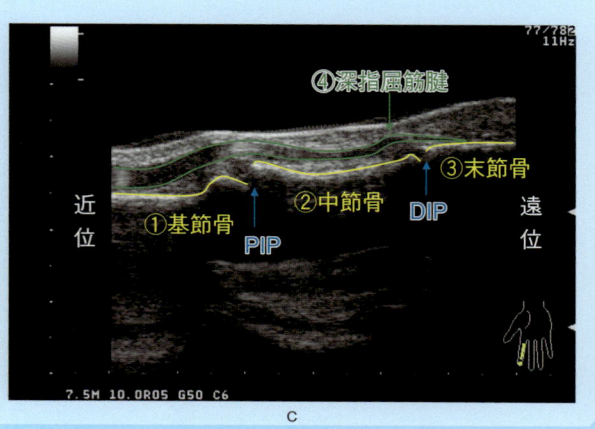

④深指屈筋腱
近位　①基節骨　PIP　②中節骨　DIP　③末節骨　遠位

3 手指部周辺の観察

図 2-65　第5中手指節関節部の観察（長軸）

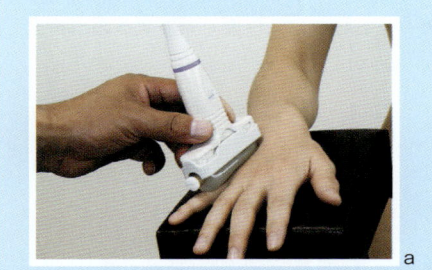

屈筋腱炎や骨折，捻挫の観察に有用である．

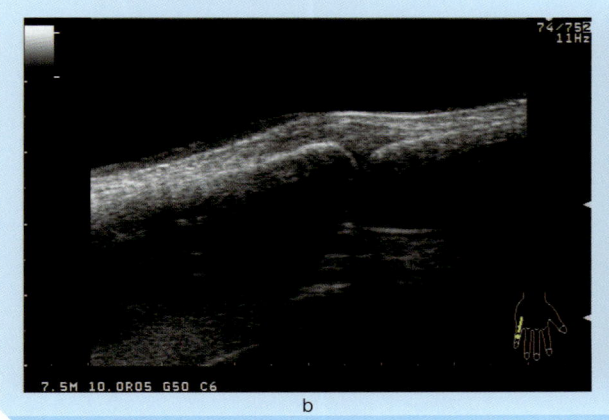

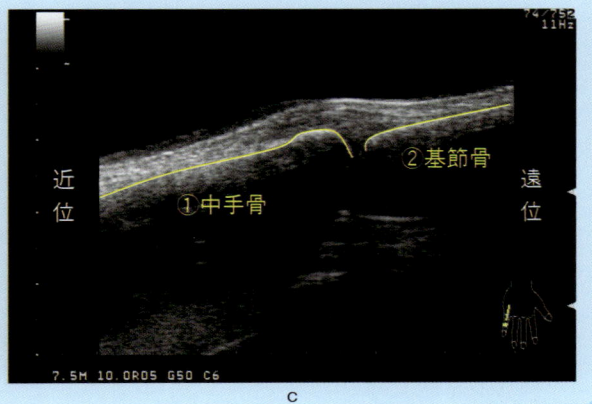

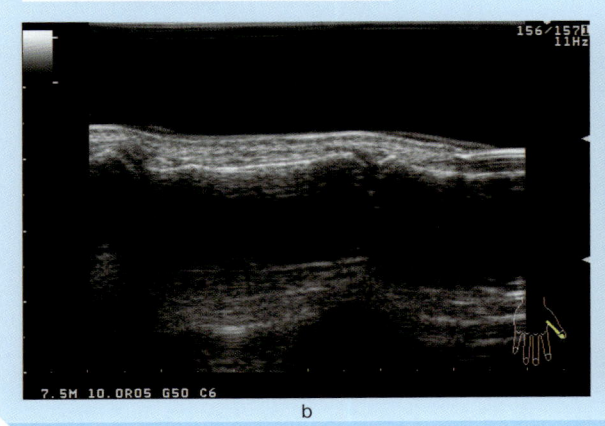

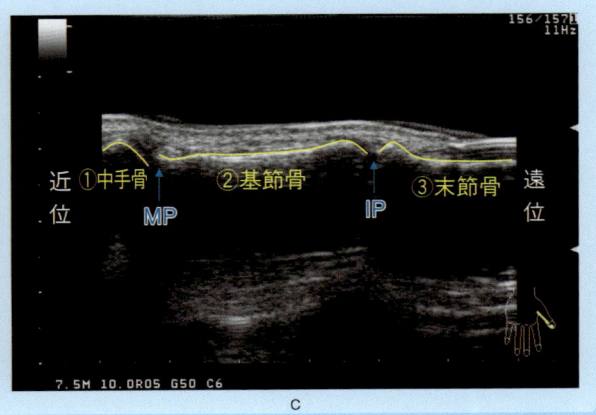

①中手骨　②基節骨
近位　遠位

図 2-66　第1指節間関節部の観察（長軸）

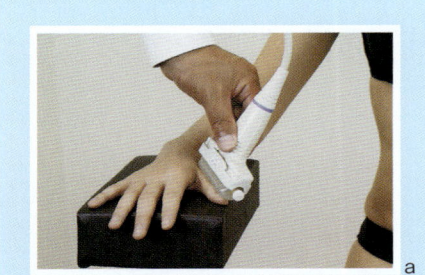

マレットフィンガーにおける損傷程度を判断するのに役立つ．

①中手骨　②基節骨　③末節骨
MP　IP
近位　遠位

第2章 上肢の観察

図 2-67　第2指節間関節部の観察（長軸）

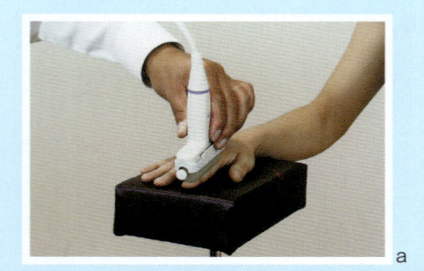

マレットフィンガーにおける損傷程度を判断するのに役立つ．

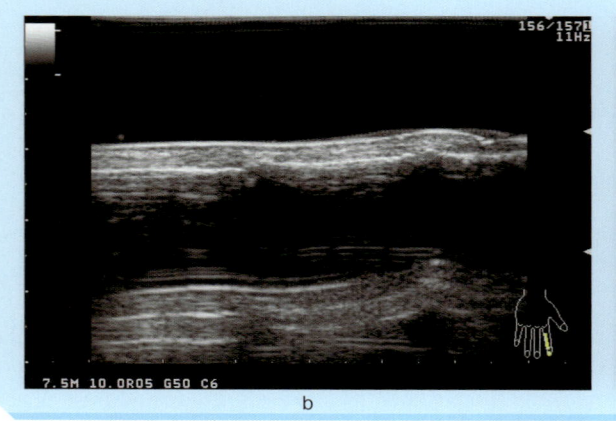

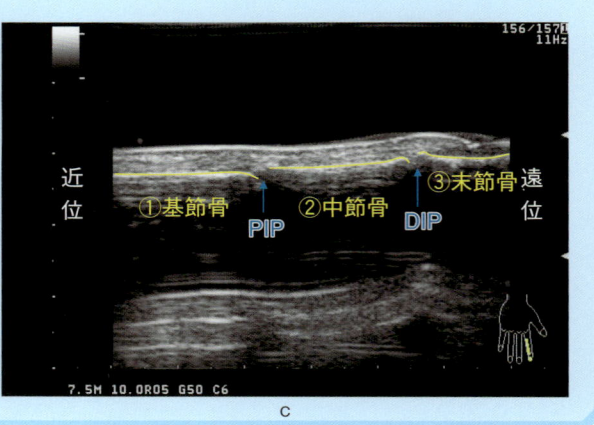

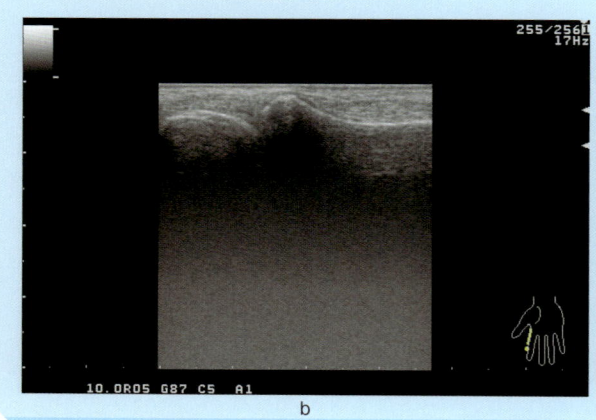

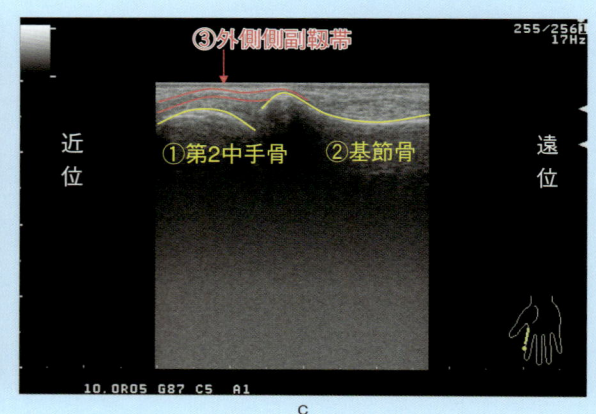

近位　①基節骨　PIP　②中節骨　DIP　③末節骨　遠位

図 2-68　第2中手指節関節外側側副靱帯の観察（長軸）

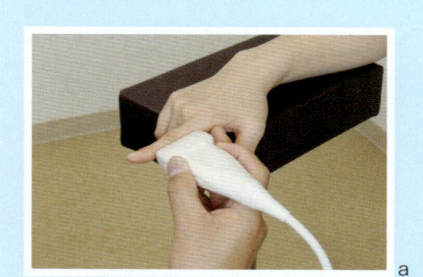

側副靱帯損傷，および剥離骨折などの損傷程度を観察する上で有用である．

③外側側副靱帯
近位　①第2中手骨　②基節骨　遠位

3 手指部周辺の観察

図 2-69　第2指節間関節部　外側側副靱帯の観察（長軸）

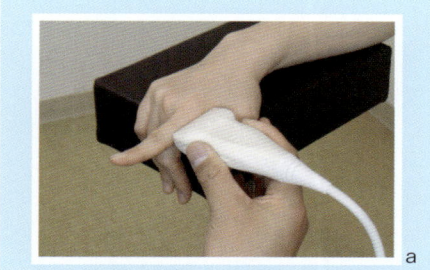

側副靱帯損傷，および剥離骨折などの損傷程度を観察する上で有用である．

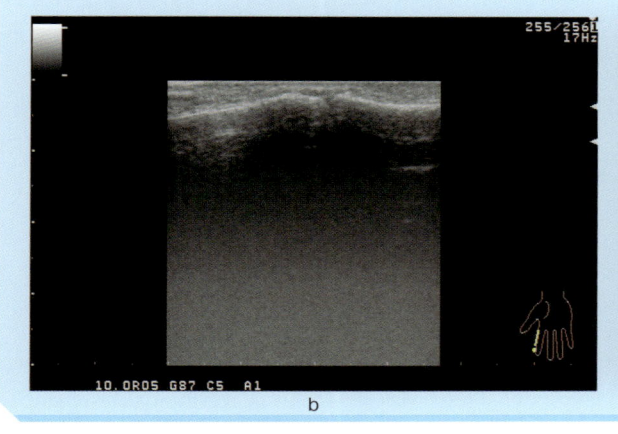

a

b 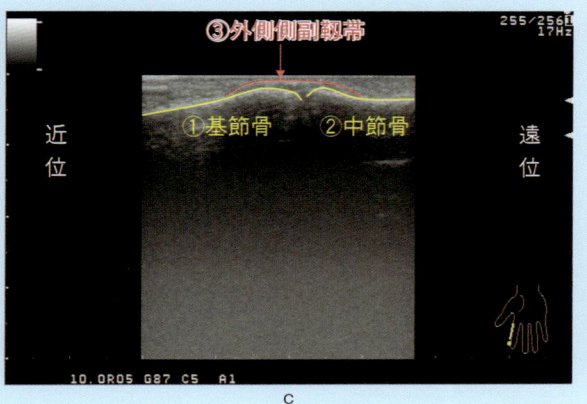　　　　　　　　　　c

③外側側副靱帯
近位　①基節骨　②中節骨　遠位

図 2-70　第2指節間関節部　内側側副靱帯の観察（長軸）

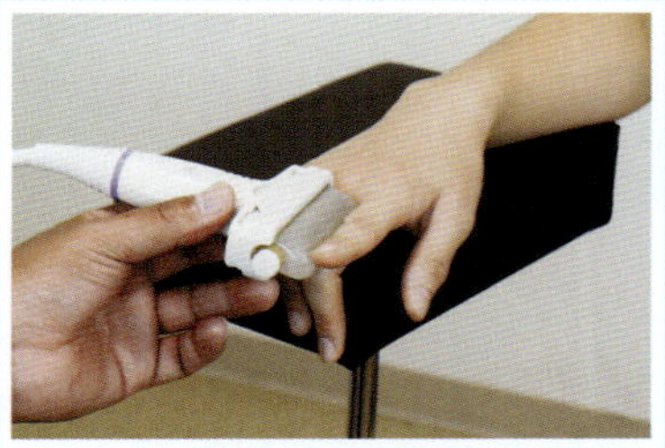

側副靱帯損傷，および剥離骨折などの損傷程度を観察する上で有用である．

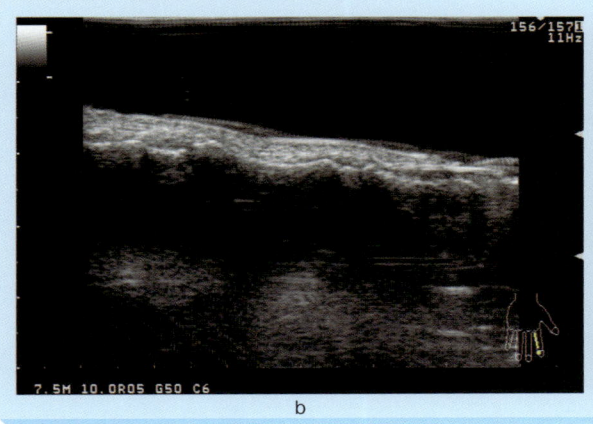

a

b　　　　　　　　　　c

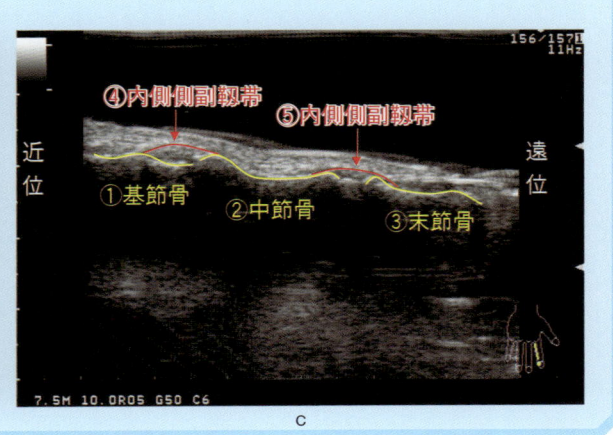

④内側側副靱帯　⑤内側側副靱帯
近位　①基節骨　②中節骨　③末節骨　遠位

91

第3章

下肢の観察

1 股関節部周辺の観察

　股関節の疾患には新生児に発症する先天性股関節脱臼，学童期に発症する単純性股関節炎やペルテス病，成長期に発症する大腿骨頭すべり症があり，さらに臼蓋形成不全や軽度の先天性股関節脱臼から2次性に発症する変形性股関節炎がある．そのなか，先天性股関節脱臼では最近，侵襲性のあるX線診断から非侵襲性の超音波診断にて検診および診断を行うようになってきている．これはX線被曝の心配がなく，リアルタイムに繰り返し観察することができるためである．さらにペルテス病と単純性股関節炎の鑑別や変形性股関節炎の経時的変化を観察する上で超音波観察は大変，有用性がある．しかし，各々の疾患を確定診断するには，他の画像診断を合わせて行う必要がある．また股関節を観察する際は臼蓋と大腿骨頭の骨像および位置関係そして関節包の拡大像などを注意深く観察することが大切である．その他，スポーツ外傷による骨盤骨剥離骨折や転倒による大腿骨頚部骨折などを判断するのに有用性がある．さらに大腿部のスポーツ外傷では大腿四頭筋，ハムストリングスの肉離れやチャーリホースなどの軟部組織損傷などが頻発し，受傷時における損傷程度やその後の経過観察を行っていく上で超音波診断は大変有意性がある．大腿四頭筋の肉離れは大腿直筋および中間広筋に好発し，内側ハムストリングスは上部から中央部にかけて，外側ハムストリングスは中央部から下部にかけて好発するため，そのことを踏まえた上で観察を行うことが大切である．また大腿部挫傷において不適切な治療や外傷後の粗暴な徒手整復，無理な他動的可動域訓練を行った際に骨化性筋炎を誘発する場合があり，これらの早期発見の判断にも大変有用性である．

A　股関節前面部の観察

股関節部の観察（長軸）　図3-1→P.99

　大腿骨頭位置（鼡径靱帯，縫工筋，長内転筋に囲まれるスカルパ三角深部に骨性の抵抗として触知することができる）を確認し，頚体角に留意しながら鼡径靱帯と交差するように長軸に走査する（図3-1 a）．股関節は他の関節と異なり深層部に位置し，観察画面上に股関節が描出されない場合がある．そのため，ズーム（注：股関節部を上方へ移動）や診断距離（注：観察距離の拡大）などの機能を用いて，股関節部を描出させる必要がある．その他，周波数を7.5 MHzに設定し，フォーカス（p.20参照）を関節部に合わせることで描出しやすくなる．関節部が描出し難い場合はプローブを内方・外方，近位・遠位に走査し，半円状の大腿骨頭を描出し，そこをLand Markにすることで観察しやすくなる．画像は近位下層に高エコーに光る臼蓋（逆への字）①と半円状の大腿骨頭②が描出され，大腿骨頭の上層には高エコーの関節包③が描出される．皮下表層からは縫工筋④，大腿直筋⑤，その深層に近位から遠位に延びる腸腰筋⑥が描出される（図3-1 b,c）．炎症がある場合，大腿骨頭と関節包境界との間隔（関節腔）が拡大するので健側との比較が重要となる．単純性股関節炎では股関節部の関節液貯留が主だが

第3章　下肢の観察

ペルテス病の場合，滑膜の増殖が認められるので判断に役立つ．初期の変形性股関節症では，関節包の拡大像が主であるが症状の進行に伴い，臼蓋および大腿骨頭が徐々に扁平化し，健側と明らかに違ってくるため，容易に判断がつく．その他，変形性股関節症に伴う腸腰筋萎縮では筋肉の厚さを健側と比較し，腸腰筋の萎縮程度および筋力運動による回復度合いなどを観察することで治療に役立つ．

股関節部の観察（短軸）　図3-2→P.99

鼠径靱帯に平行となるよう大腿骨頭位置を確認し，短軸に走査する（図3-2 a）．観察の際は長軸走査同様に種々の操作を行い，観察しやすい設定にする．大腿骨頭位置が観察しにくいときは内側を走行する大腿動脈を Land Mark にし，その外下方に大腿骨頭を確認する走査法と長軸走査にて大腿骨頭を確認してからプローブを90°回転させて確認する走査法がある．また近位に走査し過ぎると股関節を越え，下前腸骨棘から延びる腸恥隆起が描出されるので，そのことに留意し，観察する必要がある．画像は内側に拍動する低エコーの大腿動脈①が描出され，その外下層に半円状の大腿骨頭②が描出される．大腿骨頭の上層には高エコーの関節包③と低エコーの腸腰筋④が描出される（図3-2 b,c）．臨床では関節腔を健側と比較し，拡大する場合は関節液貯留の増加が認められ，単純性股関節炎を判断するのに役立つ．また長軸走査同様，変形性股関節症に伴う大腿骨頭の扁平化や腸腰筋萎縮などを観察することは有意性がある．

大腿骨頚部の観察（長軸）　図3-3→P.100

大腿骨頭から大転子に延びる大腿骨頚部の走行を理解し，大腿骨頭を描出した後，頚体角に留意しながら下方へ走査する（図3-3 a）．観察の際は股関節部同様に種々の操作を行い，観察しやすい設定にする．大腿骨頚部は大腿骨頭よりさらに下層にあり，超音波の減衰が激しく，また描出されても不鮮明な画像になりやすいため，そのことを踏まえた走査を心掛ける必要がある．そのため，プローブワークを慎重に行い，大腿骨頚部に対し，入射角が垂直に当たるように走査する．それでも大腿骨頚部が描出し難い場合はプローブを下方に約45°傾け，大腿骨頚部に入射角が垂直に当たるよう走査することで描出しやすくなる．画像では深層部外側に大腿骨頭①，そこから遠位に延びる大腿骨頚部②，その上層には高エコーの関節包③が描出される．さらに，その上層には腸腰筋④，大腿直筋⑤，縫工筋⑥が観察できる（図3-3 b,c）．臨床では股関節部の観察（長・短軸）同様に単純性股関節炎や化膿性股関節炎による関節包拡大像の有無⑦や腸腰筋の萎縮，大腿骨頚部骨折などを判断する際に役立つ．

B　骨盤骨付着筋部の観察

縫工筋起始部の観察（長軸）　図3-4→P.100

上前腸骨棘を Land Mark に縫工筋の走行に合わせ，プローブを当てる（図3-4 a）．上前腸骨棘は体表から容易に判断できるため，観察する際はプローブ上端を上前腸骨棘に合わせ，下端に低エコーの縫工筋が描出されるようにプローブワークを行う．画像では近位に高エコーの上前腸骨棘①，その上層に鼠径靱帯②が描出される．上前腸骨棘から遠位に低エコーの縫工筋③とその下層の大腿筋膜張筋

④が描出される（図3-4 b,c）．上前腸骨棘剥離骨折は骨盤骨剥離骨折の中で一番多く，短距離走時のスタートダッシュやジャンプなどにより鼠径部の激痛や歩行不能などの症状を呈する場合に本症が考えられるため，高エコーの離断像や血腫像を確認することは大変有用性がある．

大腿直筋起始部の観察（長軸）
図3-5→P.101

Land Markである下前腸骨棘を，直接判断することが難しいので，2段階の走査法を用いて観察する．まず上前腸骨棘をLand Markに鼠径靱帯に平行となるようプローブ下端を約45°回旋させ内下方へ走査し，下前腸骨棘を描出する（図3-5 a）．次に下前腸骨棘を画面左に固定し，プローブ下端を外方へ回旋させ，臼蓋および大腿骨頭を描出する．観察の際，下前腸骨棘から延びる臼蓋が不鮮明に描出されやすいので，近位部のプローブを少し浮かせ，遠位部のプローブを押し付ける走査を行い，傾斜のある面に垂直に入射されるよう走査することで臼蓋が鮮明に描出できる．画像は近位に高エコーの下前腸骨棘①と遠位に延びる臼蓋②そして大腿骨頭③が描出され，臼蓋上層から大腿骨頭上層にかけ，高エコーの関節包④が描出される．下前腸骨棘に広く付着する大腿直筋⑤とその上層に腸腰筋⑥，縫工筋⑦が描出される（図3-5 b,c）．下前腸骨棘剥離骨折はスポーツにおけるダッシュやキックなど股関節を過伸展させた場合や大腿直筋の急激な収縮などで発症し，鼠径部に激痛が走り，歩行不能などの症状を呈する．そのため，当部位の高エコー離断像および血腫像が観察されれば本症を疑う．

C　大腿中央部の観察

大腿中央前面部の観察（短軸）　中央部
図3-6→P.101

大腿部前面にある大腿直筋に直角となるよう短軸に走査する（図3-6 a）．走査の際，大腿骨をLand Markに深筋膜の境界を目安に観察するとよい．また筋肉の位置関係を把握し，走査することが大切である．中央部では表層より大腿直筋①，中間広筋②，半球状の大腿骨③が描出され，外側に外側広筋④，内側に内側広筋⑤が描出される（図3-6 b,c）．

大腿中央前面部の観察（短軸）　外側部
図3-7→P.102

中央部を中心に外側へ走査する表層に外側広筋①と大腿直筋②があり，その深層に中間広筋③，大腿骨④が描出される（図3-7 b,c）．

大腿中央前面部の観察（短軸）　内側部
図3-8→P.102

中央部を中心に内側へ走査する表層に大腿直筋①，その内側に内側広筋②，深層に中間広筋③と長内転筋④，半球状の大腿骨⑤が描出される（図3-8 b,c）．

大腿中央前面部の観察（長軸）　中央・外側・内側部
図3-9～11→P.103

大腿直筋に平行となるよう長軸走査する（図3-9 a）．外側部および内側部を観察する際は中央部を中心に外側，内側に走査を行う（図3-10 a, 11 a）．走査の際，筋肉の走行に沿って走査するように努めることが大切で，位置関係がわかりにくいときはまず短軸走査にて各々の組織を特定した後，長軸走

査を行うことで判断がしやすい．また長軸走査では各々の筋線維の走行に差が生じて描出されるため，区別できる．中央部では表層から大腿直筋①，中間広筋②，大腿骨③が描出される（図3-9 b,c）．外側部では表層から外側広筋①，中間広筋②，大腿骨③が描出される（図3-10 b,c）．内側部では表層から内側広筋①，中間広筋②，大腿骨③が描出される（図3-11 b,c）．

大腿中央後面部の観察（短軸）　外側部，内側部
図3-12, 13→P.104

大腿部後面に直角となるよう短軸に走査する（図3-12 a, 13 a）．後面は前面に比べ筋肉層が厚く（特に内側），大腿骨をLand Markに観察することが難しいため，でき得る限り診断距離やZOOM機能などを用いて，観察部位を画面上層へ移動する操作が必要である．また，各々の筋肉を特定しにくい所でもあるので解剖学的位置関係を確実に把握し，観察する必要がある．

外側部では外側広筋①，中間広筋②，大腿二頭筋短頭③，大腿二頭筋長頭④が描出され，深層には大腿骨⑤，大内転筋⑥が描出される．大腿二頭筋長頭と大内転筋の間に坐骨神経⑦が描出される（図3-12 b,c）．

内側部では半膜様筋①，半腱様筋②，大腿二頭筋長頭③，深層に大内転筋④が描出される（図3-13 b,c）．

大腿中央後面部の観察（長軸）　外側部，内側部
図3-14, 15→P.105

大腿部後面の大腿二頭筋長頭および半腱様筋に平行となるように長軸走査する（図3-14 a, 15 a）．走査の際，筋肉を特定し難い場合は短軸走査にて観察する．外側部では表層から大腿二頭筋長頭①，大腿二頭筋短頭②，大腿骨③が描出される（図3-14 b,c）．

内側部では半腱様筋①，半膜様筋②，大内転筋③が描出される（図3-15 b,c）．

肉離れの場合，短軸および長軸走査にて筋束の不整像や筋線維の離断像，深筋膜境界での低エコー像（血腫），筋肉内の低エコー（血腫）を探すことで損傷の程度を判断することができる．また経時的に損傷部に骨様の硬結が触知できる場合は骨化性筋炎が疑われるため，観察を行い，筋肉内に高エコー像（骨化現象）およびその下層の無エコー像（音響陰影）が観察されれば本症を疑う．

1 股関節部周辺の観察

図 3-1　股関節部の観察（長軸）

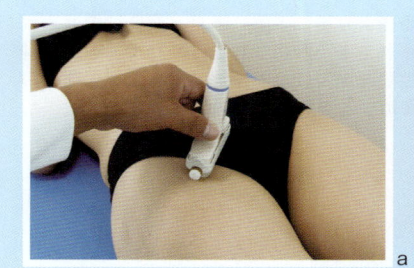

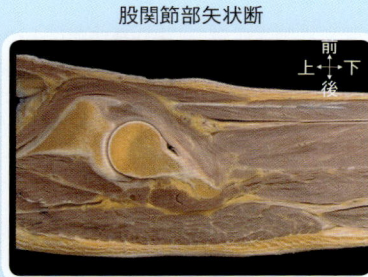

股関節部矢状断

単純性股関節炎では股関節部の関節液貯留が主だがペルテス病の場合，滑膜の増殖が認められる．初期の変形性股関節症では，関節包の拡大像が主であるが症状の進行に伴い，臼蓋および大腿骨頭が徐々に扁平化してくる．

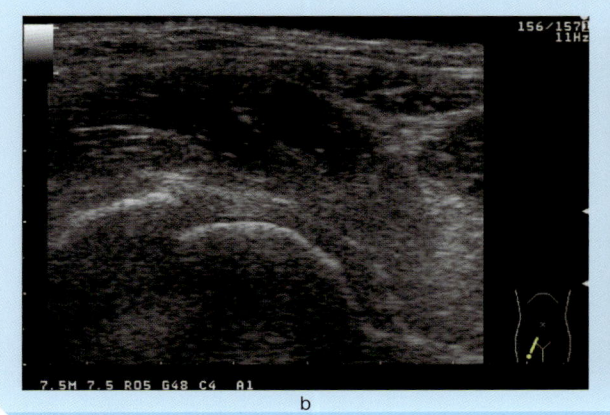

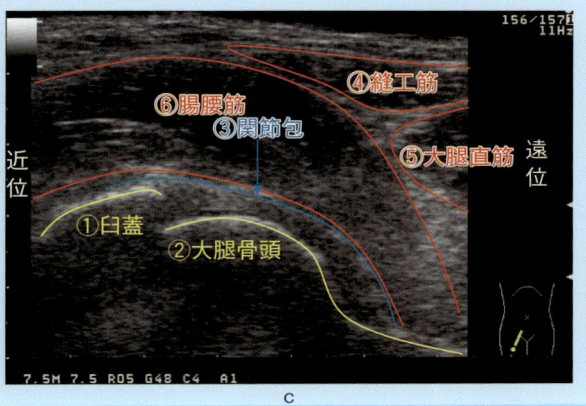

①臼蓋　②大腿骨頭　③関節包　④縫工筋　⑤大腿直筋　⑥腸腰筋

図 3-2　股関節部の観察（短軸）

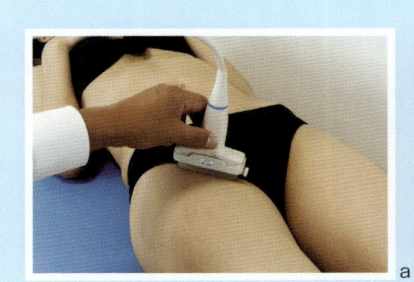

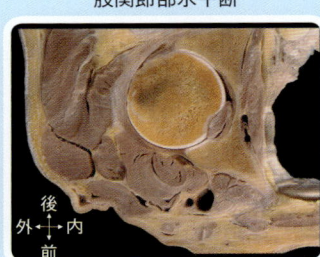

股関節部水平断

関節液貯留による関節包の拡大や変形性股関節症に伴う大腿骨頭の扁平化，腸腰筋萎縮などの観察に役立つ．

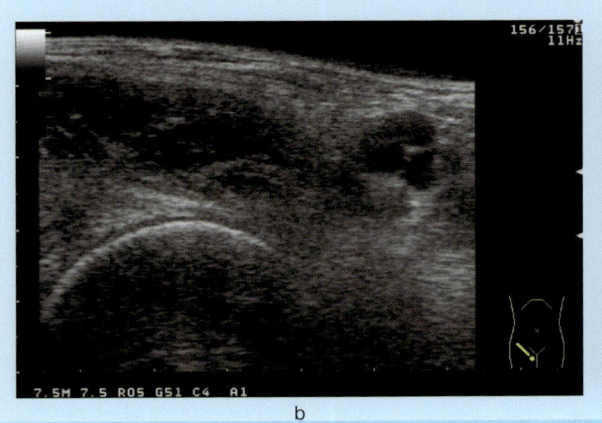

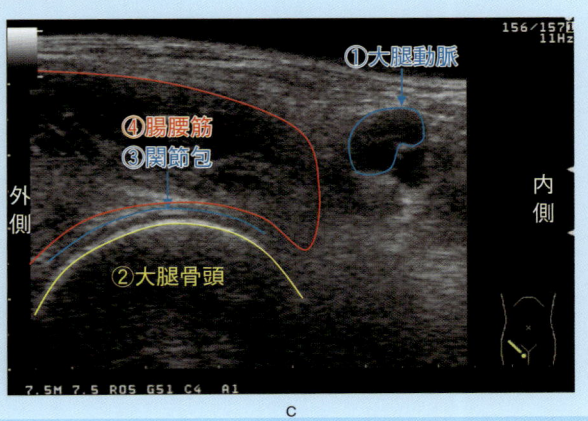

①大腿動脈　②大腿骨頭　③関節包　④腸腰筋

第3章　下肢の観察

図 3-3　大腿骨頚部の観察（長軸）

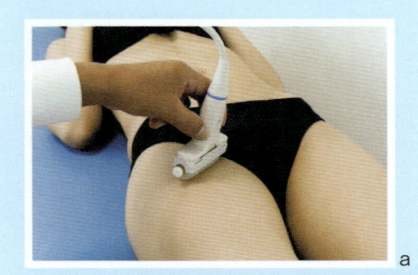

大腿骨頚部は大腿骨頭より更に下層にあり，超音波の減衰が激しく，また描出されても不鮮明な画像になりやすい．単純性股関節炎や化膿性股関節炎による関節包の拡大や腸腰筋の萎縮，大腿骨頚部骨折などを判断する際に役立つ．

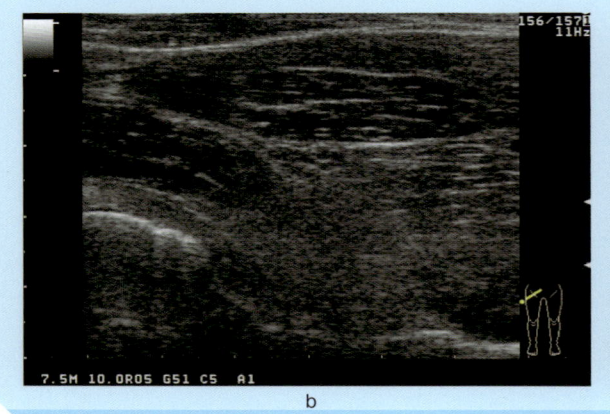

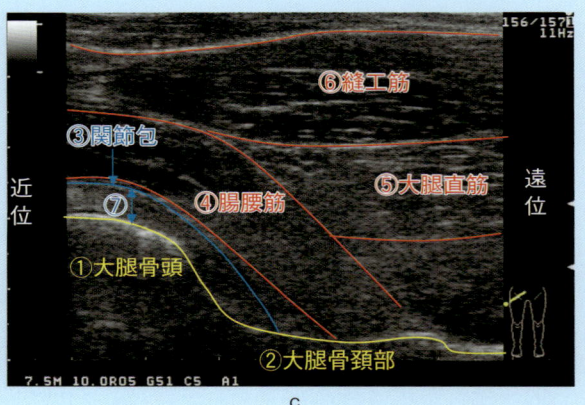

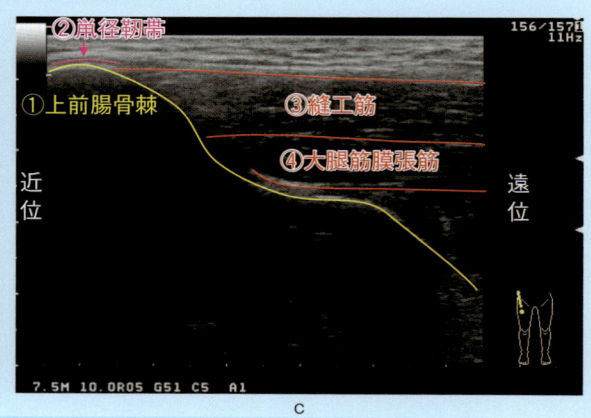

- ⑥縫工筋
- ③関節包
- ④腸腰筋
- ⑤大腿直筋
- ⑦
- ①大腿骨頭
- ②大腿骨頚部

図 3-4　縫工筋起始部の観察（長軸）

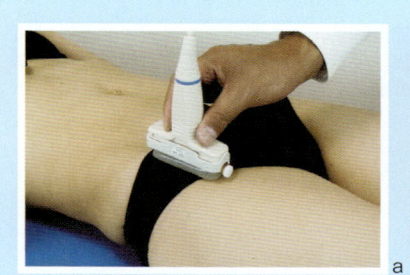

股関節部矢状断

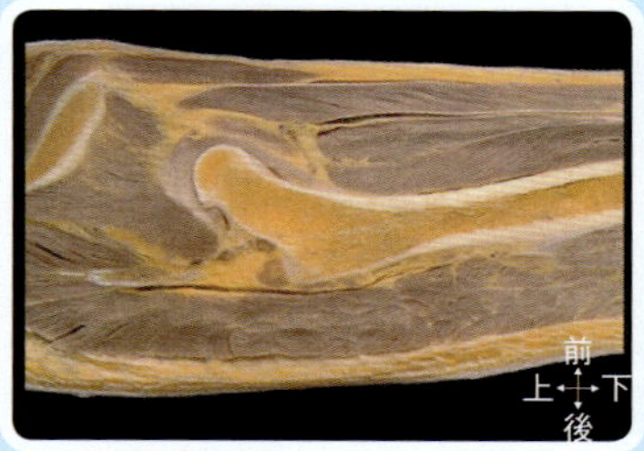

短距離走時のスタートダッシュやジャンプなどにより鼡径部の激痛や歩行不能などの症状を呈する場合は，上前腸骨棘剥離骨折を疑う．

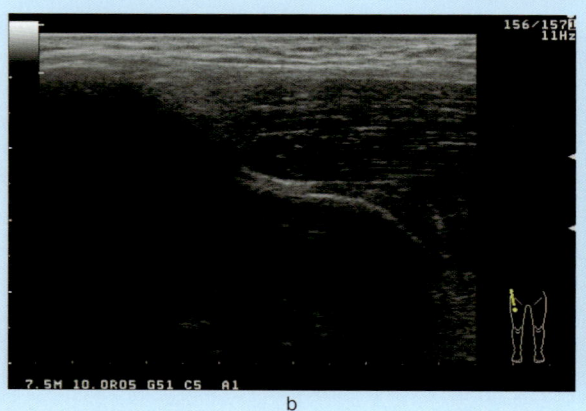

- ②鼡径靱帯
- ①上前腸骨棘
- ③縫工筋
- ④大腿筋膜張筋

1 股関節部周辺の観察

図 3-5　大腿直筋起始部の観察（長軸）

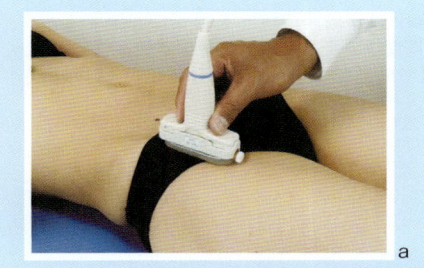

ダッシュやキックなど股関節を過伸展させた場合や大腿直筋の急激な収縮により，鼠径部の激痛や歩行不能などの症状を呈する場合は下前腸骨棘剥離骨折を疑う．

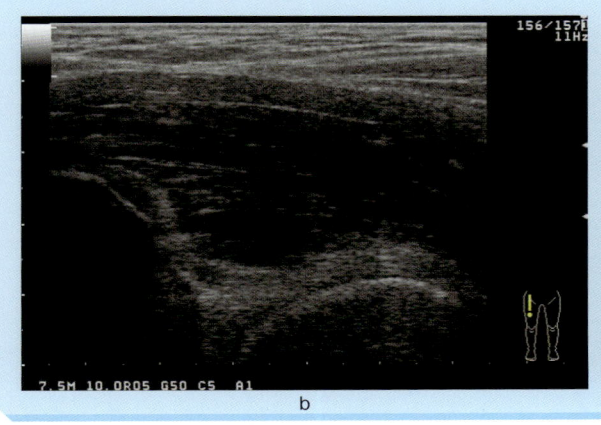

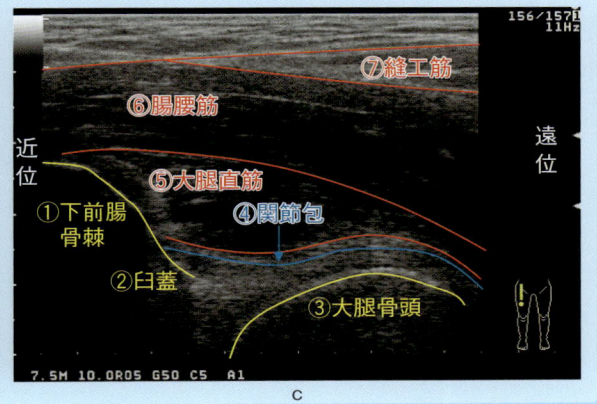

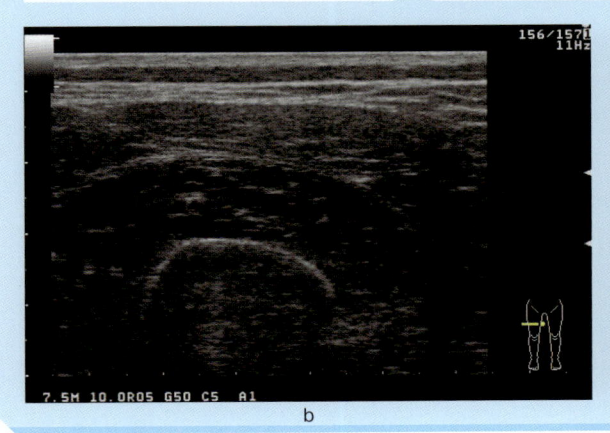

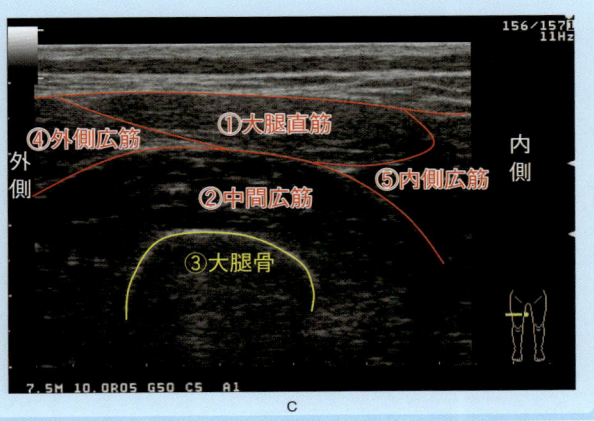

① 下前腸骨棘
② 臼蓋
③ 大腿骨頭
④ 関節包
⑤ 大腿直筋
⑥ 腸腰筋
⑦ 縫工筋

図 3-6　大腿中央前面部の観察（短軸）中央部

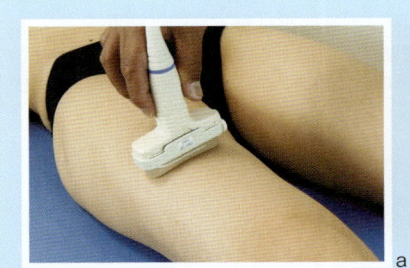

大腿部水平断

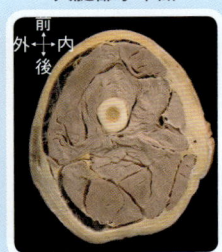

大腿骨を Land Mark に深筋膜の境界を目安に観察すると良い．また筋肉の位置関係を把握する際に重要な観察法である．筋膜および筋線維での低エコー，あるいは不整画像は損傷を示唆する．

① 大腿直筋
② 中間広筋
③ 大腿骨
④ 外側広筋
⑤ 内側広筋

第3章　下肢の観察

図 3-7　大腿中央前面部の観察（短軸）外側部

大腿骨を Land Mark に深筋膜の境界を目安に観察すると良い．また筋肉の位置関係を把握する際に重要な観察法である．筋膜および筋線維での低エコー，あるいは不整画像は損傷を示唆する．

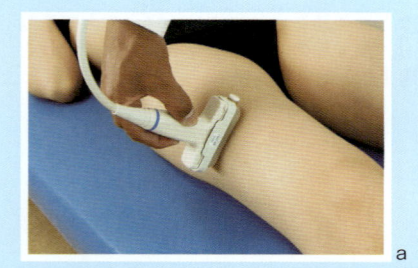

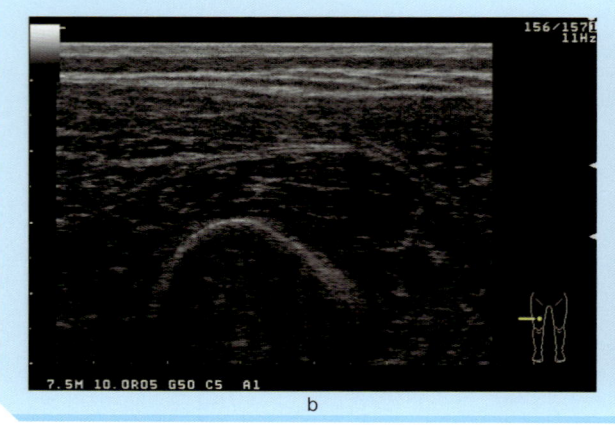

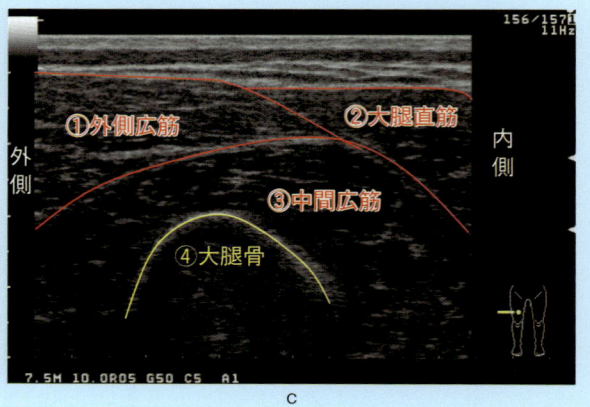

①外側広筋
②大腿直筋
③中間広筋
④大腿骨

図 3-8　大腿中央前面部の観察（短軸）内側部

大腿骨を Land Mark に深筋膜の境界を目安に観察すると良い．また筋肉の位置関係を把握する際に重要な観察法である．筋膜および筋線維での低エコー，あるいは不整画像は損傷を示唆する．

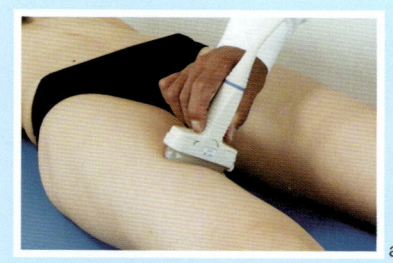

①大腿直筋
②内側広筋
③中間広筋
④長内転筋
⑤大腿骨

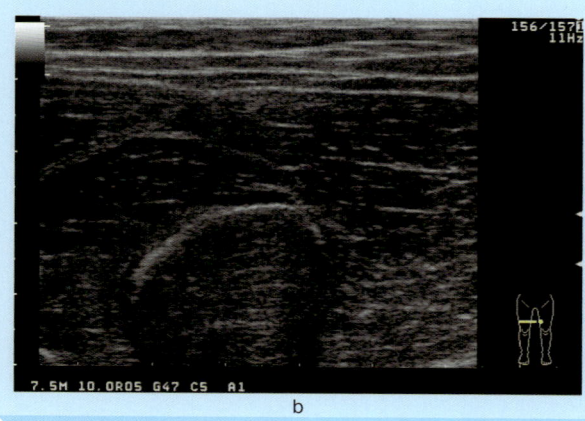

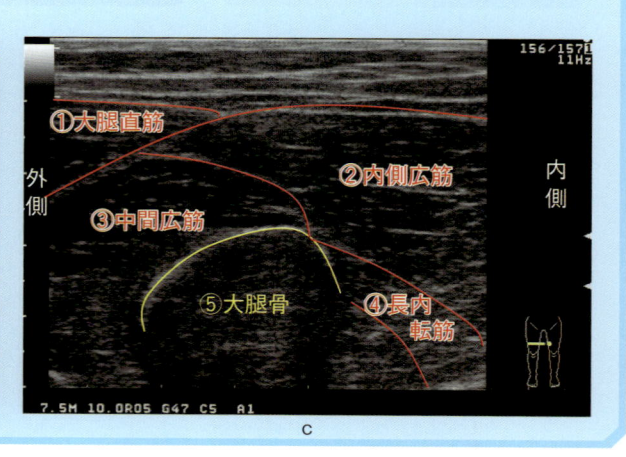

1 股関節部周辺の観察

図 3-9　大腿中央前面部の観察（長軸）中央部

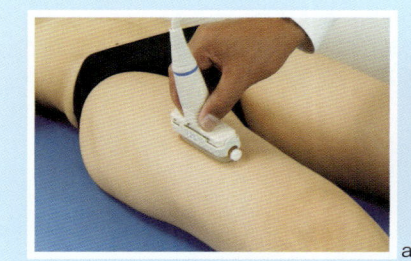

大腿部矢状断

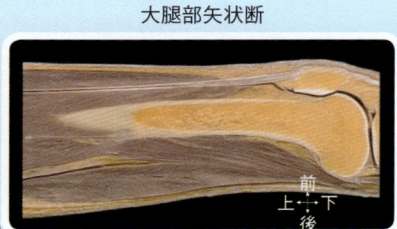

前
上↔下
後

短軸走査にて筋肉の位置関係を確認してから観察を行う．筋肉の判断は筋線維の走行に差が生じて描出されるので区別できる．筋膜間の低エコーは血腫の存在を表し，筋線維の陥凹は筋断裂を示唆する．

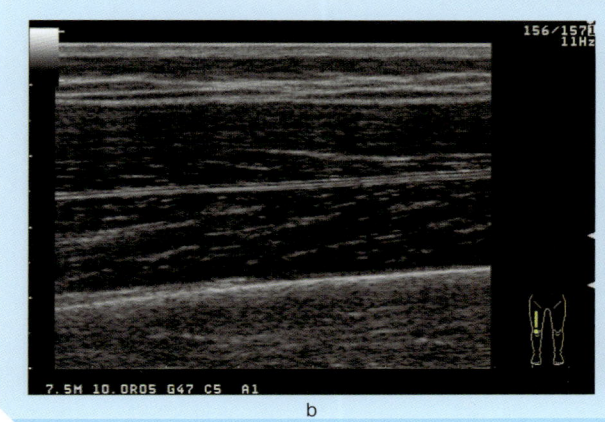

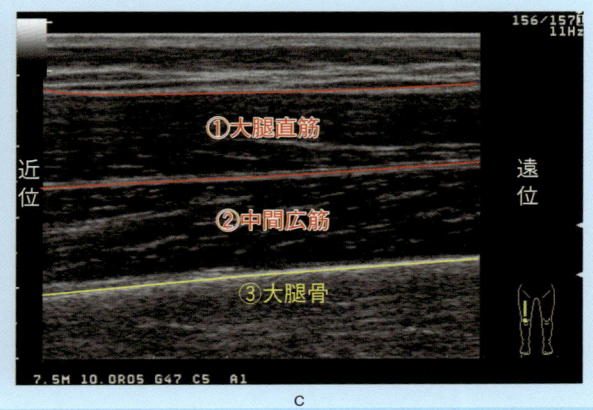

近位　遠位

① 大腿直筋
② 中間広筋
③ 大腿骨

図 3-10　大腿中央前面部の観察（長軸）外側部

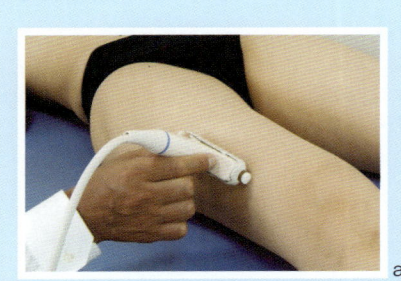

短軸走査にて筋肉の位置関係を確認してから観察を行う．筋肉の判断は筋線維の走行に差が生じて描出されるので区別できる．筋膜間の低エコーは血腫の存在を表し，筋線維の陥凹は筋断裂を示唆する．

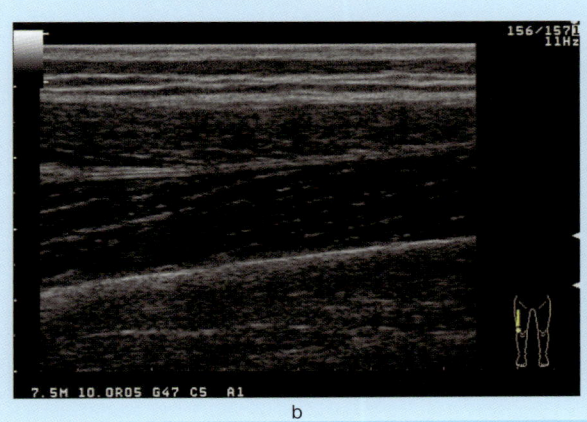

近位　遠位

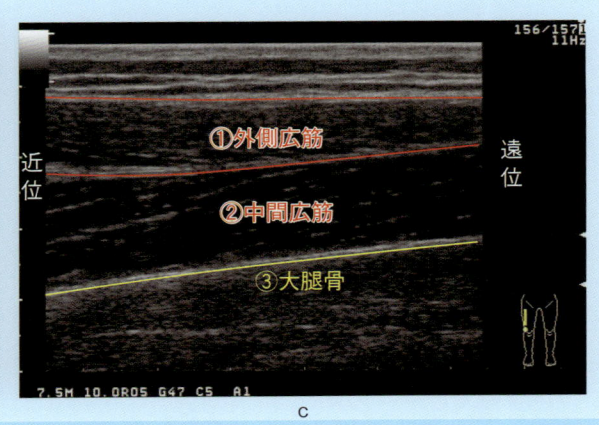

① 外側広筋
② 中間広筋
③ 大腿骨

第3章　下肢の観察

図 3-11　大腿中央前面部の観察（長軸）内側部

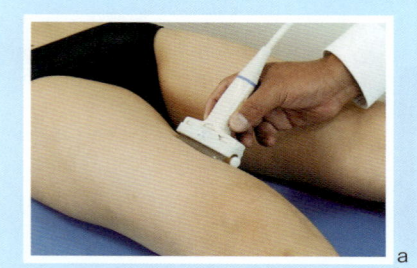

短軸走査にて筋肉の位置関係を確認してから観察を行う．筋肉の判断は筋線維の走行に差が生じて描出されるので区別できる．筋膜間の低エコーは血腫の存在を表し，筋線維の陥凹は筋断裂を示唆する．

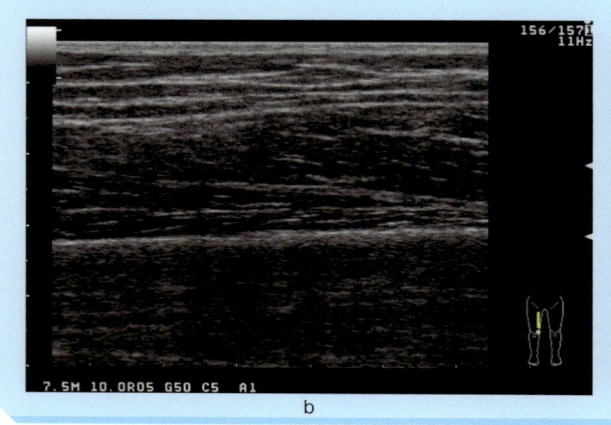

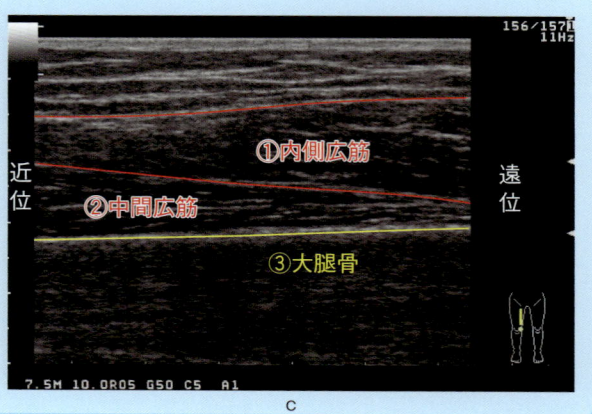

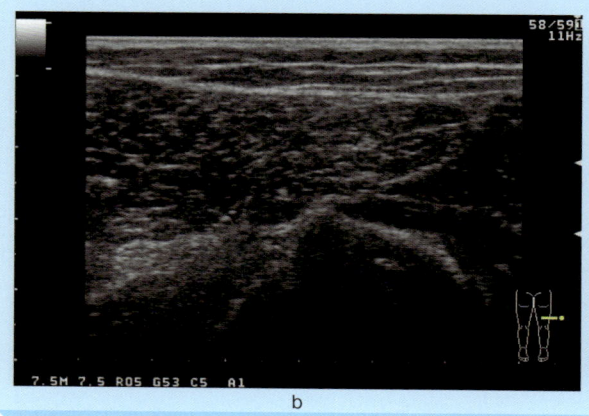

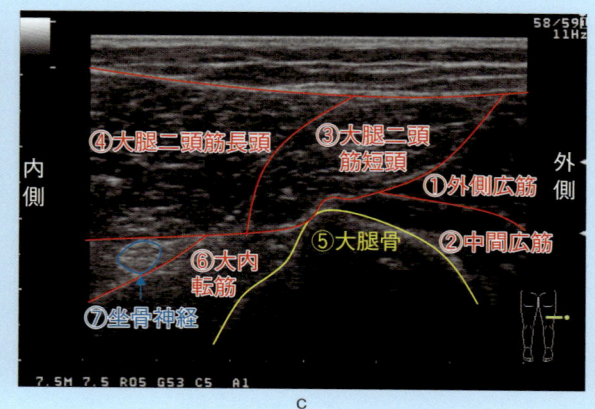

① 内側広筋
② 中間広筋
③ 大腿骨

図 3-12　大腿中央後面部の観察（短軸）外側部

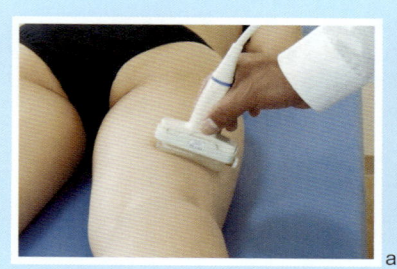

大腿部水平断

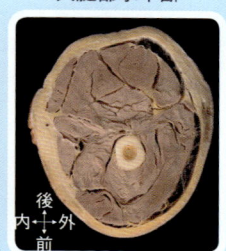

大腿骨を Land Mark に各々の筋肉を鮮明に描出する．外側広筋が最外側になるので，位置関係を確認して観察を行う．筋膜および筋線維での低エコーあるいは不整画像は損傷を示唆する．

① 外側広筋
② 中間広筋
③ 大腿二頭筋短頭
④ 大腿二頭筋長頭
⑤ 大腿骨
⑥ 大内転筋
⑦ 坐骨神経

1 股関節部周辺の観察

図 3-13　大腿中央後面部の観察（短軸）内側部

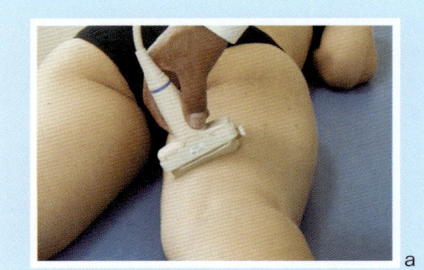

内側部は目安となる Land Mark が乏しい為，大腿中央後面外側部の短軸走査にて筋肉の位置を確認してから内側へ走査して，筋肉の位置関係を確認する．筋膜および筋線維での低エコー，あるいは不整画像は損傷を示唆する．

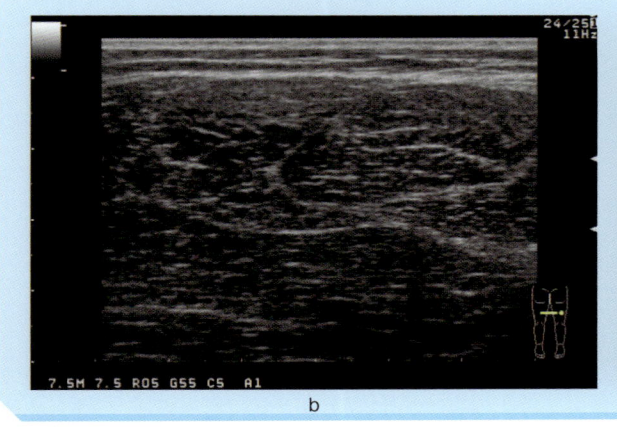

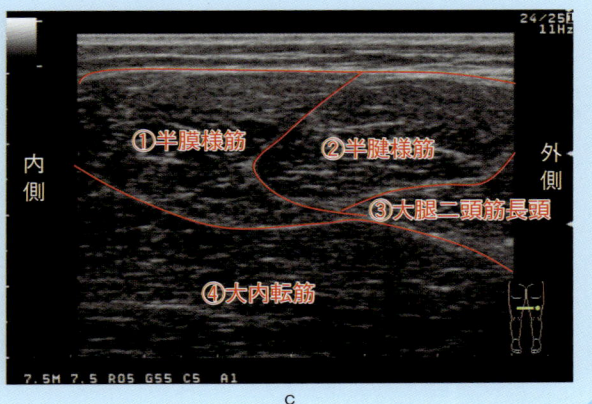

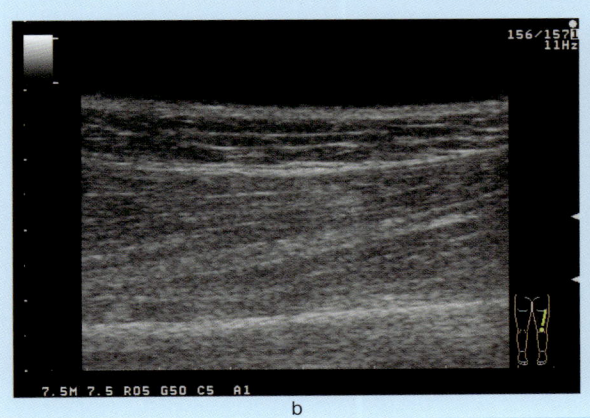

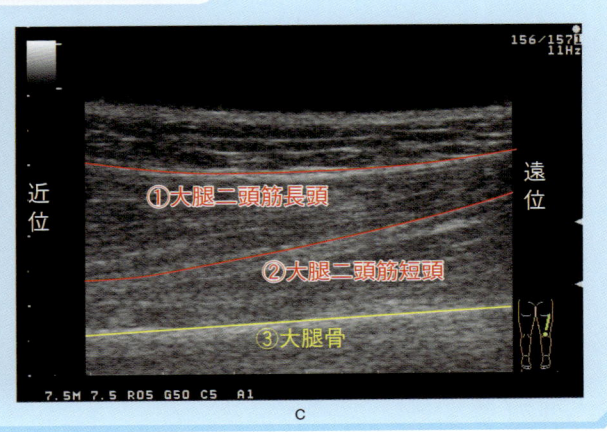

①半膜様筋
②半腱様筋
③大腿二頭筋長頭
④大内転筋

図 3-14　大腿中央後面部の観察（長軸）外側部

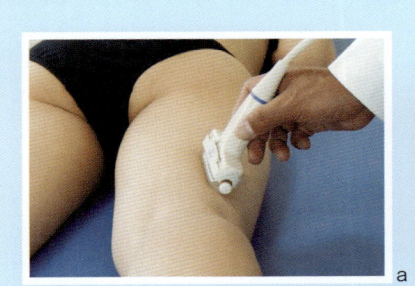

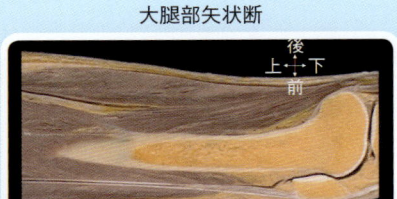

大腿部矢状断

短軸走査にて筋肉の位置関係を確認してから観察を行う．筋肉の判断は筋線維の走行に差が生じて描出されるので区別できる．筋膜間の低エコーは血腫の存在を表し，筋線維の陥凹は筋断裂を示唆する．

①大腿二頭筋長頭
②大腿二頭筋短頭
③大腿骨

第3章　下肢の観察

図 3-15　大腿中央後面部の観察（長軸）内側部

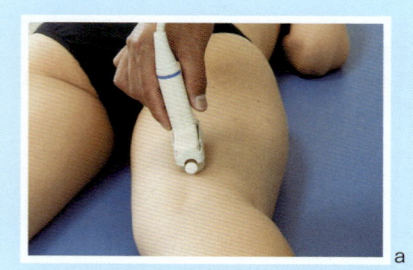

短軸走査にて筋肉の位置関係を確認してから観察を行う．筋肉の判断は筋線維の走行に差が生じて描出されるので区別できる．筋膜間の低エコーは血腫の存在を表し，筋線維の陥凹は筋断裂を示唆する．

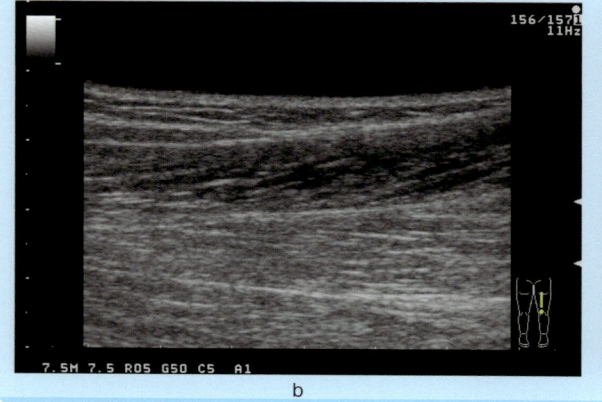

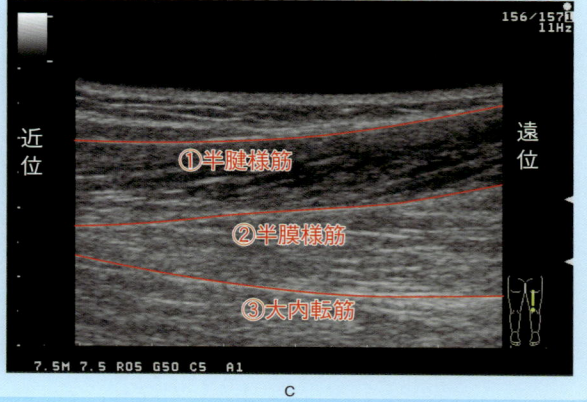

①半腱様筋
②半膜様筋
③大内転筋

2 膝関節周辺の観察

膝関節は人体中，最も大きな関節であり，直立歩行を行う上で大変重要な荷重関節である．安定性は大部分が静的安定を担う靱帯や半月そして動的安定を担う筋肉に依存しており，ある程度の緩みを持った構造になっている．そのため，膝関節は collision sports（衝突スポーツ）や contact sports（接触スポーツ）などにより外力を受けやすく，繰り返し動作によっても損傷を起こしやすい．膝関節周辺の疾患には外力の強制により引き起こされる内側・外側側副靱帯損傷，内側・外側半月損傷，前・後十字靱帯損傷や繰り返し動作にて引き起こされる腸脛靱帯炎，鵞足滑液包炎，ジャンパー膝，滑膜ヒダ障害（タナ障害）などがあり，これらの軟部組織損傷を観察する際，超音波診断は特に優位性がある．またシンディングラーセン・ヨハンソン病やオスグッド・シュラッテル病などの軟骨組織疾患や高齢者に多い変形性膝関節症の病態把握に対しても超音波診断は有用性がある．膝関節損傷の大半は軟部組織損傷であり，各種テストと超音波診断を組み合わせることでリアルタイムに損傷程度を確認することができる．

A 膝関節内側部の観察

内側側副靱帯の観察（長軸）
図3-16→P.111

大腿骨の内側上顆を Land Mark に靱帯の走行に沿って長軸走査する（図3-16 a）．内側側副靱帯は膝蓋骨約2横指内側を目安に，プローブを近位から遠位に後方から前方へ傾斜させて探すと描出しやすい．内側側副靱帯①は，大腿骨内側上顆②と脛骨内側顆③の関節裂隙部上層に高エコーな帯状の靱帯として描出される（図3-16 b,c）．内側側副靱帯損傷の場合，膝関節軽度屈曲位にて外反ストレスをかけながら観察すると判断しやすい．靱帯損傷の場合，損傷箇所に低エコーの血腫像および不整像が観察される．

内側半月中節部の観察（長軸）
図3-17→P.111

内側側副靱帯のやや後方に長軸走査する（図3-17 a）．内側半月は内側側副靱帯に付着するため，内側側副靱帯の走行に沿って観察を行う．また膝関節内側部はアーチファクトが出現しやすい部位なので，プローブワークが重要になる．内側半月中節①は，大腿骨内側顆②と脛骨内側顆③の関節裂隙部に三角形の半月が高エコーに描出される（図3-17 b,c）．半月損傷では損傷部付近に血腫を認める低エコー像や半月辺縁の不整像そして線状の低エコーなどが観察できるため，注意深く観察する必要がある．また変形性膝関節症では関節裂隙部の狭小化や骨棘を確認することができる．

第3章　下肢の観察

鵞足の観察　　図3-18→P.112

　大腿骨の内側顆と脛骨粗面内側部をLand Markに鵞足の走行に沿ってプローブ走査する（図3-18 a）．描出の際は入射角度を調整し，各層の境界を明確に出す必要がある．表層付着部より縫工筋①，薄筋②，半腱様筋③，半膜様筋④の4層が描出される（図3-18 b,c）．関節裂隙部から遠位の脛骨内側部付近に圧痛がある場合は健側と比較し，筋層間の低エコーや肥厚が観察される場合は鵞足滑液包炎を疑う．

B　膝関節外側部の観察

外側側副靱帯の観察（長軸）　　図3-19→P.112

　大腿骨外側上顆と腓骨頭をLand Markに靱帯の走行に沿って長軸走査する（図3-19 a）．外側側副靱帯を抽出する際，膝関節伸展位で大腿骨外側上顆をLand Markに腓骨頭を探すとよい．また，大腿二頭筋長頭腱を触知し，直上からやや前方へ走査してもよい．外側側副靱帯①は，大腿骨外側上顆②と腓骨頭③の間に高エコーな帯状の靱帯が描出される（図3-19 b,c）．

外側半月中節部の観察（長軸）　　図3-20→P.113

　大腿骨外側顆と脛骨外側顆をLand Markに関節裂隙を描出し，走査する（図3-20 a）．外側の関節裂隙部はとても狭く，半月が描出し難い場合は膝関節軽度屈曲位にて内反ストレスを加えながら観察するとよい．外側半月中節①は，大腿骨外側顆②と脛骨外側顆③の関節裂隙部に三角形の半月が高エコーに描出される（図3-20 b,c）．

腸脛靱帯の観察（長軸）　　図3-21→P.113

　膝関節伸展位にて膝蓋骨外縁をLand Markにプローブを当て，ゆっくりと外方へ走査する（図3-21 a）．腸脛靱帯は大腿部外側面から大腿骨外側上顆を走行した後，脛骨前外側（Gerdy結節）に付着するが，腸脛靱帯炎は大腿骨外側上顆と腸脛靱帯が繰り返し摩擦を起こすことで発症するため，観察の際は大腿骨外側上顆上層の腸脛靱帯を確認するとよい．腸脛靱帯①は，大腿骨外側上顆②の直上に高エコーの帯状の靱帯が描出される（図3-21 b,c）．腸脛靱帯炎の場合，大腿骨外側上顆直上の腸脛靱帯に炎症を示唆する低エコー像が観察できる．

C 膝関節前面部の観察

膝蓋骨（大腿四頭筋付着部）の観察（長軸）
図3-22→P.114

　膝関節伸展位にて膝蓋骨をLand Markにプローブを近位へ長軸に走査する（図3-22 a）．また短軸走査にて大腿四頭筋の腱を確認した後，プローブを長軸走査に切り換え，大腿四頭筋から膝蓋骨底まで延びる大腿四頭筋の腱を確認してもよい．比較的，描出しやすい部位ではあるがアーチファクトの出現しやすい部位でもあるので注意して観察することが大切である．表層に大腿四頭筋腱①と膝蓋骨底②が描出され，腱の直下には大腿骨③が描出される（図3-22 b,c）．膝蓋上嚢炎や関節液の貯留では膝蓋骨近位に液性の低エコー像が描出され，分離膝蓋骨では高エコーに描出される膝蓋骨の分断像および音波の透過像が確認できる．膝蓋骨骨折と分離膝蓋骨の鑑別は受傷機転および症状で確認できるが，超音波診断では骨の断端部および血腫像を確認することで鑑別できる．この部位の観察は単純ではあるが臨床上，特に有用性のある観察である．

膝蓋靱帯（付着部）の観察（長軸）
図3-23→P.114

　膝関節伸展位にて膝蓋骨と脛骨粗面をLand Markに靱帯の走行に沿って長軸走査する（図3-23 a）．膝蓋靱帯①は，膝蓋骨尖②と脛骨粗面③の間に高エコーの帯状の靱帯が描出される（図3-23 b,c）．膝蓋骨下端部における骨棘や骨辺縁の不整像などが観察される場合，ジャンパー膝やシンディングラーセン・ヨハンソン病が疑われる．また発育期における脛骨粗面部の疼痛はオスグッド・シュラッテル病が考えられ，超音波診断にて脛骨粗面付着部の不整が観察されれば，本症を疑う．

前十字靱帯の観察（長軸）
図3-24→P.115

　プローブを膝関節屈曲位にて膝蓋骨内下方に当てプローブを約30°時計方向に走査する（右膝の場合）（図3-24 a）．前十字靱帯は関節内靱帯のため，膝関節伸展位における観察では膝関節構成骨により，観察可能範囲が著しく狭く，超音波が減衰しやすい部位であり，描出が非常に難しい．描出の際は特に解剖学的知識と超音波画像の特性を理解しながら注意深く観察を行う必要がある．

　前十字靱帯①は，脛骨前顆間区②から大腿骨③に斜め下方に描出される高エコーな帯状の靱帯として描出される（図3-24 b,c）．観察の際，膝蓋骨から大腿骨にプローブ走査し，骨の形状が切り替わる部位を注意深く観察することで前十字靱帯が描出しやすくなる．

D　膝関節後面部の観察

内側半月後節部の観察（長軸）
図 3-25 → P.115

　膝関節伸展位にて膝窩より大腿骨内側顆と脛骨内側顆を Land Mark に長軸走査する（図 3-25 a）．描出し難い場合は観察のポイントを関節裂隙部に置き，プローブを内側あるいは外側へ繰り返し走査することで描出しやすくなる．わずかに三角形の半月が観察されたら，その位置で入射角度を調整することで内側半月が観察できる．内側半月後節①は，大腿骨内側顆②と脛骨内側顆③の関節裂隙に三角形の内側半月が描出される（図 3-25 b,c）．

外側半月後節部の観察（長軸）
図 3-26 → P.116

　膝関節伸展位にて膝窩より大腿骨外側顆と脛骨外側顆を Land Mark に長軸走査する（図 3-26 a）．外側半月は内側半月に比べ，関節裂隙が狭く，弓状靱帯などの軟部組織があるため，走査時に苦慮することが多い．外側半月後節①は，大腿骨外側顆②と脛骨外側顆③の関節裂隙に三角形の外側半月が描出される（図 3-26 b,c）．

後十字靱帯の観察（長軸）
図 3-27 → P.116

　プローブを膝関節伸展位にて膝窩に当てプローブを約 30° 反時計方向に走査する（右膝の場合）（図 3-27 a）．後十字靱帯①は，脛骨後顆間区②から大腿骨顆間窩③に斜め上方に描出される高エコーな帯状の靱帯として描出される（図 3-27 b,c）．

2 膝関節周辺の観察

図 3-16　内側側副靱帯の観察

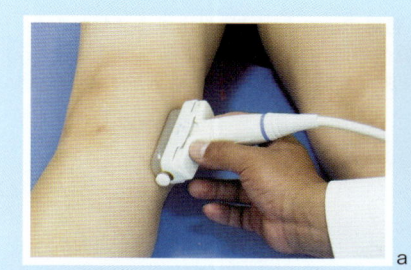

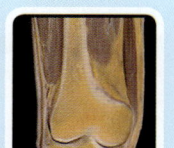

膝部冠状断

膝蓋骨約2横指内側を目安に，プローブを近位から遠位に後方から前方へ傾斜させて探すと描出しやすい．損傷の場合，膝関節軽度屈曲位にて外反ストレスをかけながら観察すると判断しやすく，損傷個所に低エコーを呈する血腫像および不整像が観察される．しかし，アーチファクトが多く，初心者には苦労することが多いため，大腿骨内側上顆をLand Markにやや斜め前方，遠位にプローブを走査することで容易に描出される．

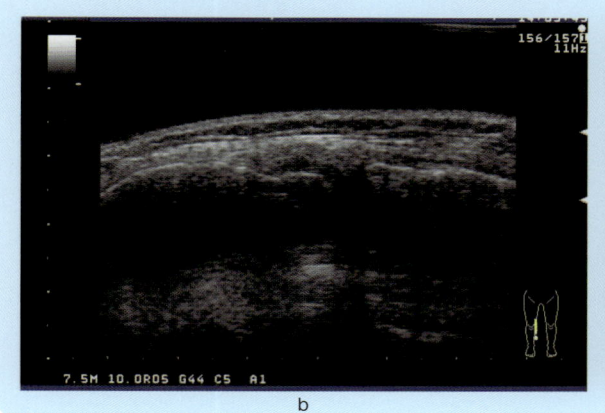

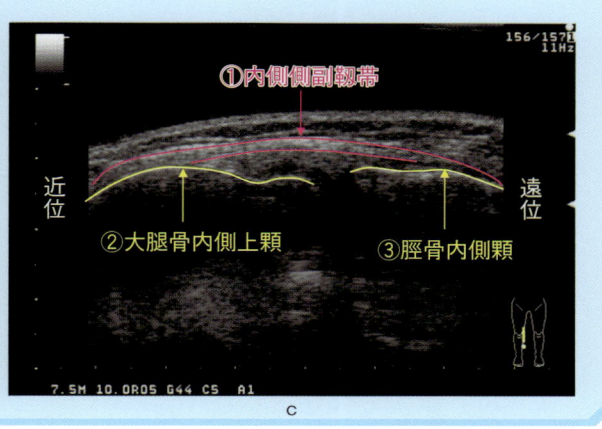

① 内側側副靱帯
② 大腿骨内側上顆
③ 脛骨内側顆

近位　遠位

図 3-17　内側半月中節部の観察

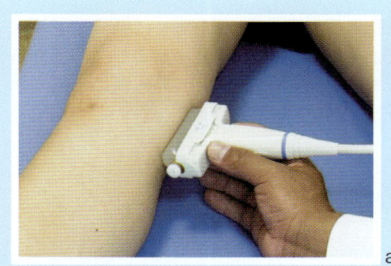

内側側副靱帯に付着するため，靱帯の走行に沿って観察を行う．損傷部付近に血腫を認める低エコー像や半月辺縁の不整像，そして線状の低エコーなどが観察される場合，損傷が疑われる．また関節裂隙の狭小化や骨棘が観察される場合，変形性膝関節症を示唆する．

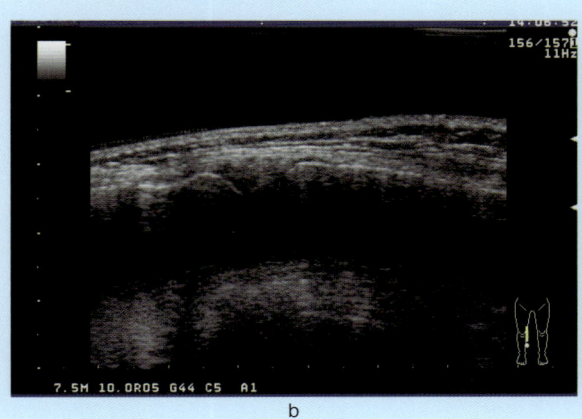

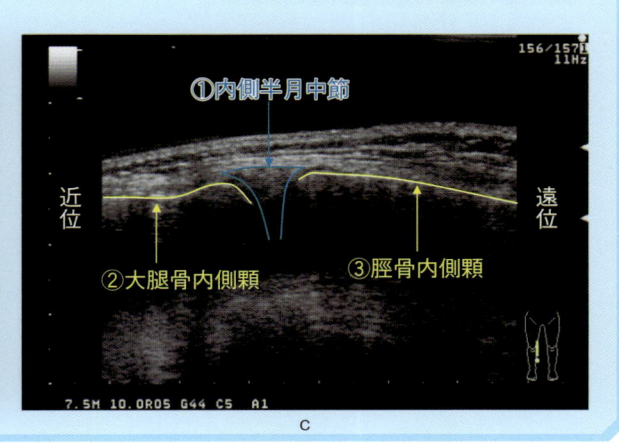

① 内側半月中節
② 大腿骨内側顆
③ 脛骨内側顆

近位　遠位

第3章　下肢の観察

図 3-18　鵞足の観察

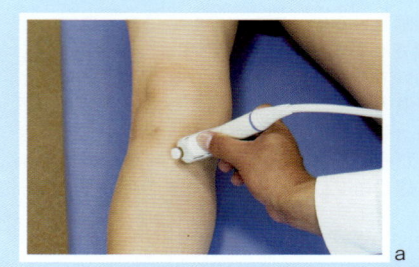

入射角度を調整し，各層の境界を明確に描出する必要がある．関節裂隙部から遠位の脛骨内側部付近に圧痛がある場合や，筋層間の低エコーや肥厚が観察される場合は鵞足滑液包炎を疑う．

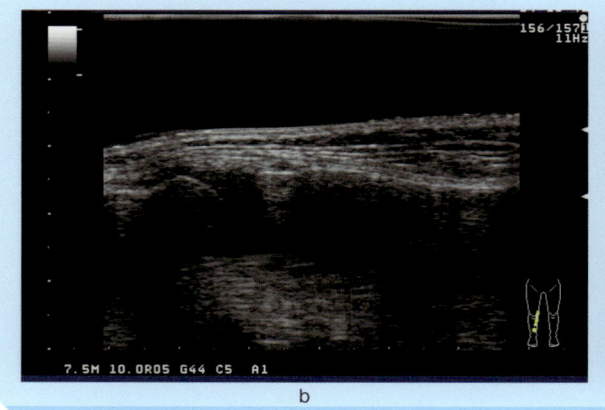

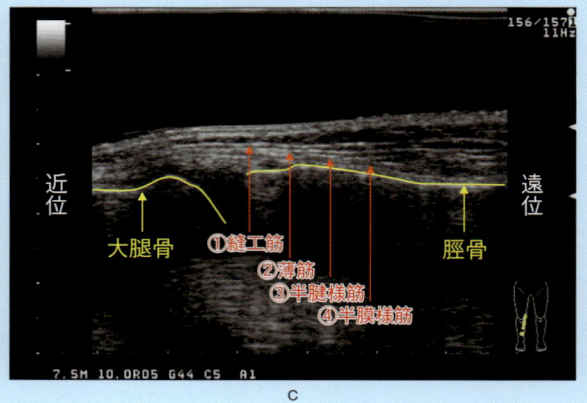

大腿骨　①縫工筋　②薄筋　③半腱様筋　④半膜様筋　脛骨

図 3-19　外側側副靱帯の観察

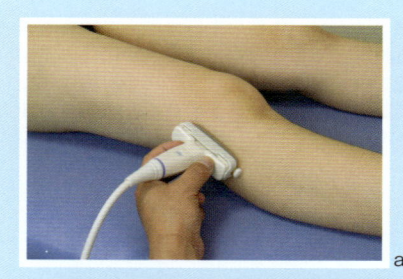

膝関節伸展位で大腿骨外側上顆を Land Mark に腓骨頭を探すと描出しやすい．また大腿二頭筋長頭腱を触知し，直上からやや前方へ走査してもよい．靱帯部の低エコー像は損傷が示唆される．

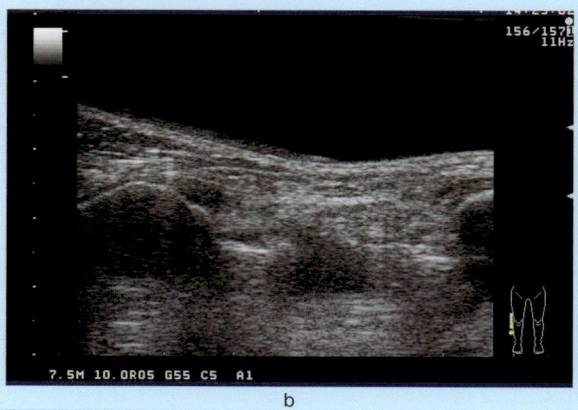

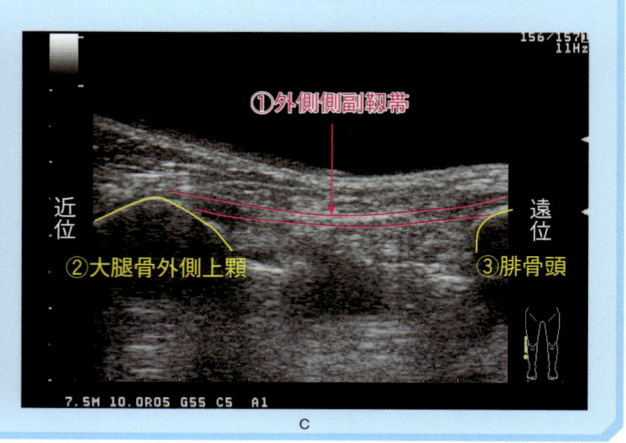

①外側側副靱帯　②大腿骨外側上顆　③腓骨頭

2 膝関節周辺の観察

図 3-20　外側半月中節部の観察

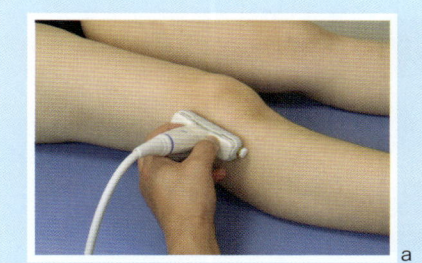

外側の関節裂隙部はとても狭く，半月が描出し難い場合は膝関節軽度屈曲位にて内反ストレスを加えながら観察するとよい．半月辺縁の不整，あるいは線状の低エコー像が観察される場合，損傷を疑う．

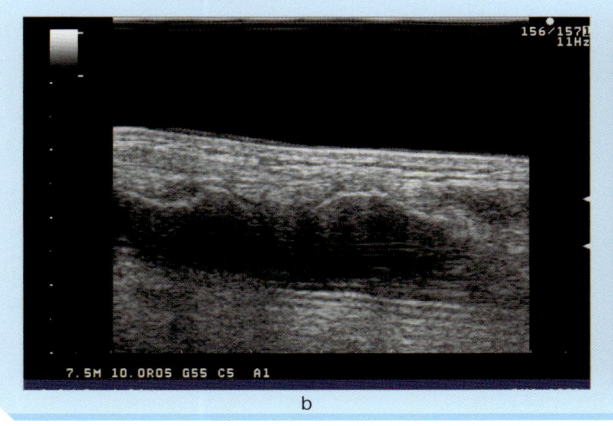

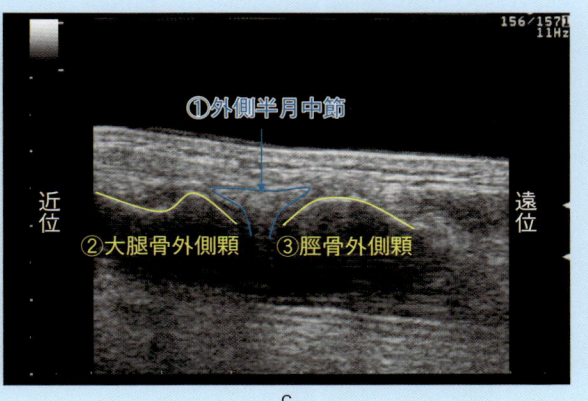

①外側半月中節
②大腿骨外側顆
③脛骨外側顆

近位／遠位

図 3-21　腸脛靱帯の観察

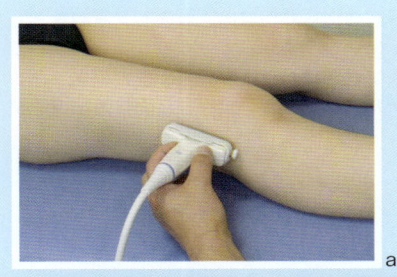

膝関節伸展位にて膝蓋骨外縁をLand Markにプローブを当て，ゆっくりと外方へ走査する．腸脛靱帯炎は大腿骨外側上顆と腸脛靱帯が繰り返し摩擦を起こす事で発症するため，観察の際は大腿骨外側上顆上層の腸脛靱帯を確認するとよい．

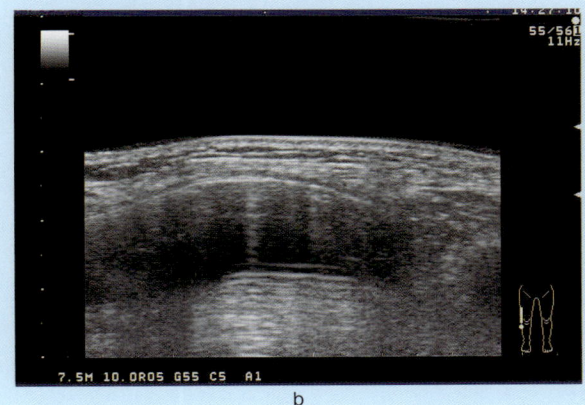

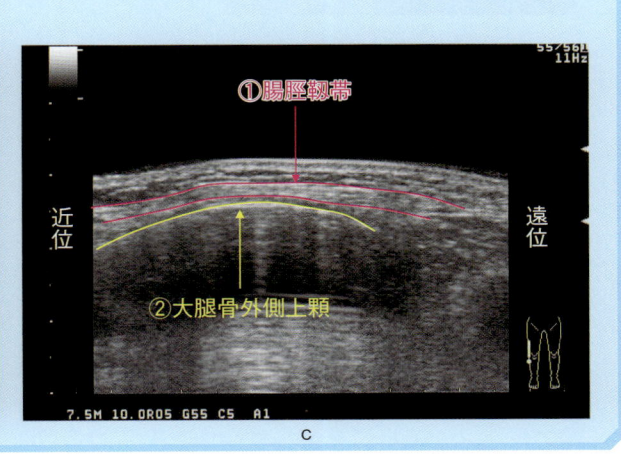

①腸脛靱帯
②大腿骨外側上顆

近位／遠位

第3章 下肢の観察

図 3-22 膝蓋骨（大腿四頭筋付着部）の観察

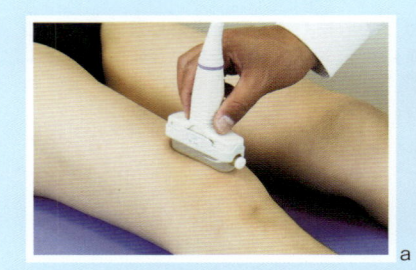

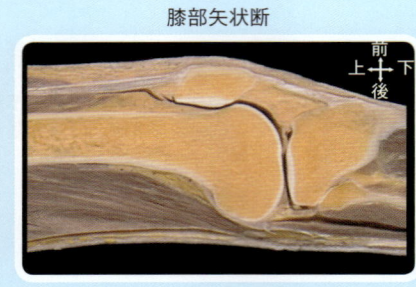

膝部矢状断

膝蓋上嚢炎や関節液の貯留では，膝蓋骨近位に液性の低エコー像が描出される．分離膝蓋骨では分断像および音波の透過像が確認でき，骨折と分離膝蓋骨の鑑別では骨の断端部を確認することで判断できる．

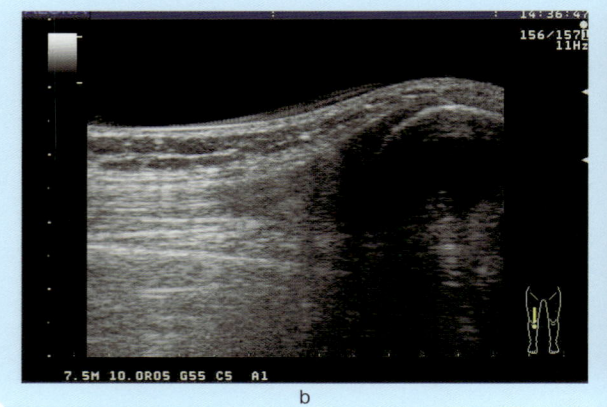

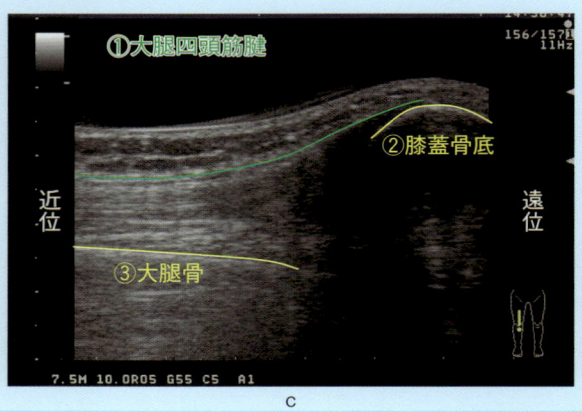

①大腿四頭筋腱
②膝蓋骨底
③大腿骨
近位／遠位

図 3-23 膝蓋靱帯（付着部）の観察

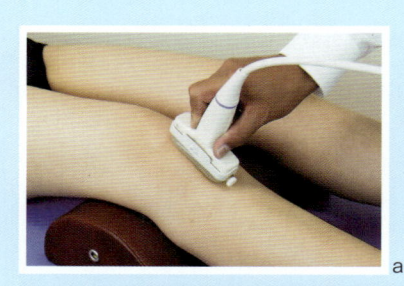

膝蓋骨下端部における骨棘や骨辺縁の不整像などが観察される場合，ジャンパー膝やシンディングラーセン・ヨハンソン病が疑われる．また発育期における脛骨粗面部の疼痛はオスグッド・シュラッテル病が考えられ，脛骨粗面付着部の不整像が観察される．

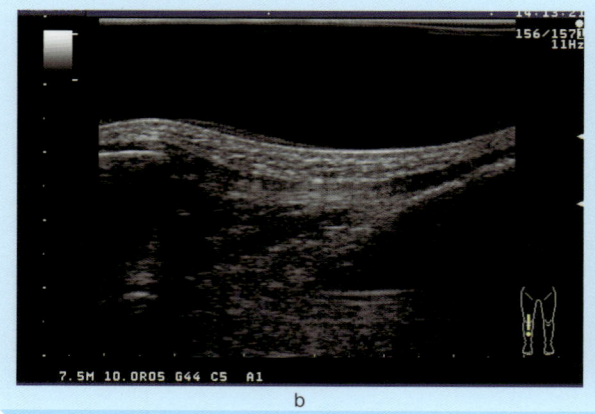

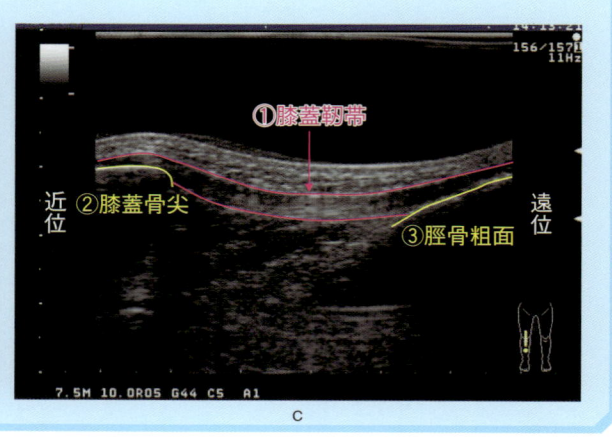

①膝蓋靱帯
②膝蓋骨尖
③脛骨粗面
近位／遠位

2 膝関節周辺の観察

図 3-24　前十字靱帯の観察

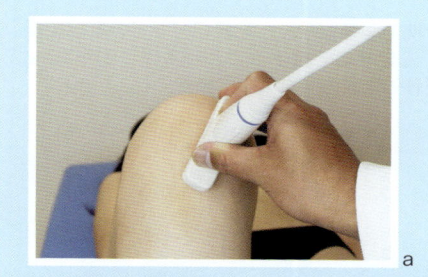

プローブを膝関節屈曲位にて膝蓋骨内下方に当てプローブを0°〜30°時計方向に走査する．また膝蓋骨から大腿骨にプローブ走査し，骨の形状が切り替わる部位を注意深く観察することで前十字靱帯が描出しやすくなる．

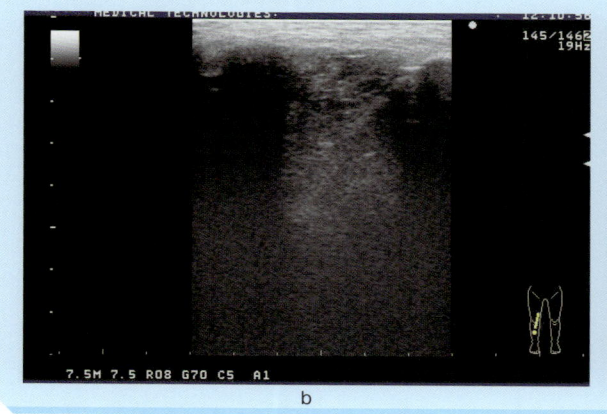

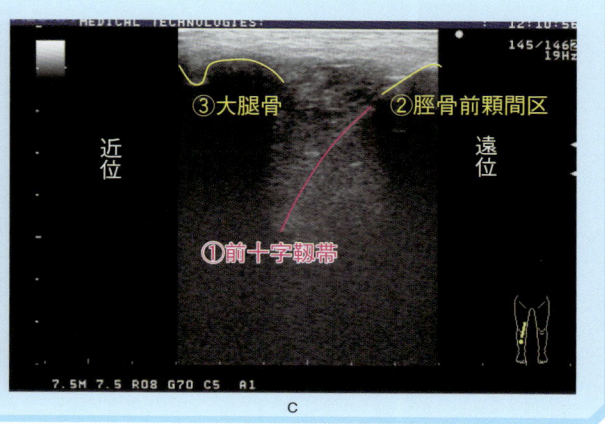

③大腿骨　②脛骨前顆間区
近位　遠位
①前十字靱帯

図 3-25　内側半月後節部の観察

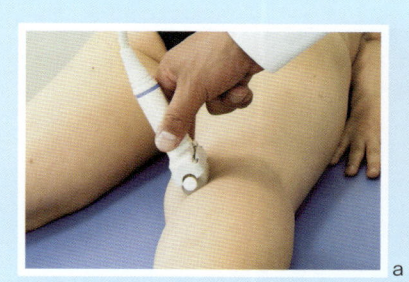

膝部矢状断

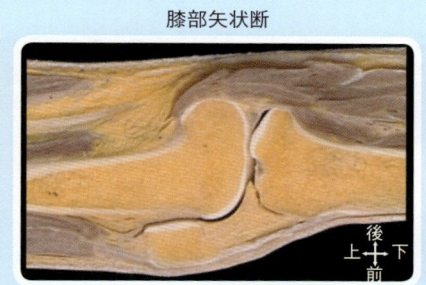

Land Mark を関節裂隙部に置き，プローブを内側あるいは外側へ繰り返し走査し，三角形の半月が観察された位置で入射角度を調整し，描出する．

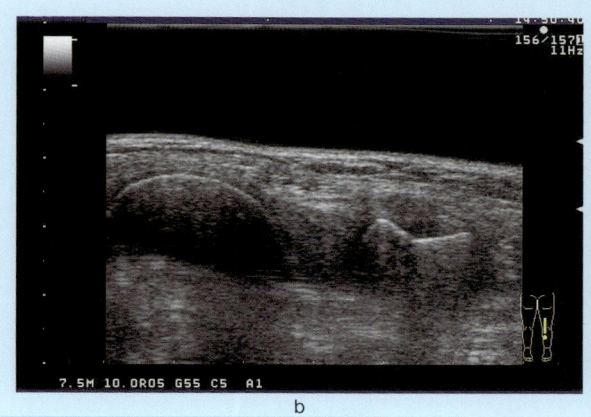

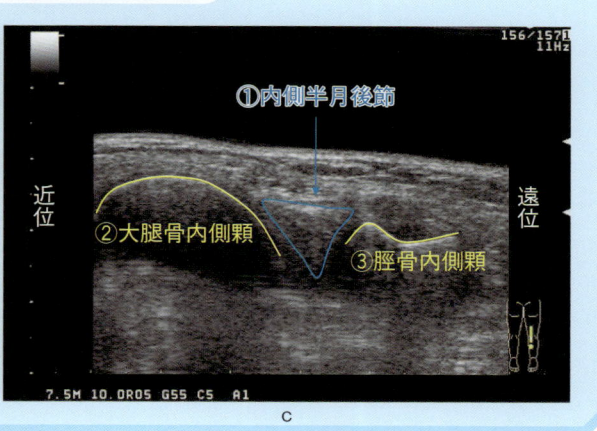

①内側半月後節
近位　遠位
②大腿骨内側顆　③脛骨内側顆

第3章　下肢の観察

図 3-26　外側半月後節部の観察

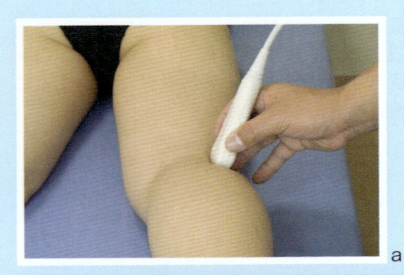

内側半月に比べ，関節裂隙が狭く，弓状靱帯などの軟部組織が介在するため，走査時に苦慮することが多い．そのため，大腿骨外側顆と脛骨外側顆の間を入念に観察する．

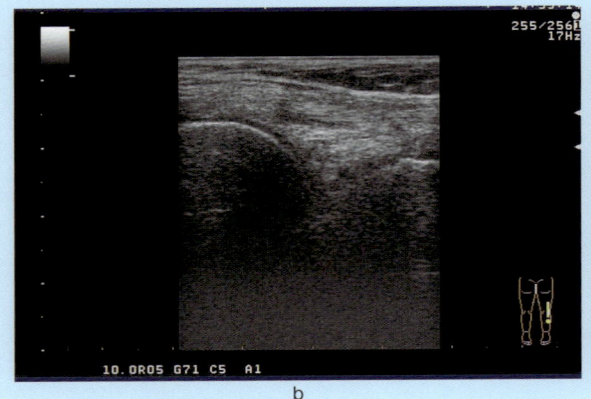

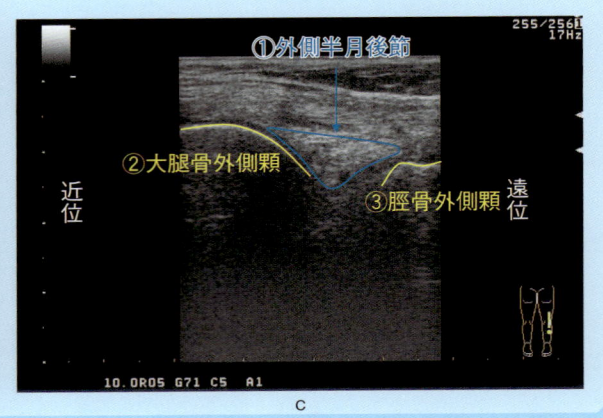

①外側半月後節
②大腿骨外側顆
③脛骨外側顆
近位／遠位

図 3-27　後十字靱帯の観察

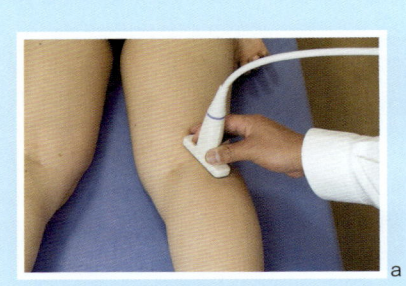

プローブを膝関節伸展位にて膝窩に当て，プローブを約30°反時計方向に走査する．解剖学的位置関係を理解し，観察を行うことで比較的描出しやすい．

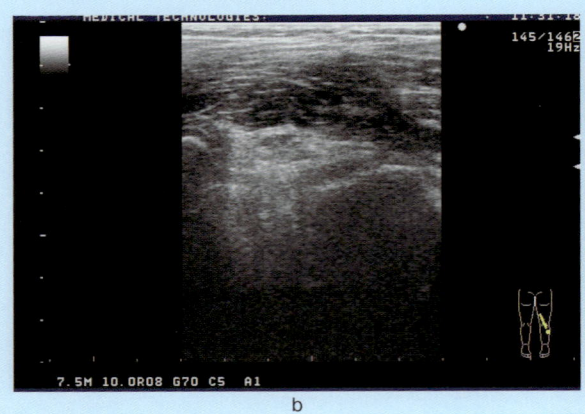

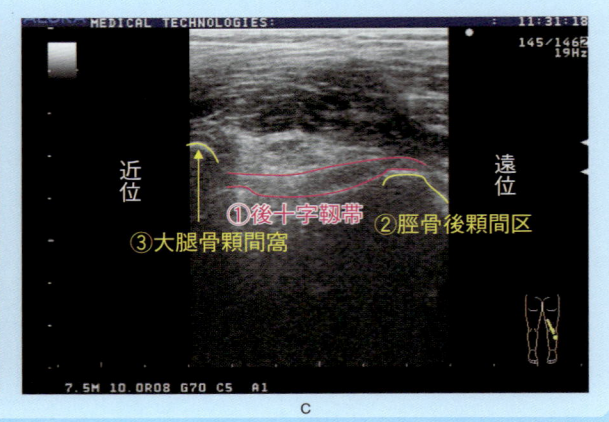

①後十字靱帯
②脛骨後顆間区
③大腿骨顆間窩
近位／遠位

3 下腿・足趾部の観察

　下腿部はランニングやジャンプなど激しい動きによるオーバーユースや下腿周辺筋群の柔軟性低下などにより障害を起こしやすい部位である．また足部のアライメント異常に伴い筋肉や腱などの軟部組織に変性を引き起こし，発症する場合がある．下腿部周辺の疾患には陸上競技者やジャンプを多用するスポーツ選手に好発する過労性脛部痛（shin-splints），長距離ランナーに多発する脛骨疲労骨折，ダッシュやランニング中に発生する腓腹筋損傷（肉離れ）などがあり超音波診断は各病態を把握する上で有用性がある．またアキレス腱炎やアキレス腱周囲炎による腱の肥厚やアキレス腱断裂による患部の観察そして踵骨後上部のアキレス腱間滑液包炎などの炎症所見を把握するのに超音波診断は特に有意性がある．

　足部の疾患はスポーツ外傷に伴うことが多く，特に足関節の内反強制による靱帯損傷は頻発し，損傷程度の判断に役立つ．また足関節外反強制による三角靱帯損傷と剥離骨折の鑑別，あるいはX線上に描出され難い中足骨疲労骨折や遷延治癒に移行しやすいジョーンズ骨折そして第5中足骨基底部に起こる下駄骨折など，受傷時に骨折と軟部組織損傷の判断がし難い疾患に対しても超音波診断にも有用性がある．さらに足部では縦アーチと横アーチという荷重を分散させる合理的な荷重支持機構があり，足底筋の低下や支持靱帯の低下によりアーチが低下し（ハイパープロネーション），扁平足や外反母趾，足底腱膜炎を引き起こす．これらの疾患はアライメントを整えることで改善されるが足底腱膜炎の場合，踵骨付着部に滑液包炎あるいは骨棘が認められる場合があり，それらを観察する際に有用性がある．

A 下腿中央部の観察

　下腿短軸は走査する位置によって筋肉の大きさや骨の形状が変わり，描出画像に違いが生じるため，そのことをよく理解した上で走査する必要がある．

前方コンパートメント（短軸）
図 3-28→P.123

　下腿中央部前外側にて前脛骨筋をLand Markに短軸に走査する（図 3-28 a）．
　表層に脛骨①から前脛骨筋②，長趾伸筋③，長腓骨筋④が描出され，前脛骨筋深層には後脛骨筋⑤が描出される（図 3-28 b,c）．

外側コンパートメント（短軸）
図 3-29→P.123

　下腿中央部外側にて腓骨をLand Markに短軸に走査する（図 3-29 a）．腓骨①前方に長腓骨筋②，後方にヒラメ筋③が描出される（図 3-29 b,c）．

浅・深後方コンパートメント（短軸）
図 3-30→P.124

　下腿中央部後面にて腓腹筋外側頭をLand Markに短軸に走査する（図 3-30 a）．深後方コンパート

第3章　下肢の観察

メントは深層に位置するため，深層の画像が不鮮明に描出されるので観察の際は診断距離およびフォーカス機能を用い，入射角度を調整して観察することが大切である．

表層から腓腹筋外側頭①，ヒラメ筋②，長趾屈筋③，後脛骨筋④，長母趾屈筋⑤が描出され，高エコーの脛骨⑥と腓骨⑦が描出される（図3-30 b,c）．

内側部の観察（長軸）　　図3-31→P.124

下腿後面より腓腹筋内側頭をLand Markに長軸に走査する（図3-31 a）．その際，膝関節伸展位あるいは屈曲位にて足関節を底背屈させると，筋収縮に時間差があり腓腹筋・ヒラメ筋の判別ができる．また注意深く観察すると腓腹筋・ヒラメ筋の線維の走行の違いが確認できる．表層より腓腹筋内側頭①，ヒラメ筋②，脛骨③が描出される（図3-31 b,c）．

外側部の観察（長軸）　　図3-32→P.125

下腿後面より腓腹筋外側頭をLand Markに長軸に走査する（図3-32 a）．表層より腓腹筋外側頭①，ヒラメ筋②，後脛骨筋③が描出される（図3-32 b,c）．また脛骨前面中下1/3部ではshin-splintsの病態を観察でき，高エコーに描出される脛骨の膨隆，あるいは骨膜反応が観察される場合はshin-splintsを疑う．下腿中央部での観察の際は短軸および長軸走査にて観察する筋肉を特定し，観察する必要がある．筋損傷（肉離れ）の場合，深筋膜境界での低エコーの存在（炎症）や筋肉内の血腫を探すと判断に役立つ．損傷初期では血腫が少なく明確な判断がし難い場合があるが，受傷翌日には明確な低エコーを観察することができる．また打撲による損傷深度を確認する際にも有用性がある．

B　下腿下部の観察

アキレス腱の観察（長軸）　　図3-33→P.125

腹臥位にて，足関節を90°とし，踵骨をLand Markにアキレス腱の走行に沿って長軸に走査する（図3-33 a）．アキレス腱①は，踵骨付着部②から水平に高エコーな帯状に描出され，アキレス腱深部には脂肪組織③が描出される（図3-33 b,c）．

筋腱移行部の観察（長軸）　　図3-34→P.126

アキレス腱の走行に沿って近位に長軸に走査する（図3-34 a）．筋腱移行部ではアキレス腱表層（腱膜）が筋腱移行部付近で薄くなり，さらに近位まで続く．アキレス腱表層の下にアキレス腱①とヒラメ筋②の移行部が描出される（線維の走行の違いが確認できる）．その深部に長母趾屈筋③，後脛骨筋④，脛骨⑤，脂肪組織⑥，深層に距骨⑦が描出される（図3-34 b,c）．

アキレス腱の観察（短軸）　　図3-35→P.126

踵骨をLand Markにアキレス腱を短軸に走査する（図3-35 a）．

表層にアキレス腱①，深部に距骨②と踵骨③が描出される（図3-35 b,c）．

筋腱移行部の観察（短軸）
図 3-36→P.127

短軸にて近位にプローブを走査し，観察する（図 3-36 a）．筋腱移行部では平状のアキレス腱①とヒラメ筋②が描出され，深部に長母趾屈筋③，脛骨④，腓骨⑤が描出される（図 3-36 b,c）．

アキレス腱断裂は踵骨付着部より 2 cm 近位のアキレス腱狭小部に好発し，断裂部では著明な乱れが生じる．またアキレス腱断裂は通常 1 回の外力で断裂することは少なく，腱の肥厚や炎症を確認することは臨床上非常に有意である．その際，健側と同高位にて比較・判断するとよい．またアキレス腱炎や周囲炎では腱周囲が低エコーに描出され，輪郭がはっきりとし，腱の肥厚が認められるので健側との比較が必要であり，踵骨付着部での低エコーは炎症を示唆する．その他，骨折と誤診しやすい過剰骨が距骨周辺に介在することがある．その場合，骨折と過剰骨では超音波の透過像および骨辺縁の断端に違いが生じるため，注意深く観察する必要がある．

C 靱帯の観察

前脛腓靱帯の観察（長軸）
図 3-37→P.127

外果を Land Mark に足関節前外側面にプローブを当て，近位に走査し，前脛腓靱帯に対して長軸に走査する（図 3-37 a）．外果の頂点を基準に内側へ走査すると脛腓間ではなく距骨滑車が描出されるのでその際は近位へ走査するとよい．また観察の際は下腿両骨を描出して位置関係を確認してから前脛腓靱帯を描出するとわかりやすい．前脛腓靱帯①は，腓骨②と脛骨③との間に高エコーの帯状に描出される（図 3-37 b,c）．

前距腓靱帯の観察（長軸）
図 3-38→P.128

外果と距骨を Land Mark に靱帯の走行に沿って，長軸に走査する（図 3-38 a）．前距腓靱帯を確認し難いときは前方引き出しあるいは内反ストレスをかけるなど靱帯に緊張を加えることで判断しやすくなる．前距腓靱帯①は，外果②と距骨③の間に高エコーの帯状に描出される（図 3-38 b,c）．

踵腓靱帯の観察（長軸）
図 3-39→P.128

外果と踵骨を Land Mark に靱帯の走行に沿って，長軸に走査する．その際，踵腓靱帯の走行を理解した上で外果を支点に遠位のプローブを後下方に走査する．踵腓靱帯①は，外果②から踵骨③へ高エコーの帯状に描出され，踵腓靱帯の深層に距骨④，表層に長・短腓骨筋腱⑤の短軸像が描出される．

三角靱帯の観察（長軸）
図 3-40～43→P.129

前脛距部，脛舟部，脛踵部，後脛距部に分けて観察を行う．

前脛距部は内果と距骨頭を Land Mark に靱帯の走行に沿って，長軸に走査する（図 3-40 a）．

前脛距部では内果①から距骨頭②に走行する三角靱帯③が描出され，遠位に舟状骨④が描出される（図 3-40 b,c）．

脛舟部は内果と距骨頭および舟状骨粗面を Land Mark に靱帯の走行に沿って，長軸に走査する（図

第3章　下肢の観察

3-41 a）．

脛舟部では内果①から舟状骨粗面②に走行する三角靱帯③が描出される（図3-41 b,c）．

脛踵部は内果と踵骨載距突起をLand Markに靱帯の走行に沿って，長軸に走査する（図3-42 a）．

脛踵部では内果①から踵骨載距突起②に走行する三角靱帯③が描出される（図3-42 b,c）．

後脛距部は内果と距骨後突起内側結節をLand Markに靱帯の走行に沿って，長軸に走査する（図3-43 a）．

後脛距部では内果①から距骨内側結節②に走行する三角靱帯③が描出される（図3-43 b,c）．

三角靱帯は各々の部位によって写り方が違ってくるので観察の際は骨および靱帯の位置関係を理解し，走査することが大切である．靱帯損傷の場合，損傷箇所に低エコーの血腫像および不整像が観察される．

D　足根管の観察

短軸走査　図3-44→P.131

後脛骨動脈をLand Markに内果から踵部にプローブを当てる（図3-44 a）．その際，Flow機能を用いて後脛骨動脈を描出するとよい．内果①，後脛骨筋腱②，長趾屈筋腱③，後脛骨動脈④，脛骨神経⑤，長母趾屈筋腱⑥が描出され，深層に距骨⑦と踵骨⑧が描出される（図3-44 b,c）．

長軸走査　図3-45→P.131

後脛骨動脈の走行に合わせてプローブを当て，やや後方へ走査する（図3-45 a）．

低エコーの脛骨神経①と距骨②が描出される（図3-45 b,c）．

足根管症候群では脛骨神経の絞扼を見つけることが困難であるがガングリオンの存在を探し，位置関係を確認する方法を試みるのもよい．

E　足根骨の観察

足根骨の観察は軟部組織が薄く骨および関節を描出しやすい反面，骨の特定に苦慮する．そのため，位置関係をしっかり理解し，観察する必要がある．

距骨前面（底屈位）の観察（長軸）　図3-46→P.132

足関節底屈位にて前脛骨筋外側の長母趾伸筋腱をLand Markに長軸に走査する（図3-46 a）．足関節を底屈位にすることで距骨が観察しやすくなる．距骨は脛骨①と舟状骨の間に描出され，表層に長母趾伸筋腱②が描出される．距骨はなめらかな曲線を描く距骨滑車③から距骨頸④，距骨頭⑤と連続した画像が描出される（図3-46 b,c）．

内側足根骨（近位，遠位）の観察（長軸）
図3-47，48→P.132

長母趾伸筋腱をLand Markに長軸にプローブを当て，近位から遠位に走査する（図3-47 a）．

近位部では距骨①，舟状骨②，内側楔状骨③が描出され，表層に長母趾伸筋腱④が描出される（図3-47 b,c）．

遠位部では舟状骨①，内側楔状骨②，第1中足骨③が描出され，表層に長母趾伸筋腱④が描出される（図3-48 b,c）．

外側足根骨の観察（長軸）
図3-49→P.133

第4中足骨をLand Markに長軸にプローブを当て，近位に走査する（図3-49 a）．遠位から第4中足骨③，立方骨②，踵骨①が描出され，表層に短趾伸筋④が描出される．足根骨間の不整像や血腫像は靱帯損傷を疑い，骨の離断像や音波の透過像が確認される場合は骨折が疑われる（図3-49 b,c）．

F　中足骨の観察

第2中足骨の観察（長軸）
図3-50→P.134

第2中足骨をLand Markに骨の走行に沿って，長軸に走査する（図3-50 a）．第2中足骨①と表層に長趾伸筋腱②が描出される（図3-50 b,c）．

短腓骨筋腱付着部の観察（長軸）
図3-51→P.134

外側より第5中足骨基底部をLand Markに長軸に走査する（図3-51 a）．短腓骨筋腱①は第5中足骨基底部②に付着し，深層に踵骨③，立方骨④が描出される（図3-51 b,c）．

第3，4，5中足骨の観察（短軸）
図3-52→P.135

第3，4，5中足骨基底部をLand Markに短軸に走査する（図3-52 a）．中足骨基底部は外側部から第5中足骨①＞第3中足骨②＞第4中足骨③の順に幅が広く描出される（図3-52 b,c）．第2中足骨および第5中足骨は骨折の好発部位のため，骨の離断像ならびに音波の透過像が確認される場合は骨折を疑う．

G　足趾部の観察

第1中足趾節関節部の観察（長軸）
図3-53→P.135

　第1中足趾節関節部をLand Markに長軸に走査する（図3-53 a）．第1中足骨①，母趾基節骨②，母趾末節骨③が描出され，各々の関節部が描出される．また表層には長母趾伸筋腱④が描出される（図3-53 b,c）．

第2趾節間関節部の観察（長軸）
図3-54～55→P.136

　背側と底側から観察を行う．第2趾をLand Markに背側と底側から長軸に走査する（図3-54 a, 55 a）．基節骨①，中節骨②，末節骨③が描出され，各々の関節部（MP，PIP，DIP）と長趾伸筋腱④，長趾屈筋腱⑤が描出される（図3-54 b,c, 55 b,c）．趾骨は骨折と軟部組織損傷を誤診しやすい部位であり，骨折症状を呈する場合は慎重に観察し，骨の離断像や剝離骨片を確認する必要がある．

H　足底腱膜の観察
図3-56→P.137

　踵骨隆起をLand Markに長軸に走査する（図3-56 a）．踵骨隆起①より足底腱膜②が高エコーな帯状に描出される（図3-56 b,c）．足底腱膜炎では踵骨隆起と足底腱膜の間が低エコーに描出される．滑液包炎の場合，扁平した楕円形の滑液包が低エコーに確認できる．また骨棘を形成する場合は踵骨前結節付近に不整を見ることがある．

3 下腿・足趾部の観察

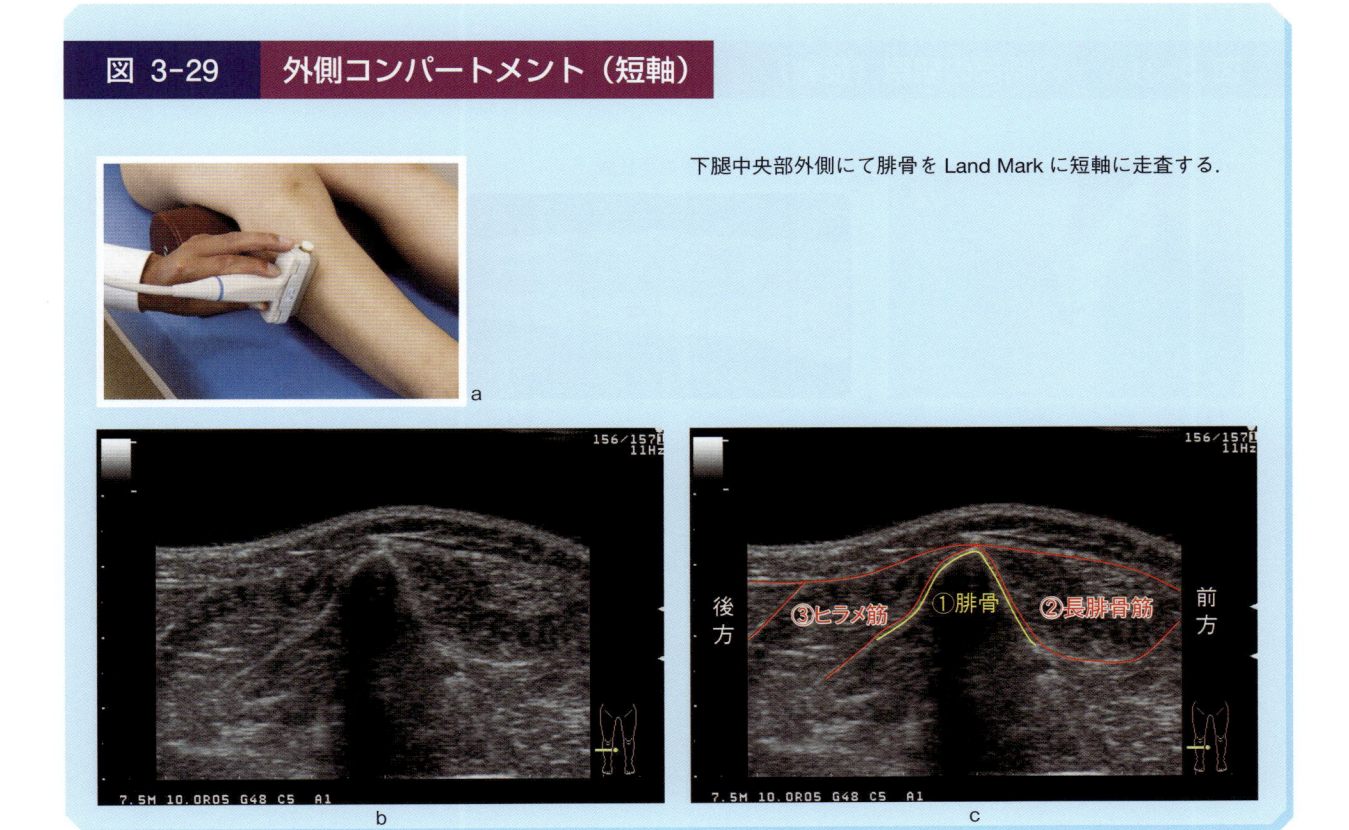

図 3-28　前方コンパートメント（短軸）

下腿中央部水平断

下腿中央部前外側にて前脛骨筋を Land Mark に短軸に走査する．

a

b

c

④長腓骨筋　②前脛骨筋　①脛骨
外側　　　　　　　　　　　　　内側
③長趾伸筋
⑤後脛骨筋

図 3-29　外側コンパートメント（短軸）

下腿中央部外側にて腓骨を Land Mark に短軸に走査する．

a

b

c

後方　③ヒラメ筋　①腓骨　②長腓骨筋　前方

第3章　下肢の観察

図 3-30　浅・深後方コンパートメント（短軸）

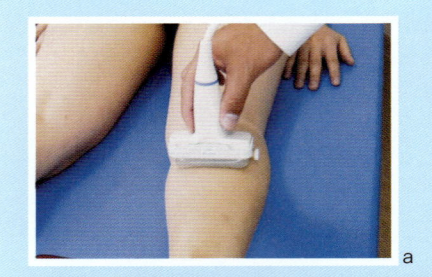

深後方コンパートメントは深層に位置するため，深層の画像が不鮮明に描出されるので観察の際は診断距離およびフォーカス機能を用い，入射角度を調整して観察することが大切である．

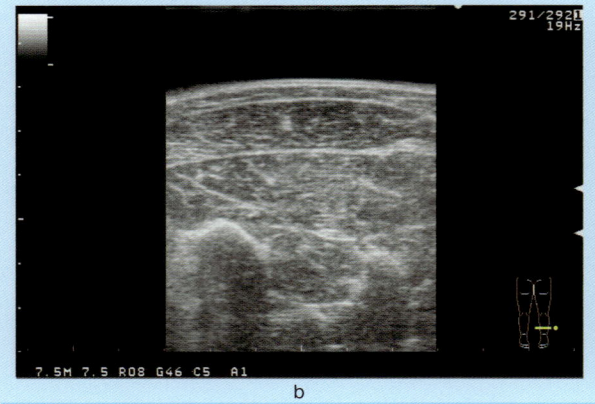

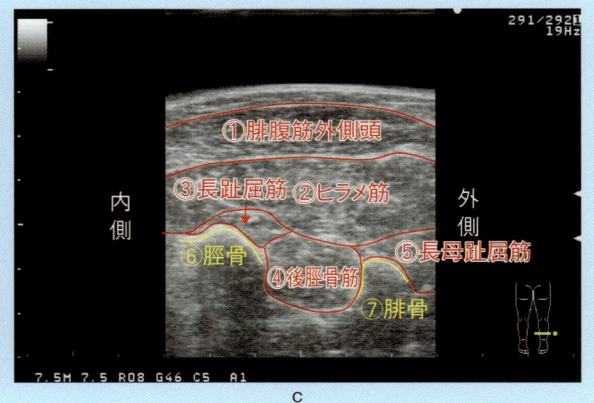

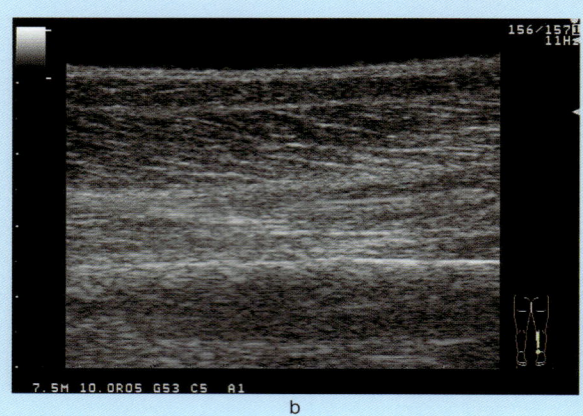

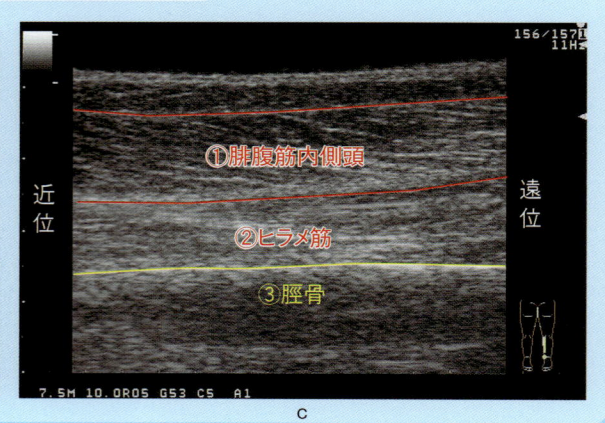

①腓腹筋外側頭
③長趾屈筋　②ヒラメ筋
内側　　　　　　　　　　　　外側
⑥脛骨　④後脛骨筋　⑤長母趾屈筋
⑦腓骨

図 3-31　内側部の観察（長軸）

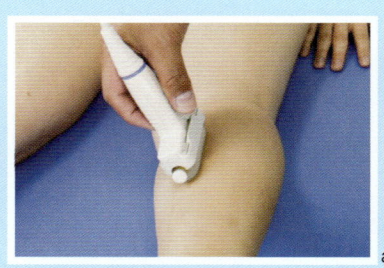

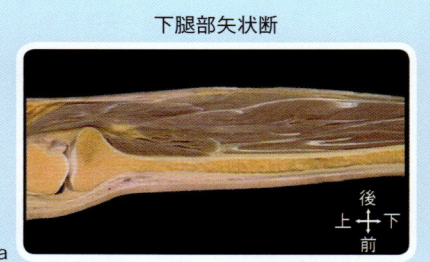

下腿部矢状断

膝関節伸展位あるいは屈曲位にて足関節を底背屈させると，筋収縮に時間差があり腓腹筋・ヒラメ筋の判別ができる．また注意深く観察すると腓腹筋・ヒラメ筋の線維の走行の違いが確認できる．筋損傷（肉離れ）の場合，深筋膜境界での低エコーの存在（炎症）や筋肉内の血腫を探すと判断に役立つ．

①腓腹筋内側頭
近位　　　　　　　　　　　　遠位
②ヒラメ筋
③脛骨

3 下腿・足趾部の観察

図 3-32　外側部の観察（長軸）

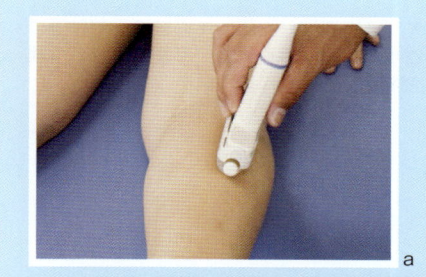

膝関節伸展位あるいは屈曲位にて足関節を底背屈させると，筋収縮に時間差があり腓腹筋・ヒラメ筋の判別ができる．また注意深く観察すると腓腹筋・ヒラメ筋の線維の走行の違いが確認できる．筋損傷（肉離れ）の場合，深筋膜境界での低エコーの存在（炎症）や筋肉内の血腫を探すと判断に役立つ．

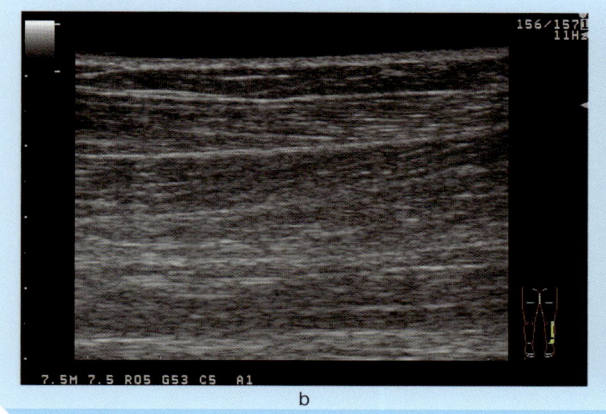

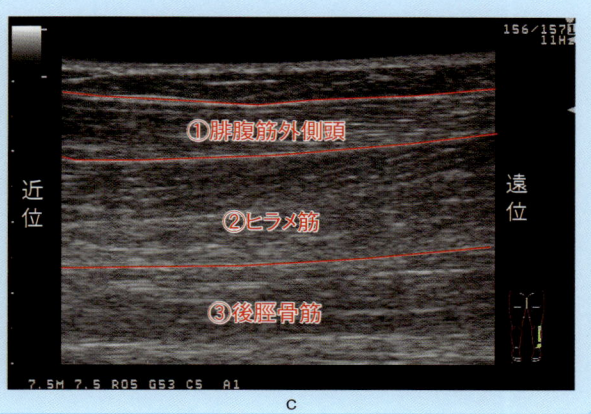

① 腓腹筋外側頭
② ヒラメ筋
③ 後脛骨筋

図 3-33　アキレス腱の観察（長軸）

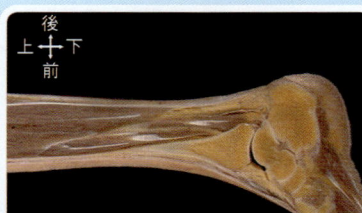

下腿部矢状断

アキレス腱断裂は踵骨付着部より2cm近位のアキレス腱狭小部に好発し，断裂部では著明な乱れが生じる．ただし，アキレス腱断裂は通常1回の外力で断裂することは少なく，腱の肥厚や炎症を確認することは臨床上非常に有意である．また踵骨付着部での低エコーは炎症を示唆する．

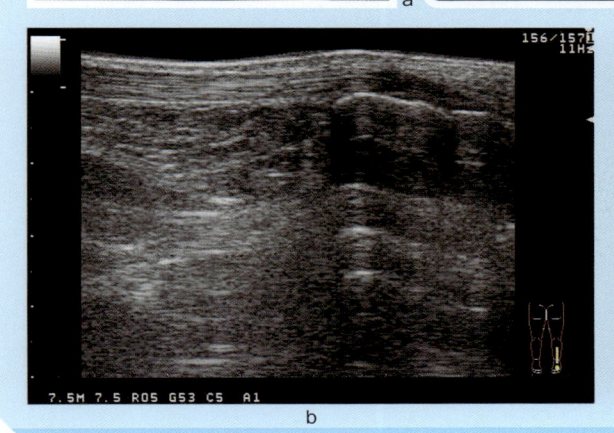

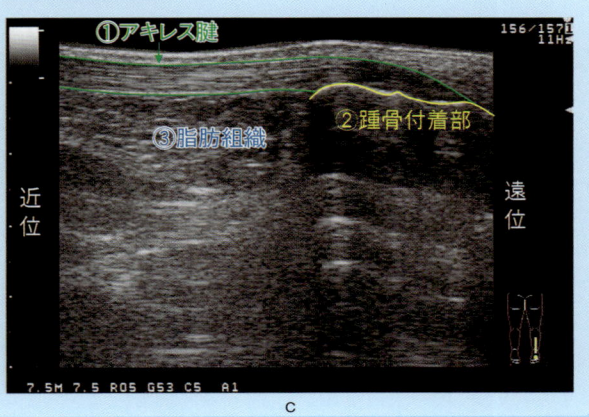

① アキレス腱
② 踵骨付着部
③ 脂肪組織

第3章　下肢の観察

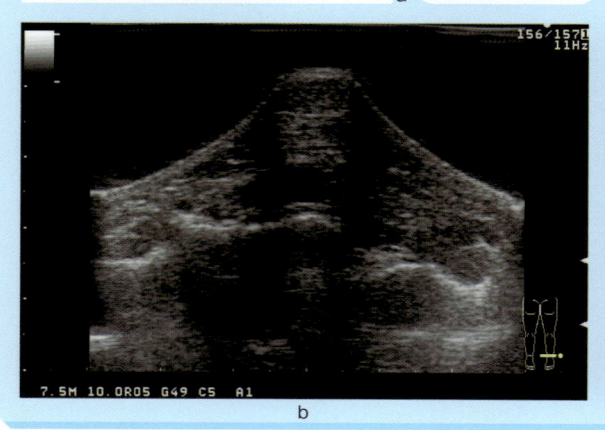

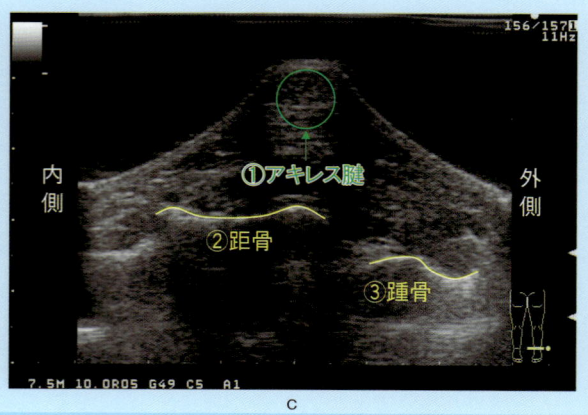

図 3-34　筋腱移行部の観察（長軸）

筋腱移行部ではアキレス腱表層（腱膜）が筋腱移行部付近で薄くなり，更に近位まで続く．腱自体の肥厚が観察される場合，アキレス腱炎や周囲炎が疑われる．

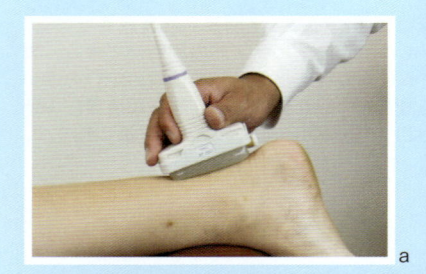

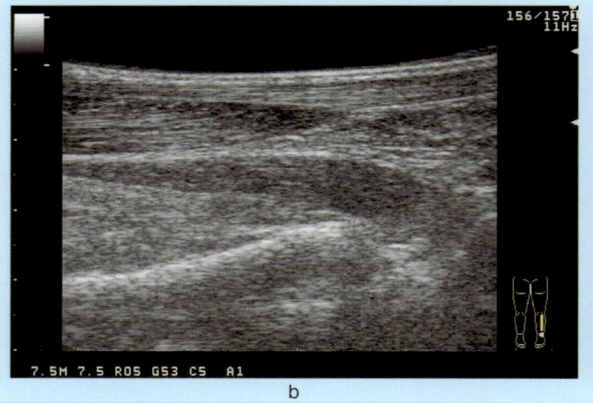

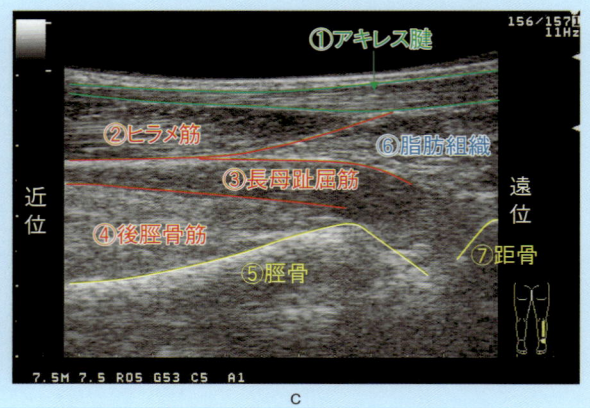

①アキレス腱
②ヒラメ筋
③長母趾屈筋
④後脛骨筋
⑤脛骨
⑥脂肪組織
⑦距骨

近位／遠位

図 3-35　アキレス腱の観察（短軸）

下腿遠位部水平断

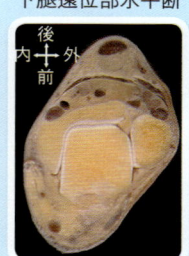

アキレス腱炎や周囲炎では腱周囲が低エコーに描出され，輪郭がはっきりとし，腱の肥厚が認められる．

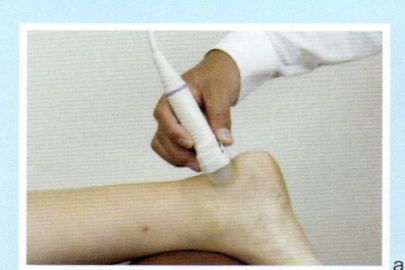

①アキレス腱
②距骨
③踵骨

内側／外側

126

3 下腿・足趾部の観察

図 3-36　筋腱移行部の観察（短軸）

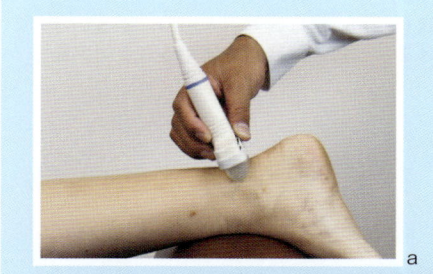

アキレス腱炎や周囲炎では腱周囲が低エコーに描出され，輪郭がはっきりとし，腱の肥厚が認められる．

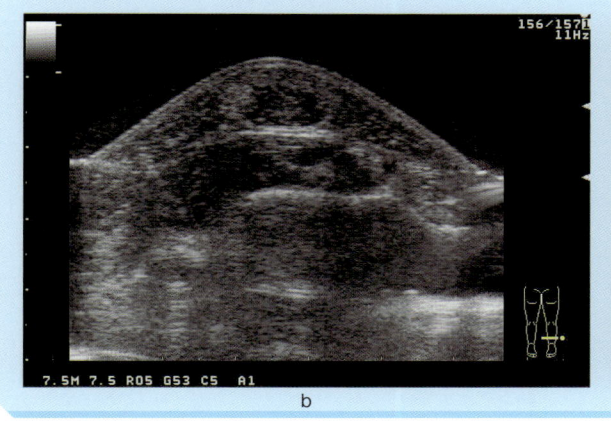

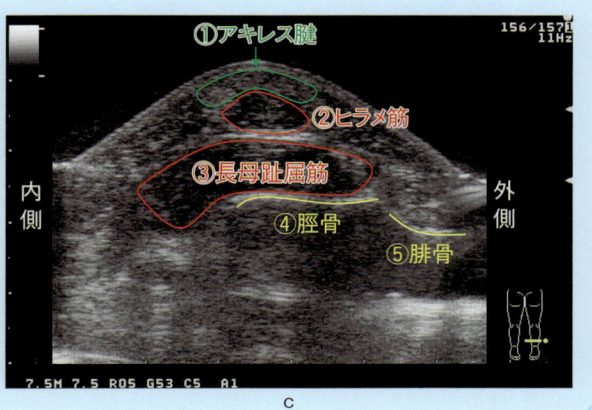

①アキレス腱
②ヒラメ筋
③長母趾屈筋
④脛骨
⑤腓骨

図 3-37　前脛腓靱帯の観察

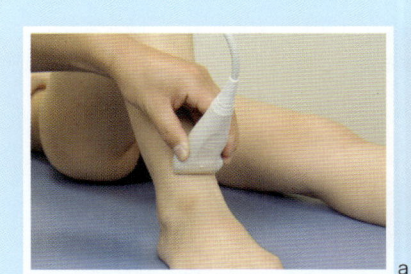

下腿遠位部水平断

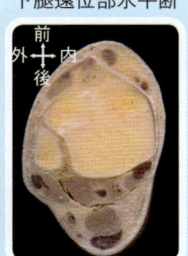

外果を Land Mark に足関節前外側面にプローブを当て，近位に走査し，前脛腓靱帯に対して長軸に走査する．外果の頂点を基準に内側へ走査すると，脛腓間ではなく距骨滑車が描出されるのでその際は近位へ走査するとよい．

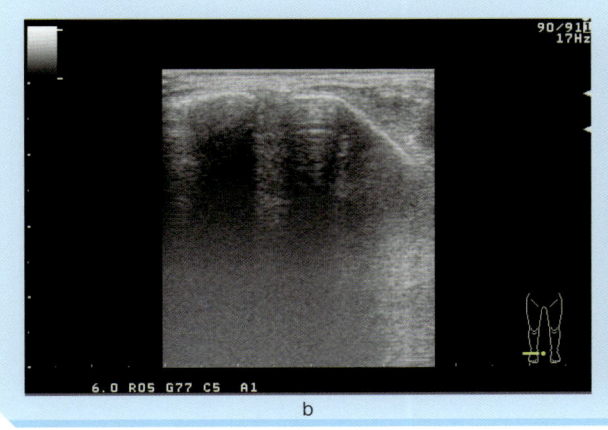

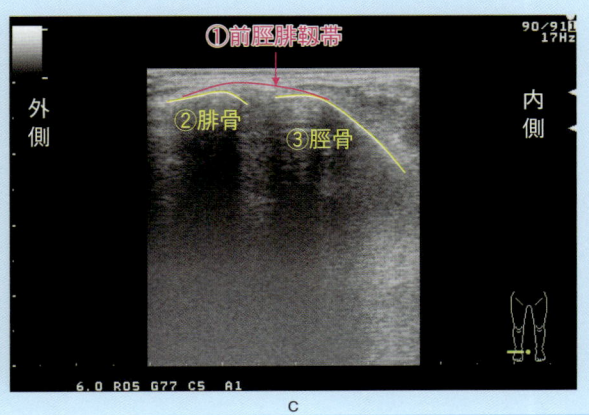

①前脛腓靱帯
②腓骨
③脛骨

127

第3章　下肢の観察

図 3-38　前距腓靱帯の観察

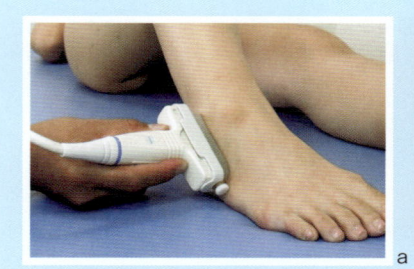

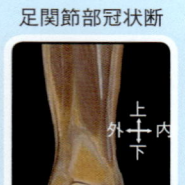

足関節部冠状断

前距腓靱帯を確認しにくい時は前方引き出し，あるいは内反ストレスをかけるなど靱帯に緊張を加えることで判断しやすくなる．

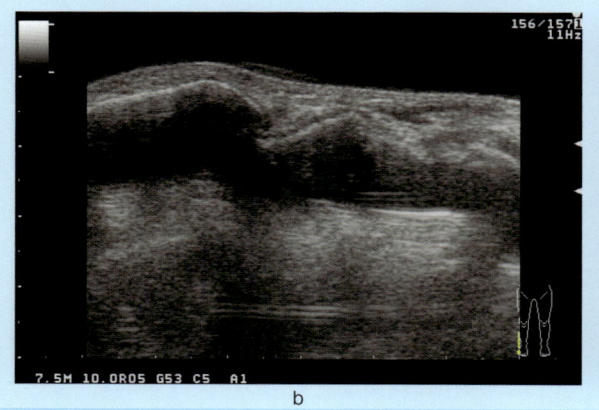

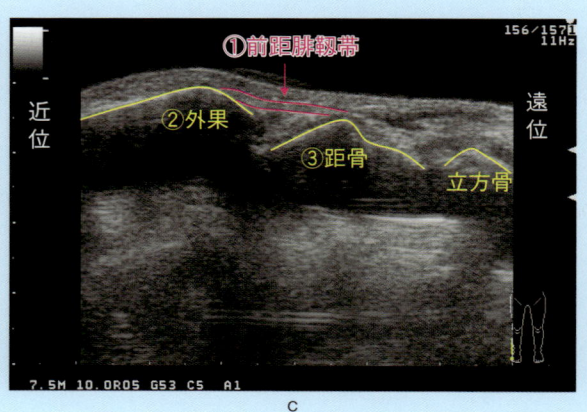

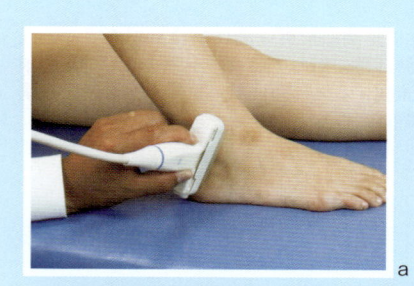

①前距腓靱帯
②外果
③距骨
立方骨

図 3-39　踵腓靱帯の観察

踵腓靱帯の走行を理解した上で，外果を支点に遠位のプローブを後下方に走査する．

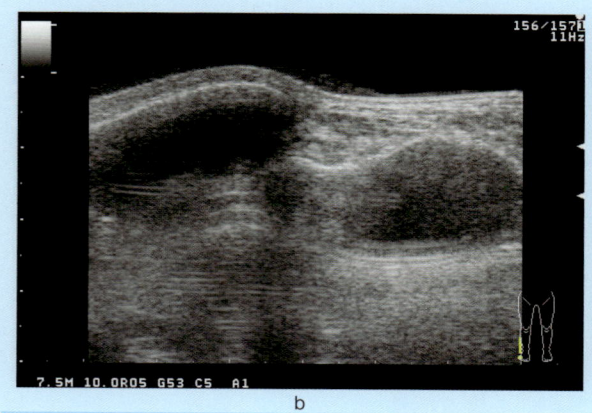

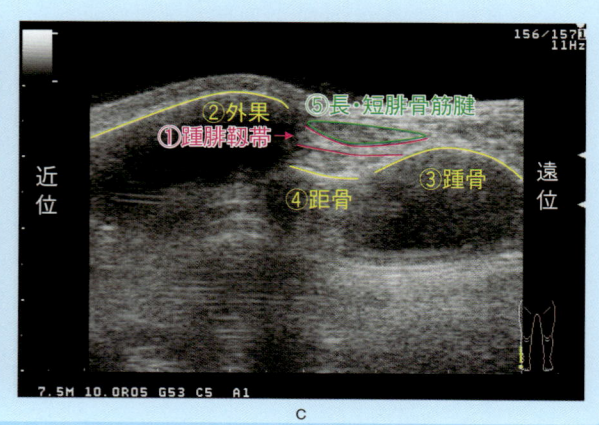

②外果
⑤長・短腓骨筋腱
①踵腓靱帯
④距骨
③踵骨

3 下腿・足趾部の観察

図 3-40　三角靱帯の観察　①前脛距部

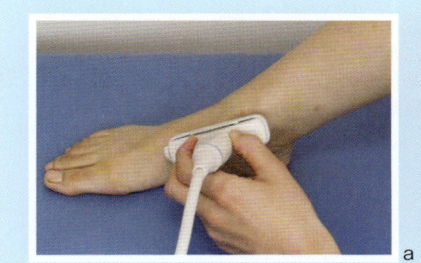

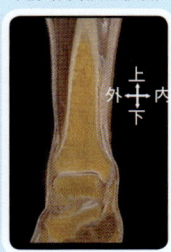

足関節部冠状断

内果と距骨頭を Land Mark に靱帯の走行に沿って，長軸に走査する．三角靱帯は各々の部位によって写り方が違ってくるので，観察の際は骨および靱帯の位置関係を理解し，走査することが大切である．

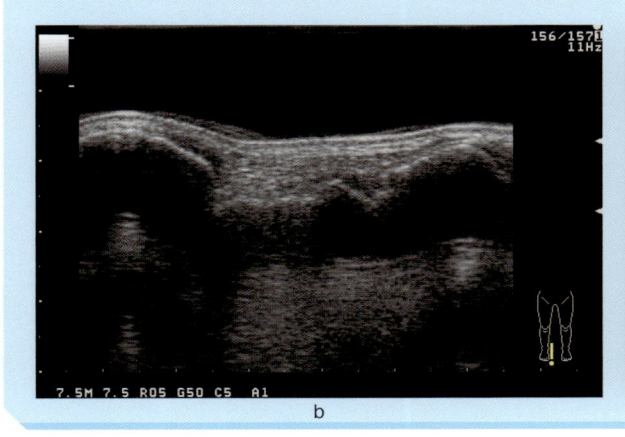

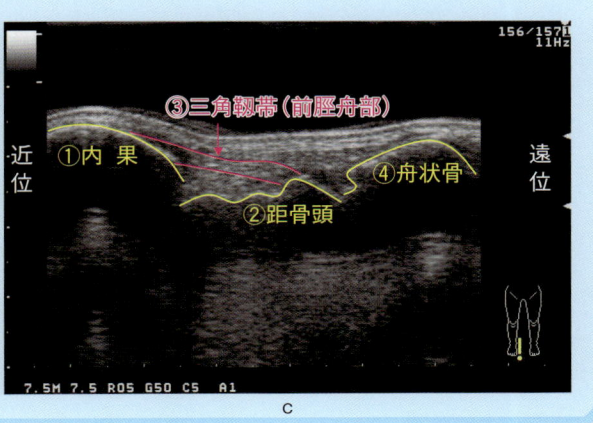

③三角靱帯（前脛舟部）
①内果
②距骨頭
④舟状骨
近位　遠位

a
b
c

図 3-41　三角靱帯の観察　②脛舟部

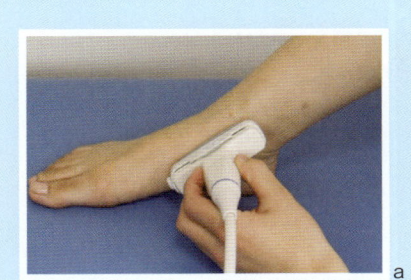

内果と距骨頭および舟状骨粗面を Land Mark に靱帯の走行に沿って，長軸に走査する．靱帯の低エコー像など不整像が観察される場合，靱帯損傷が示唆される．

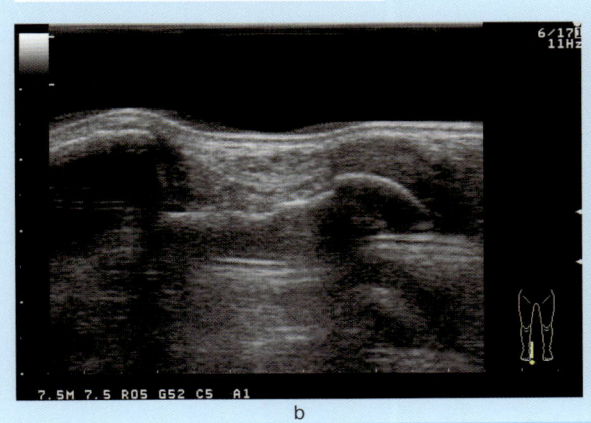

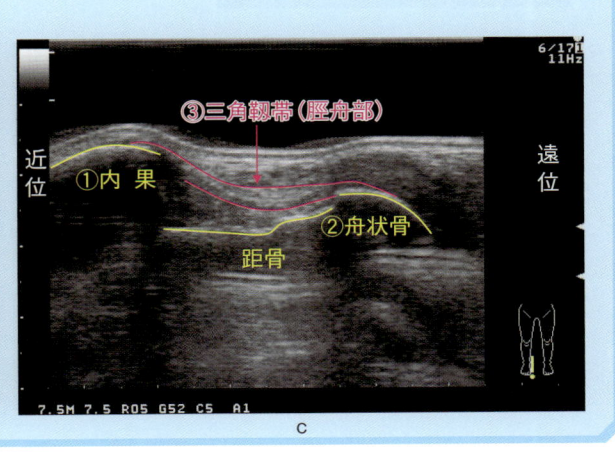

③三角靱帯（脛舟部）
①内果
②舟状骨
距骨
近位　遠位

a
b
c

第3章　下肢の観察

図 3-42　三角靱帯の観察　③脛踵部

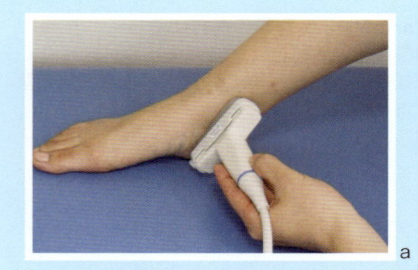

内果と踵骨載距突起を Land Mark に靱帯の走行に沿って，長軸に走査する．三角靱帯は強靱なため，剥離骨折になる確率が高いので靱帯付着部を入念に観察する．その際，靱帯付着部の不整が観察される場合は剥離骨折が疑われる．

③三角靱帯（脛踵部）
①内果
距骨
②踵骨載距突起
近位／遠位

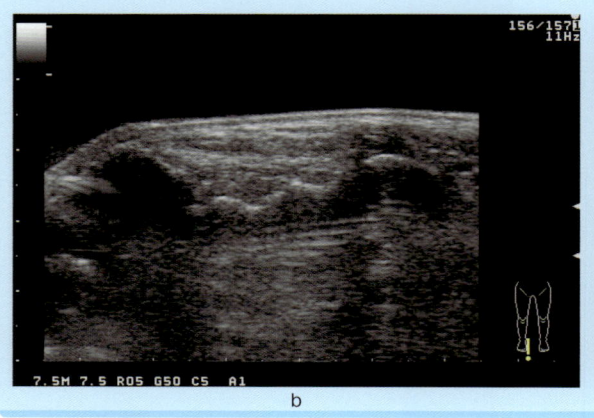

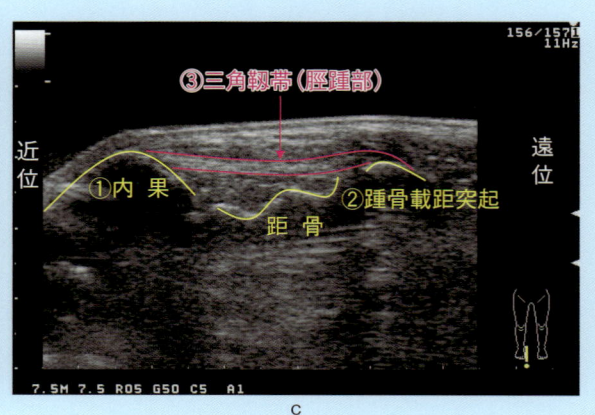

図 3-43　三角靱帯の観察　④後脛距部

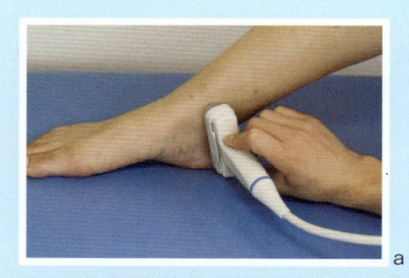

内果と距骨後突起内側結節を Land Mark に靱帯の走行に沿って，長軸に走査する．

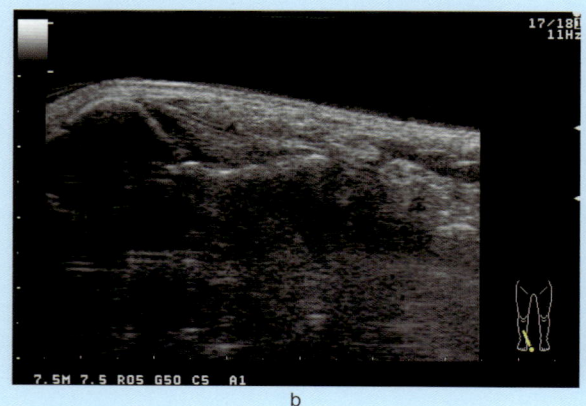

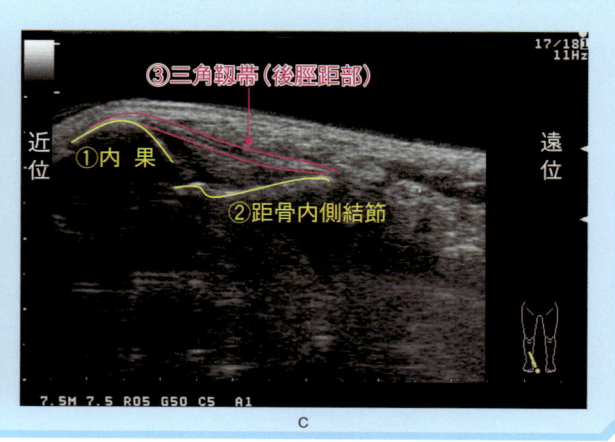

③三角靱帯（後脛距部）
①内果
②距骨内側結節
近位／遠位

3 下腿・足趾部の観察

図 3-44　足根管の観察（短軸）

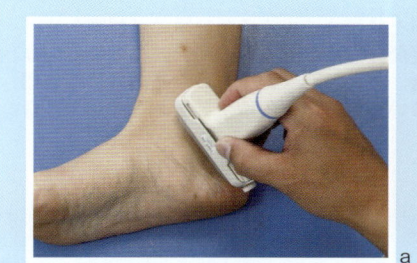

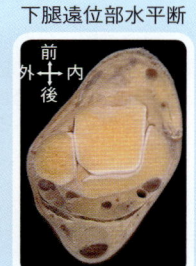

下腿遠位部水平断

後脛骨動脈を Land Mark に内果から踵部にプローブを当てる．その際，Flow 機能を用いて後脛骨動脈を描出するとよい．足根管症候群では脛骨神経の絞扼を見つけることが困難であるが，ガングリオンの存在を探し，位置関係を確認する方法を試みるのもよい．

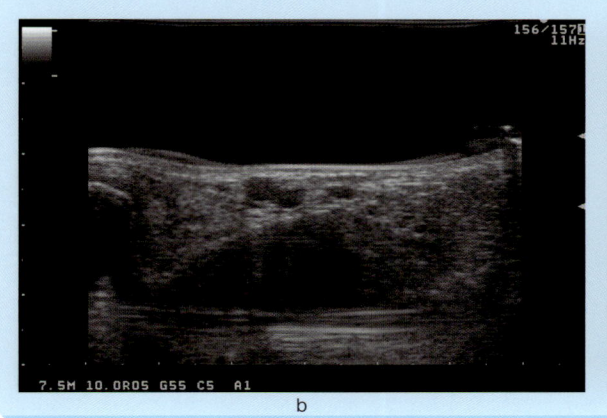

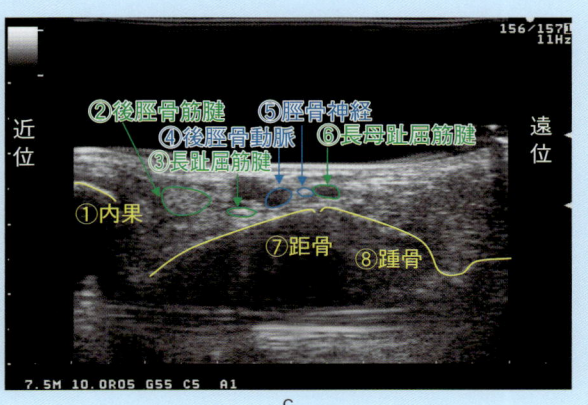

① 内果
② 後脛骨筋腱
③ 長趾屈筋腱
④ 後脛骨動脈
⑤ 脛骨神経
⑥ 長母趾屈筋腱
⑦ 距骨
⑧ 踵骨

近位／遠位

図 3-45　足根管の観察（長軸）

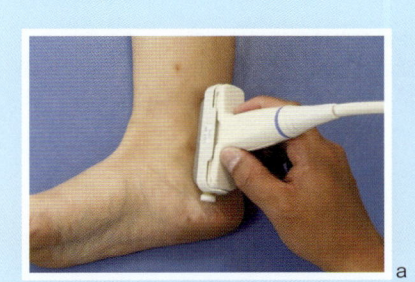

後脛骨動脈の走行に合わせてプローブを当て，やや後方へ走査する．足根管症候群では脛骨神経の絞扼を見つけることが困難であるが，ガングリオンの存在を探し，位置関係を確認する方法を試みるのもよい．

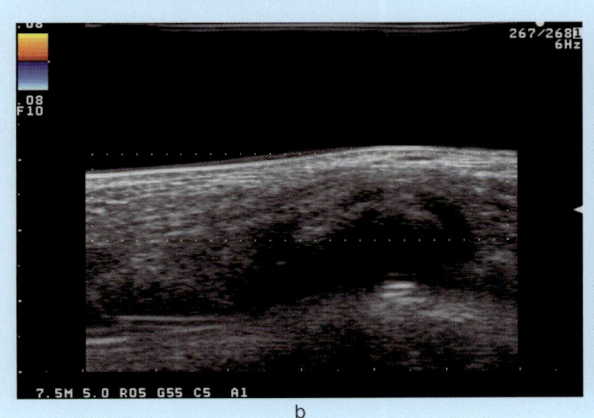

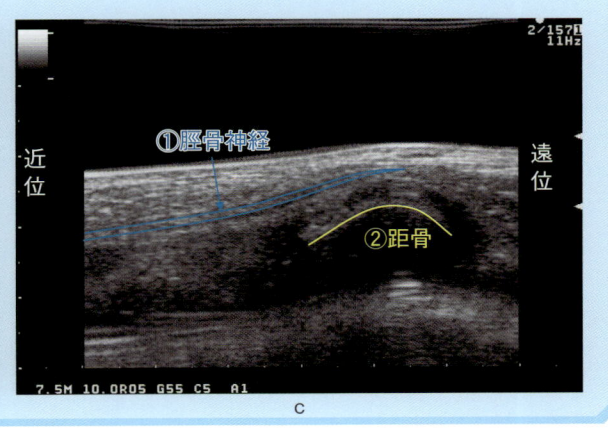

① 脛骨神経
② 距骨

近位／遠位

第3章　下肢の観察

図 3-46　距骨の観察（底屈位）

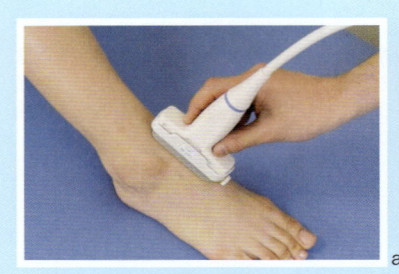

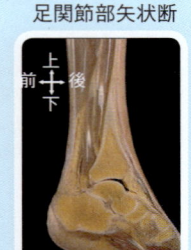

足関節部矢状断

観察の際，足関節を底屈位にすることで距骨が観察しやすくなる．重度の足関節捻挫などで，足関節部深部の疼痛などが疑われる場合，距骨前面を観察する．その際，距骨頸に骨の離断像あるいは音波の侵入像が観察される場合，骨折が疑われる．

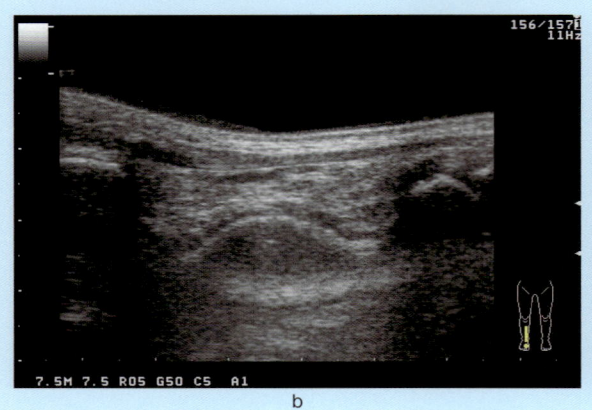

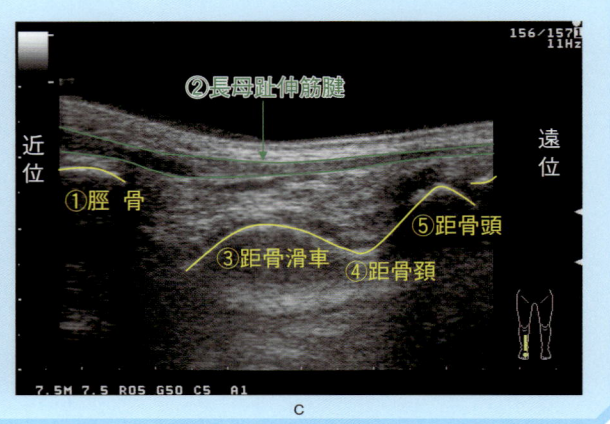

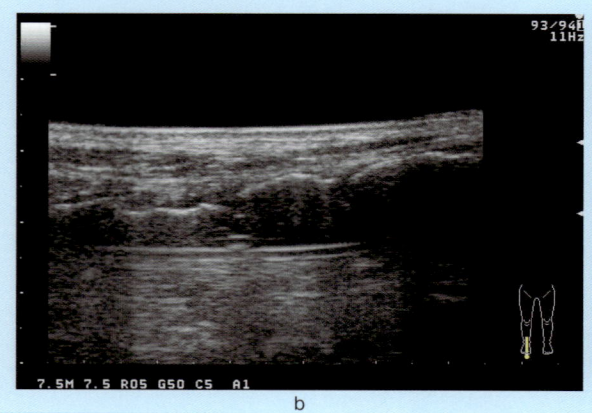

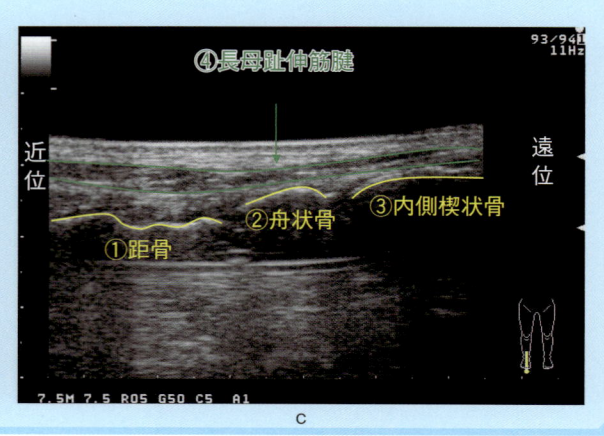

①脛骨　②長母趾伸筋腱　③距骨滑車　④距骨頸　⑤距骨頭

図 3-47　内側足根骨の観察（近位部）

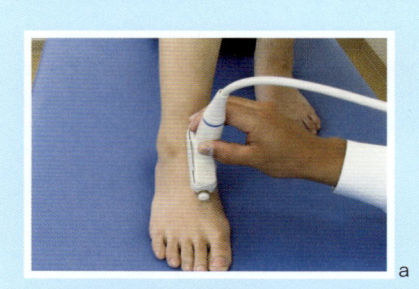

足根骨間の不整像や血腫像は靱帯損傷を疑い，骨の離断像や音波の透過像が確認される場合は骨折が疑われる．また関節部の位置関係と関節上層の低エコー像を確認し，損傷部位を判断する．

①距骨　②舟状骨　③内側楔状骨　④長母趾伸筋腱

3 下腿・足趾部の観察

図 3-48　内側足根骨の観察（遠位部）

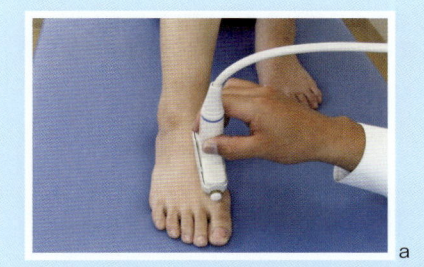

足根骨間の不整像や血腫像は靱帯損傷を疑い，骨の離断像や音波の透過像が確認される場合は骨折が疑われる．また関節部の位置関係と関節上層の低エコー像を確認し，損傷部位を判断する．

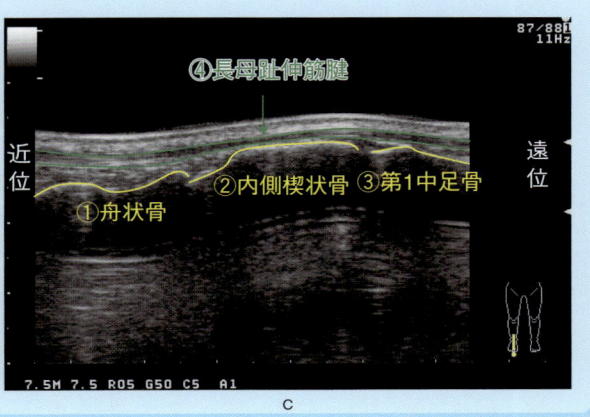

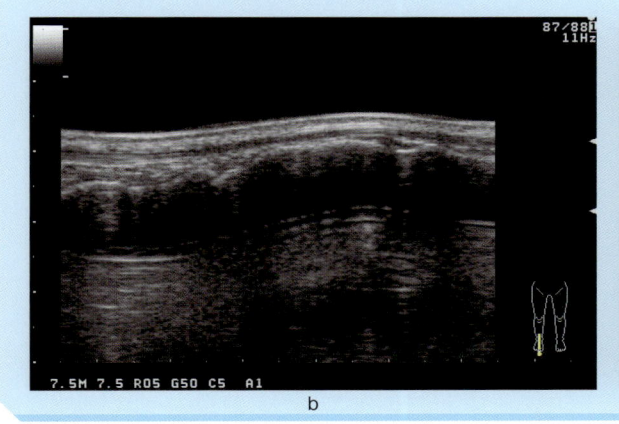

④長母趾伸筋腱
①舟状骨　②内側楔状骨　③第1中足骨
近位　遠位

図 3-49　外側足根骨の観察

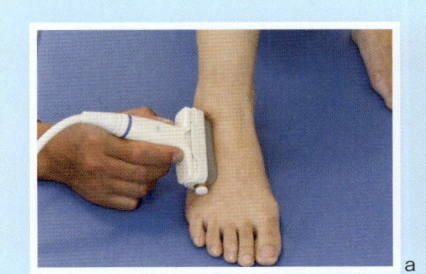

足趾部矢状断

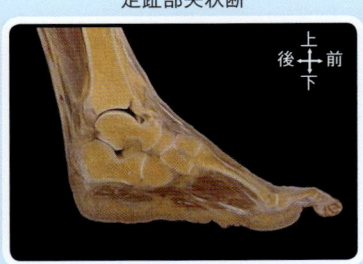

足根骨間の不整像や血腫像は靱帯損傷を疑い，骨の離断像や音波の透過像が確認される場合は骨折が疑われる．また関節部の位置関係と関節上層の低エコー像を確認し，損傷部位を判断する．

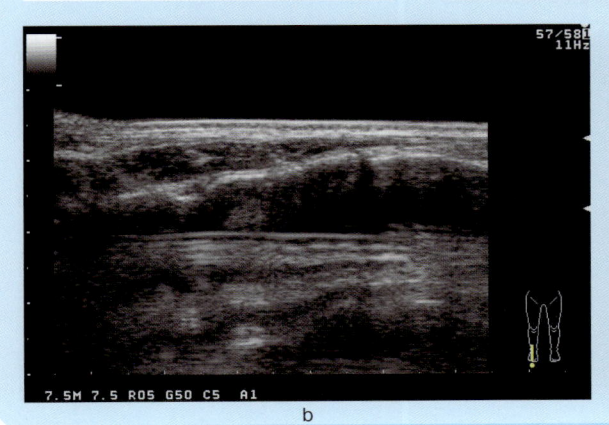

④短趾伸筋
①踵骨　②立方骨　③第4中足骨
近位　遠位

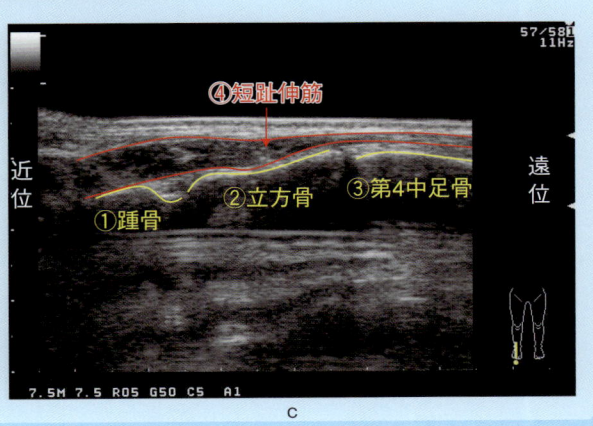

第3章 下肢の観察

図 3-50　第2中足骨の観察（長軸）

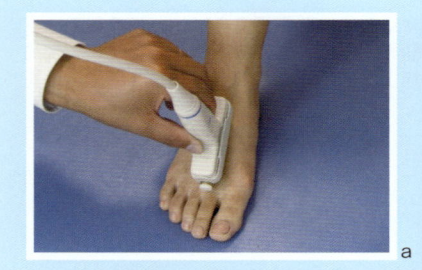

第2中足骨および第5中足骨は骨折の好発部位のため，骨の離断像ならびに音波の透過像が確認される場合は骨折を疑う．

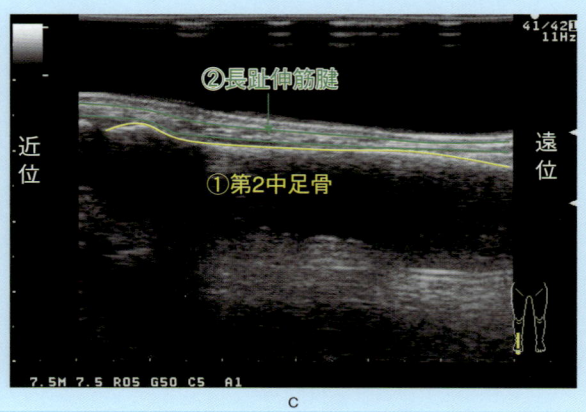

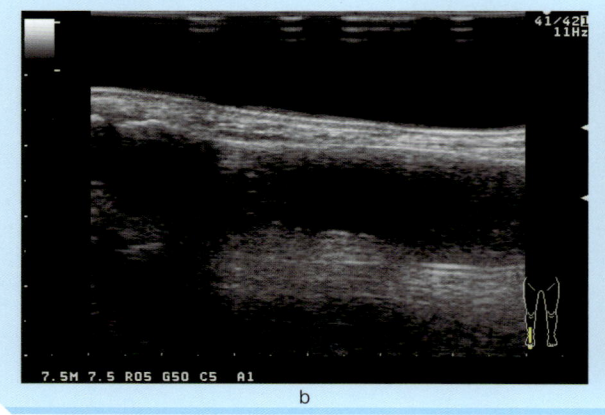

①第2中足骨
②長趾伸筋腱

図 3-51　短腓骨筋腱付着部の観察（長軸）

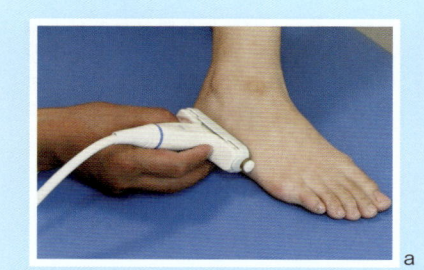

第5中足骨基底部は骨折の好発部位であり，骨折が疑われる場合は短腓骨筋付着部を入念に観察する．

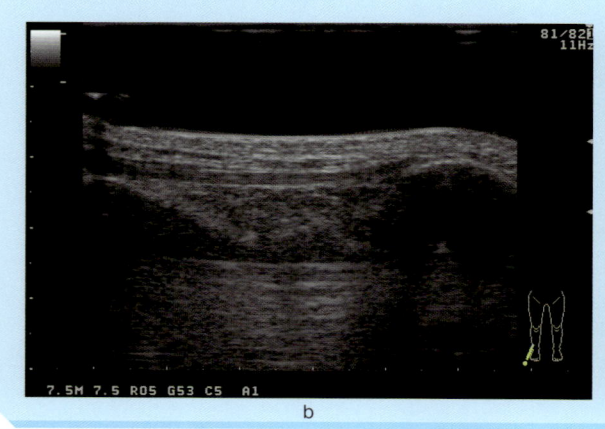

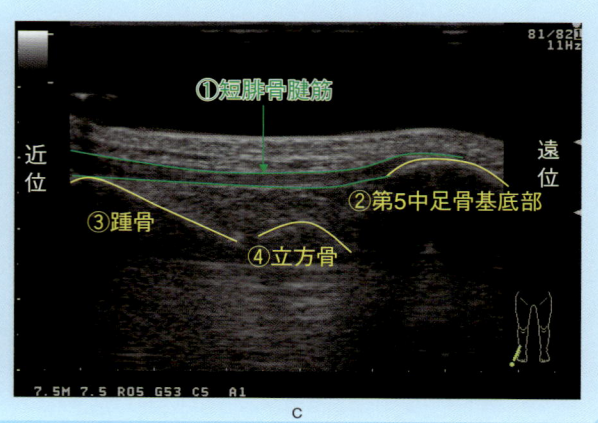

①短腓骨腱筋
②第5中足骨基底部
③踵骨
④立方骨

3 下腿・足趾部の観察

図 3-52　第3・4・5中足骨の観察（短軸）

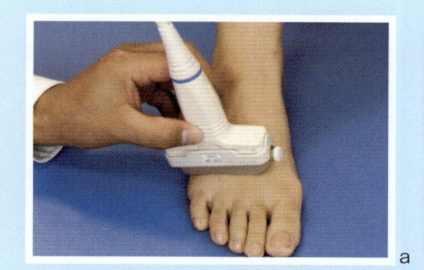

中足骨基底部は外側部から第5中足骨＞第3中足骨＞第4中足骨の順に幅が広く描出される．

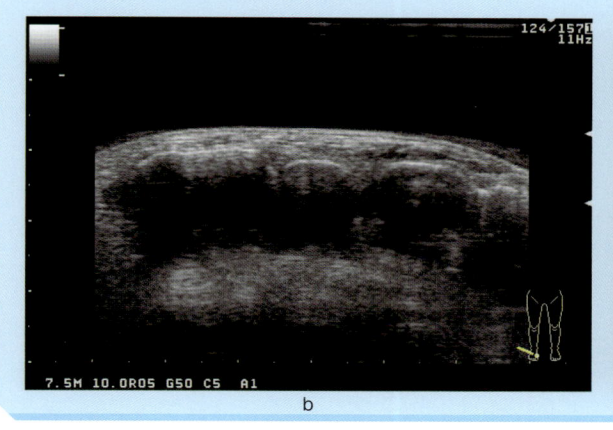

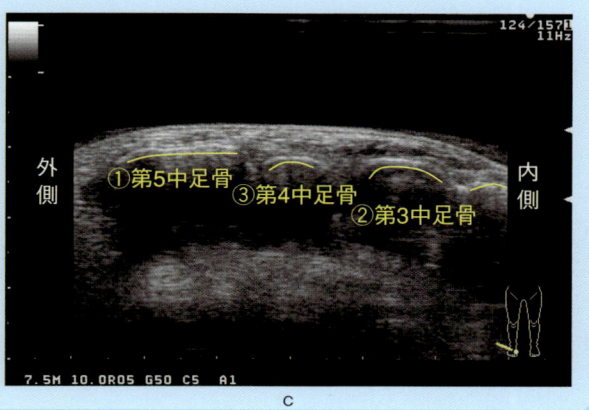

①第5中足骨　③第4中足骨　②第3中足骨
外側　内側

図 3-53　第1中足趾節関節部の観察

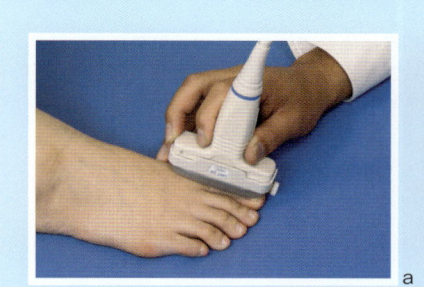

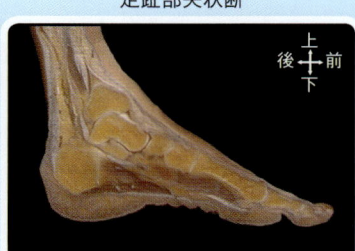

足趾部矢状断

上
後＋前
下

趾骨は骨折と軟部組織損傷を誤診しやすい部位であり，骨折症状を呈する場合は慎重に観察し，骨の離断像や腱付着部の剥離骨片を観察する必要がある．

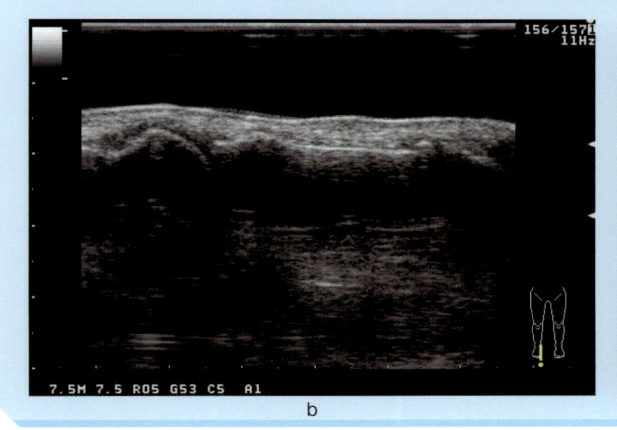

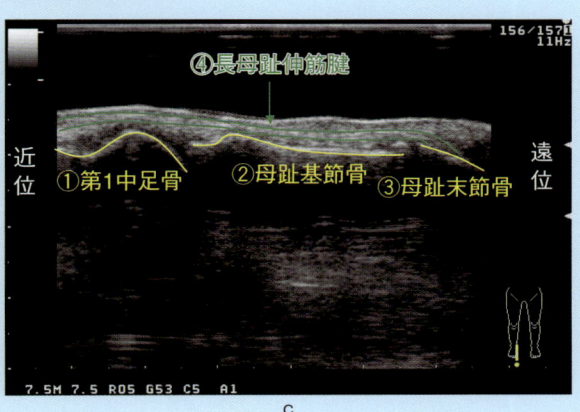

④長母趾伸筋腱
①第1中足骨　②母趾基節骨　③母趾末節骨
近位　遠位

第3章　下肢の観察

図 3-54　第2趾節間関節部の観察　①背側部

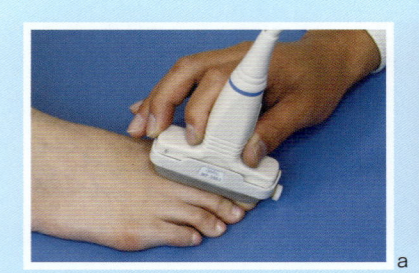

足趾部矢状断

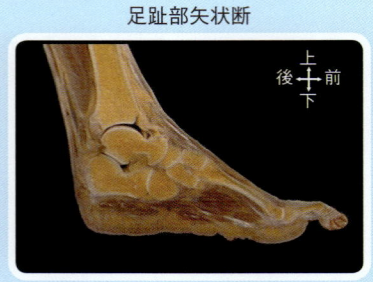

趾骨は骨折と軟部組織損傷を誤診しやすい部位であり，骨折症状を呈する場合は慎重に観察し，骨の離断像や腱付着部の剥離骨片を観察する必要がある．

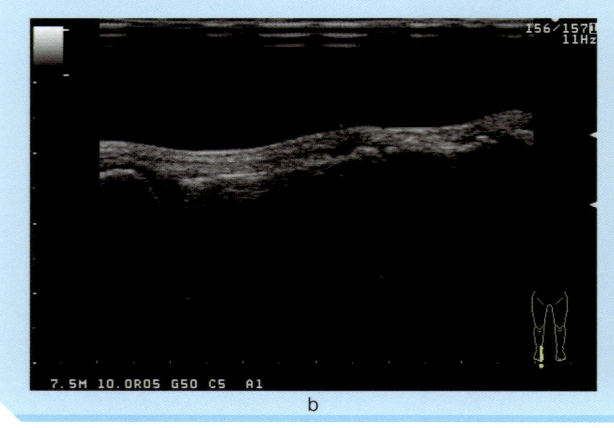

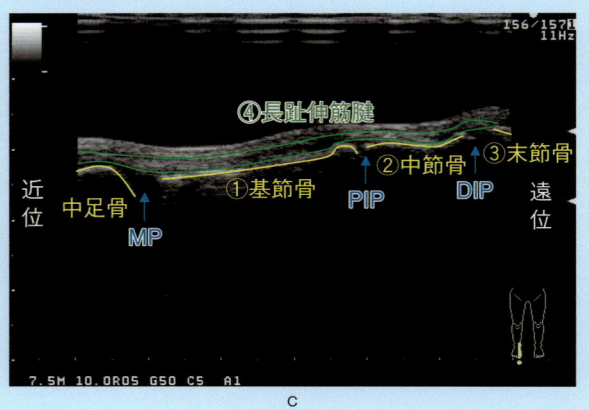

④長趾伸筋腱
中足骨　①基節骨　②中節骨　③末節骨
MP　PIP　DIP
近位　遠位

図 3-55　第2趾節間関節部の観察　②底側部

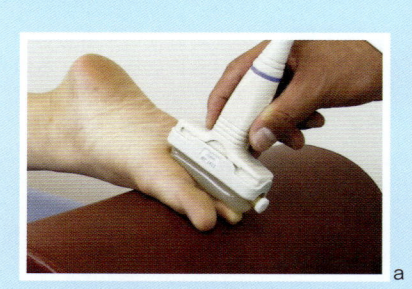

趾骨は骨折と軟部組織損傷を誤診しやすい部位であり，骨折症状を呈する場合は慎重に観察し，骨の離断像や腱付着部の剥離骨片を観察する必要がある．

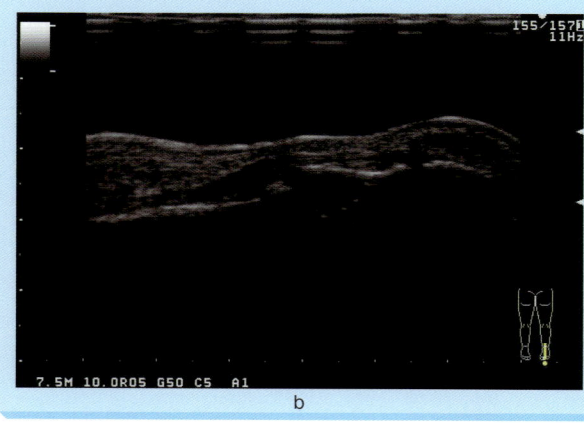

⑤長趾屈筋腱
①基節骨　②中節骨　③末節骨
PIP　DIP
近位　遠位

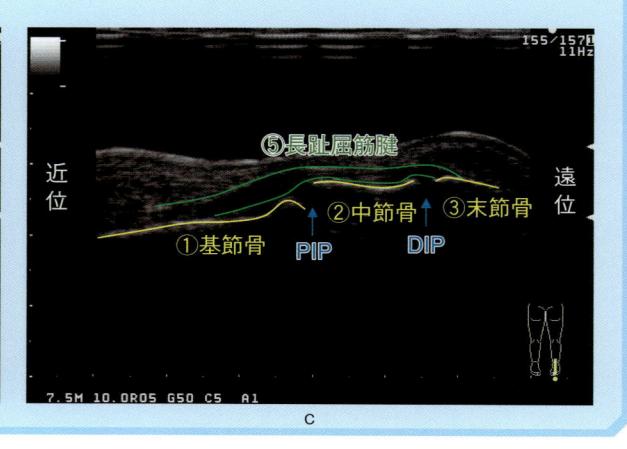

3 下腿・足趾部の観察

図 3-56 足底腱膜の観察（長軸）

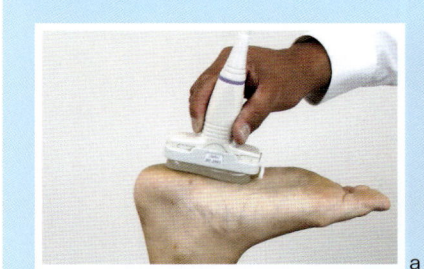

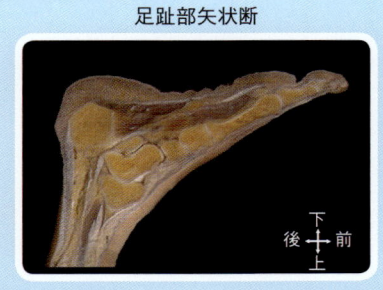

足趾部矢状断

足底腱膜炎では踵骨隆起と足底腱膜の間が低エコーに描出される．滑液包炎の場合，扁平した楕円形の滑液包が低エコーに確認できる．また骨棘を形成する場合は踵骨前結節付近に不整を見ることがある．

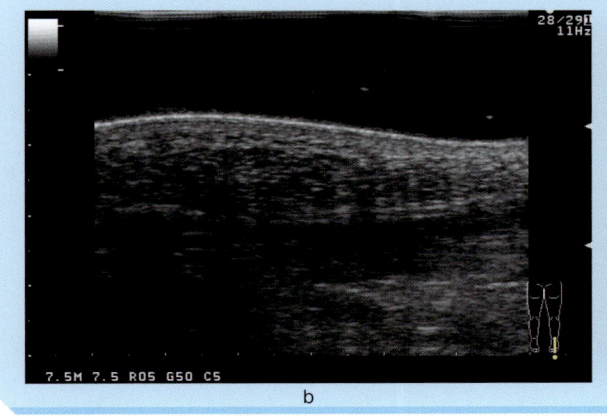

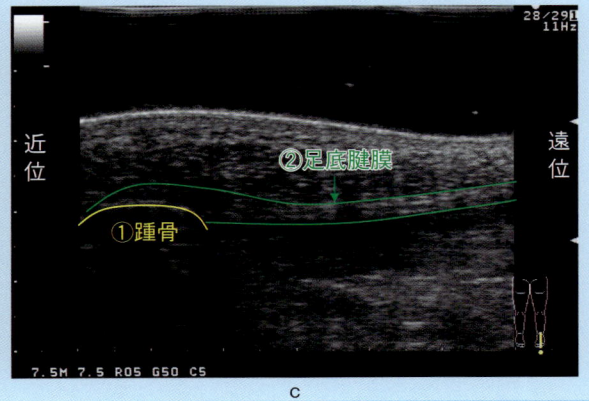

①踵骨
②足底腱膜

第4章

体幹の観察

1 頸部の観察

頸部は頭部を支持するとともに，広い可動性を有し，早期に退行変性をきたしやすい部位である．頸部の疾患では不良姿勢や筋疲労などにより発症する寝違えや急激な頸部の過伸展・過屈曲動作によって起こる鞭打ち損傷など，諸筋群（僧帽筋，頭板状筋，頭半棘筋，肩甲挙筋など）や椎間関節の炎症および損傷程度を確認するのに超音波診断は有用性がある．また重労働者に多い頸椎棘突起疲労骨折などを観察する際にも有用である．

A 下部頸椎の観察

後頸部は椎骨の形状が各頸椎で違うという特徴と強靱な項靱帯をはじめ，僧帽筋や頭板状筋，頭半棘筋などが重なっているため，描出しにくい特徴がある．そのため，観察の際は解剖学的特徴を理解し，入念に観察する必要がある．

棘突起の観察（長軸） 図4-1→P.143

坐位あるいは腹臥位にて第7頸椎棘突起をLand Markに項靱帯に沿うようにプローブを平行に当て，上位方向に長軸走査する（図4-1 a）．

尾側より第7頸椎棘突起①，第6頸椎棘突起②，第5頸椎棘突起③が描出され，上層には項靱帯④が高エコーに描出される（図4-1 b,c）．

棘突起骨折では棘突起上部の欠損像および骨の連続性の消失によって判断することができる．また項靱帯硬化症では強い頸部屈曲制限と伸展，回旋運動制限と組織の肥厚を認め，靱帯部の高エコーと靱帯下層の無エコー像が観察できる．

椎弓の観察（長軸） 図4-2→P.143

棘突起をLand Markに，プローブをやや外側に長軸走査する（図4-2 a）．

表層に僧帽筋①，頭板状筋②が描出され，深層にそれぞれの半円状の椎弓③④⑤が描出される（図4-2 b,c）．

椎間関節の観察（長軸） 図4-3→P.144

椎弓からさらにプローブを外側に長軸走査する（図4-3 a）．

表層に僧帽筋①，頭板状筋②が描出され，深層に椎間関節③（下位から上関節突起④－下関節突起⑤）が描出される（図4-3 b,c）．頸椎捻挫では椎間関節部の低エコー像あるいは関節上層の高エコー像が観察され，筋損傷では筋膜間に低エコー像が観察される．また頸椎症では椎体外側に骨棘が観察されることがある．

B 頚部の観察

後頚部（第5頚椎）の観察（短軸）
図4-4→P.144

　坐位あるいは腹臥位にて棘突起をLand Markにプローブを当て，短軸に走査する（図4-4 a）．表層に項靱帯①と棘突起②が描出され，棘突起外側には僧帽筋③と頭板状筋④頭半棘筋⑤が描出される（図4-4 b,c）．

　外傷性頚部症候群では頚部に重なって付着している僧帽筋，頭板状筋，頭半棘筋，肩甲挙筋などの炎症を確認する際に有用な観察であり，観察の際は健側と患側を必ず比較する必要がある．

前頚部の観察（短軸）
図4-5→P.145

　背臥位にて甲状軟骨のやや下部から気管をLand Markにプローブを当て，短軸に走査する（図4-5 a）．中央に馬蹄形の気管①が描出され，表層に肩甲・胸骨舌骨筋群②，その外側に胸鎖乳突筋③と総頚動脈④が描出される（図4-5 b,c）．

1 頚部の観察

図 4-1　棘突起の観察

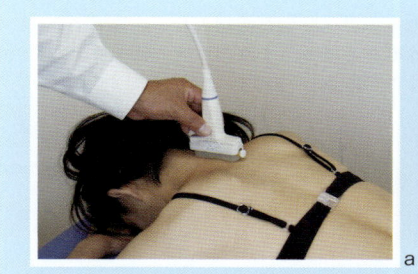

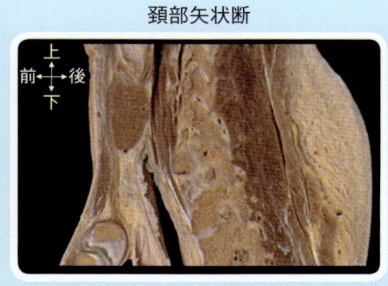

頚部矢状断

棘突起骨折では棘突起上部の欠損像，および骨の連続性の消失によって判断することができる．また項靱帯硬化症では強い頚部屈曲制限と伸展，回旋運動制限と組織の肥厚を認め，靱帯部の高エコーと靱帯下層の無エコー像が観察できる．

a

b

c

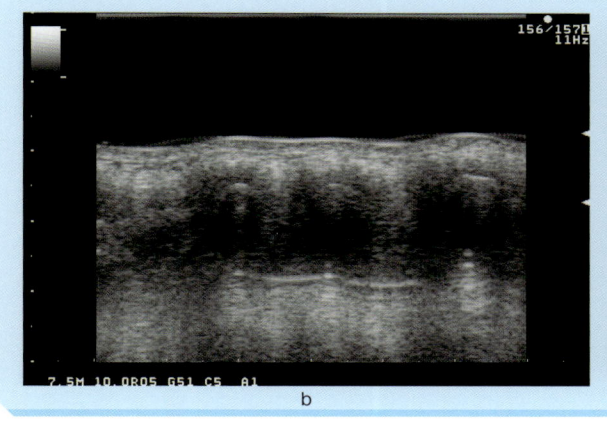

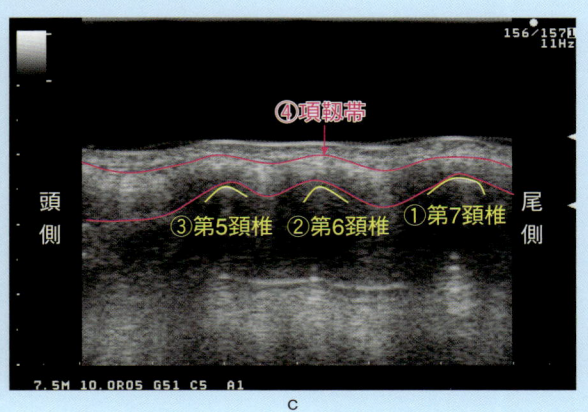

④項靱帯
頭側　③第5頚椎　②第6頚椎　①第7頚椎　尾側

図 4-2　椎弓の観察

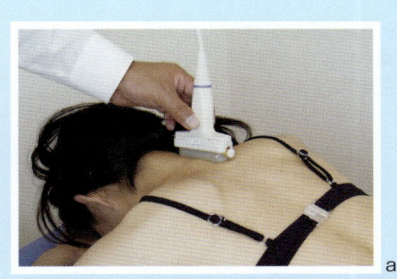

椎弓は棘突起と椎間関節の間に描出され，頚部筋の損傷を観察する際のLand Markとなる．

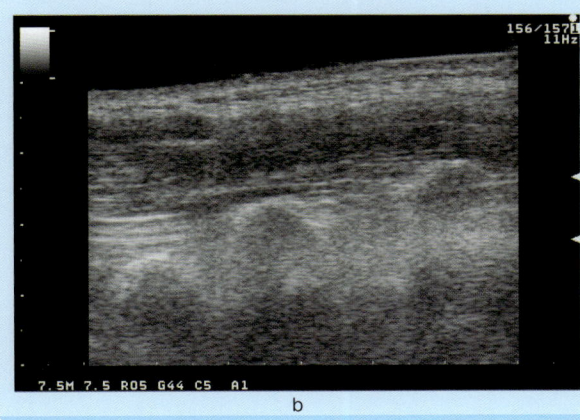

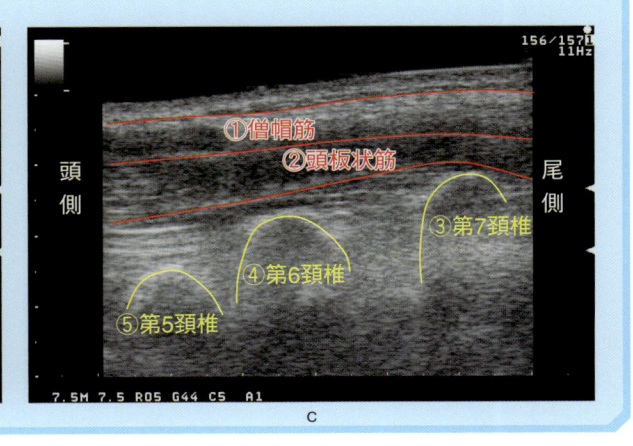

a

b

c

①僧帽筋
②頭板状筋
頭側　　　　　　　　　　　　　　　　　尾側
　　　　　　　　　　　　　　③第7頚椎
　　　　　　　　④第6頚椎
⑤第5頚椎

143

第4章　体幹の観察

図 4-3　椎間関節の観察

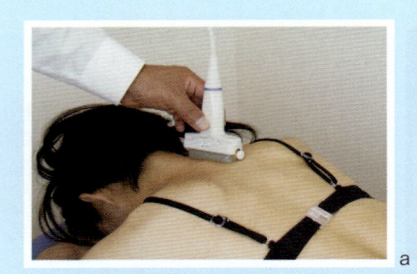

頚椎捻挫では椎間関節部の血腫像が観察され，筋損傷では筋膜間に低エコー像が観察される．また頚椎症では椎体外側に骨棘が観察されることがある．

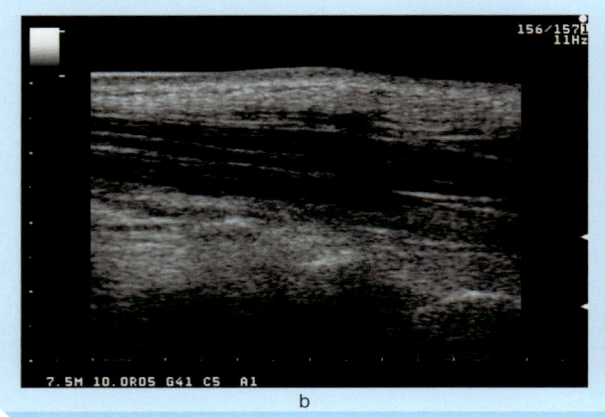

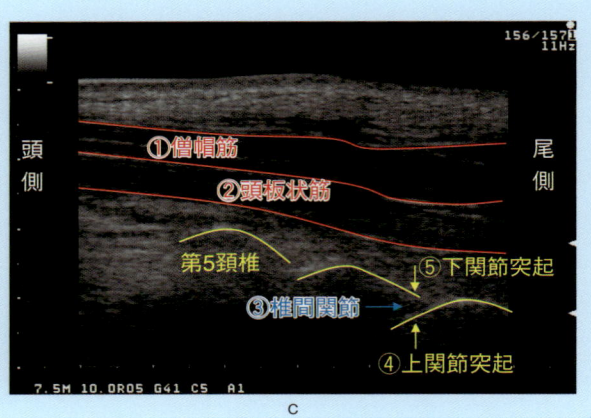

頭側　①僧帽筋　尾側
②頭板状筋
第5頚椎　⑤下関節突起
③椎間関節
④上関節突起

図 4-4　後頚部（第5頚椎）の観察

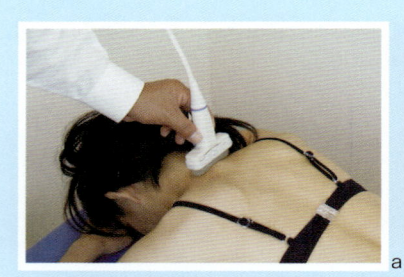

頚部水平断
後
左　右
前

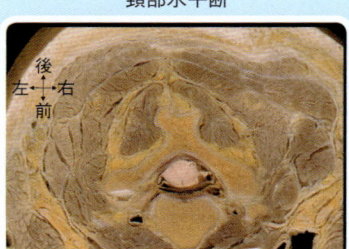

外傷性頚部症候群では頚部に重なって付着している僧帽筋，頭板状筋，頭半棘筋，肩甲挙筋等を観察する際に有用である．

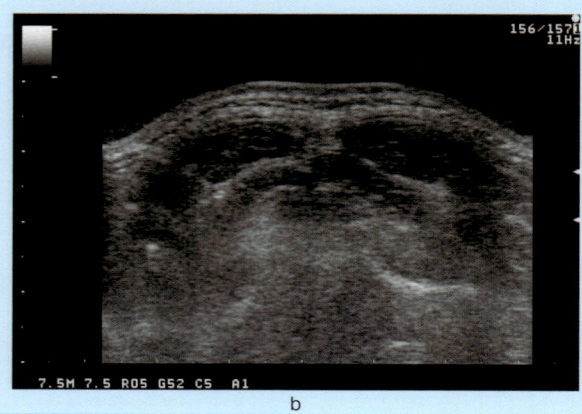

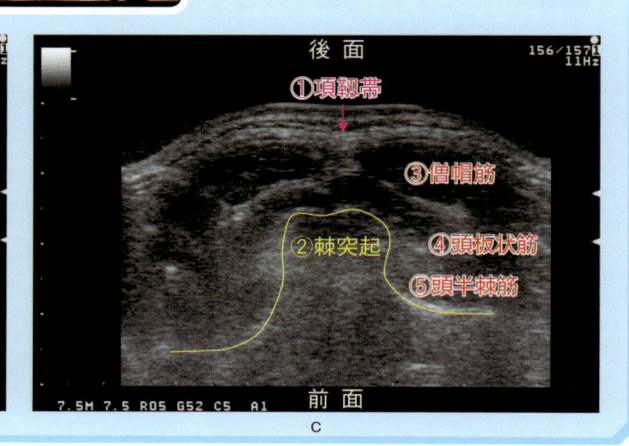

後面
①項靱帯
③僧帽筋
②棘突起　④頭板状筋
⑤頭半棘筋
前面

1 頸部の観察

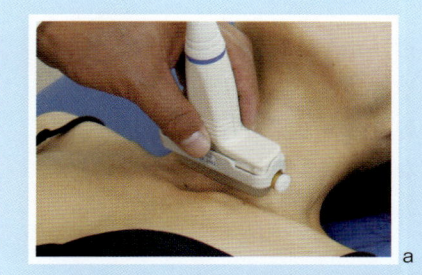

図 4-5　前頸部の観察

先天性斜頸などの原因である胸鎖乳突筋を短軸走査および長軸走査にて筋肉の状態を観察する．

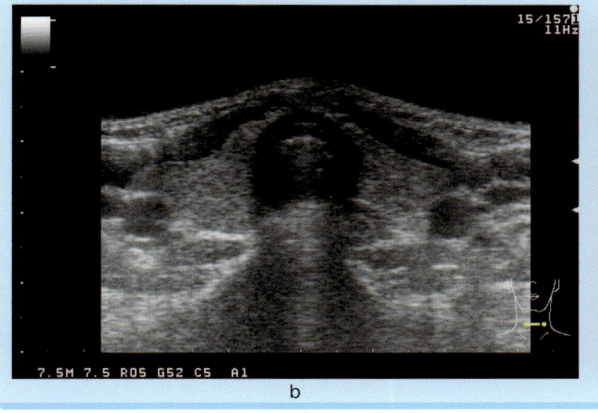

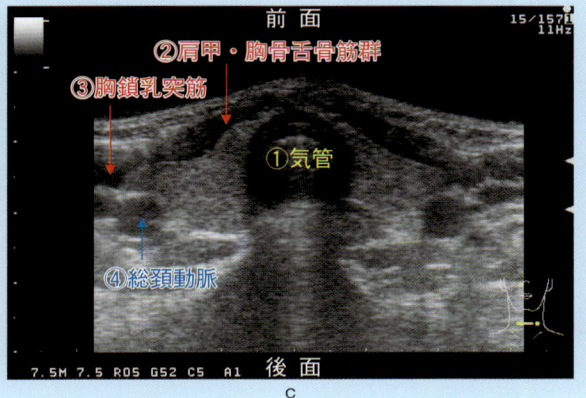

前面
②肩甲・胸骨舌骨筋群
③胸鎖乳突筋
①気管
④総頸動脈
後面

2 胸椎部の観察

胸背部では肩甲間部に脊柱と上肢帯を連結する諸筋群があり，投球動作や胸郭を広げるスポーツ競技などの際に筋損傷を起こしやすく，特に肩甲間部の菱形筋や僧帽筋が損傷される．また胸郭を構成する肋骨では衝突や圧迫により発生する肋骨骨折や肋軟骨損傷を確認する際に有用であり，また肋骨後方ではゴルフスイング練習により起こる疲労骨折などを観察する際にも超音波診断は有用性がある．

A 上部胸椎の観察

棘突起の観察（長軸） 図4-6→P.148

腹臥位にて第7頸椎棘突起をLand Markにプローブを平行に当て下位方向に長軸走査する（図4-6 a）．尾側より第3胸椎棘突起①，第2胸椎棘突起②，第1胸椎棘突起③が描出され，表層には棘上靱帯④が描出される（図4-6 b,c）．頸椎の観察同様，棘突起骨折を鑑別する際に有用である．

肋横突関節の観察（長軸） 図4-7→P.148

腹臥位にて胸椎棘突起と肋骨後方の肋骨結節をLand Markにプローブを肋横突関節に対し，平行に当て，長軸に走査する（図4-7 a）．描出し難い場合は胸椎棘突起をLand Markにプローブ上端を時計方向（右背部）に約45°回転させ，肋骨結節を描出するとよい．肋横突関節①は胸椎横突起②と肋骨③との間に描出され，表層には正中側から胸椎棘突起④，僧帽筋⑤，棘筋⑥，最長筋⑦が描出される（図4-7 b,c）．

B 肋骨の観察

肋骨を長軸で観察する場合，肋骨の幅が狭いため容易に見失ってしまうので注意が必要である．

肋硬骨・肋軟骨境界部（第7肋骨）の観察（長軸） 図4-8→P.149

背臥位にて第7肋骨をLand Markにプローブを平行に当て，長軸走査する（図4-8 a）．肋骨が描

出し難い場合は肋骨に対して短軸に走査し，観察する肋骨を消さないようにプローブを回転させることで肋骨が描出しやすくなる．肋硬骨①は音波を透過させず骨表面が高エコー域に描出され，その深層は無エコー域②となる．それに比べ，肋軟骨③は音波の透過がみられ，肋軟骨深層が低エコー④に描出される特徴がある．肋硬骨と肋軟骨の間に境界部⑤が描出され，肋骨表層には外腹斜筋⑥が描出される（図4-8 b,c）．

肋骨角の観察（長軸） 図4-9→P.149

側臥位あるいは腹臥位にて肋骨角の位置を確認し，プローブを肋骨に対して平行に当て，長軸に走査する（図4-9 a）．表層に広背筋①，深層に肋骨②と角状の肋骨角③が描出され，正中側には最長筋④が描出される（図4-9 b,c）．肋骨骨折の場合，骨の離断像および音波の透過像が観察できるため，比較的容易に判断がつく．また肋軟骨損傷においても損傷部位に一致した不整像が確認できる．

第4章　体幹の観察

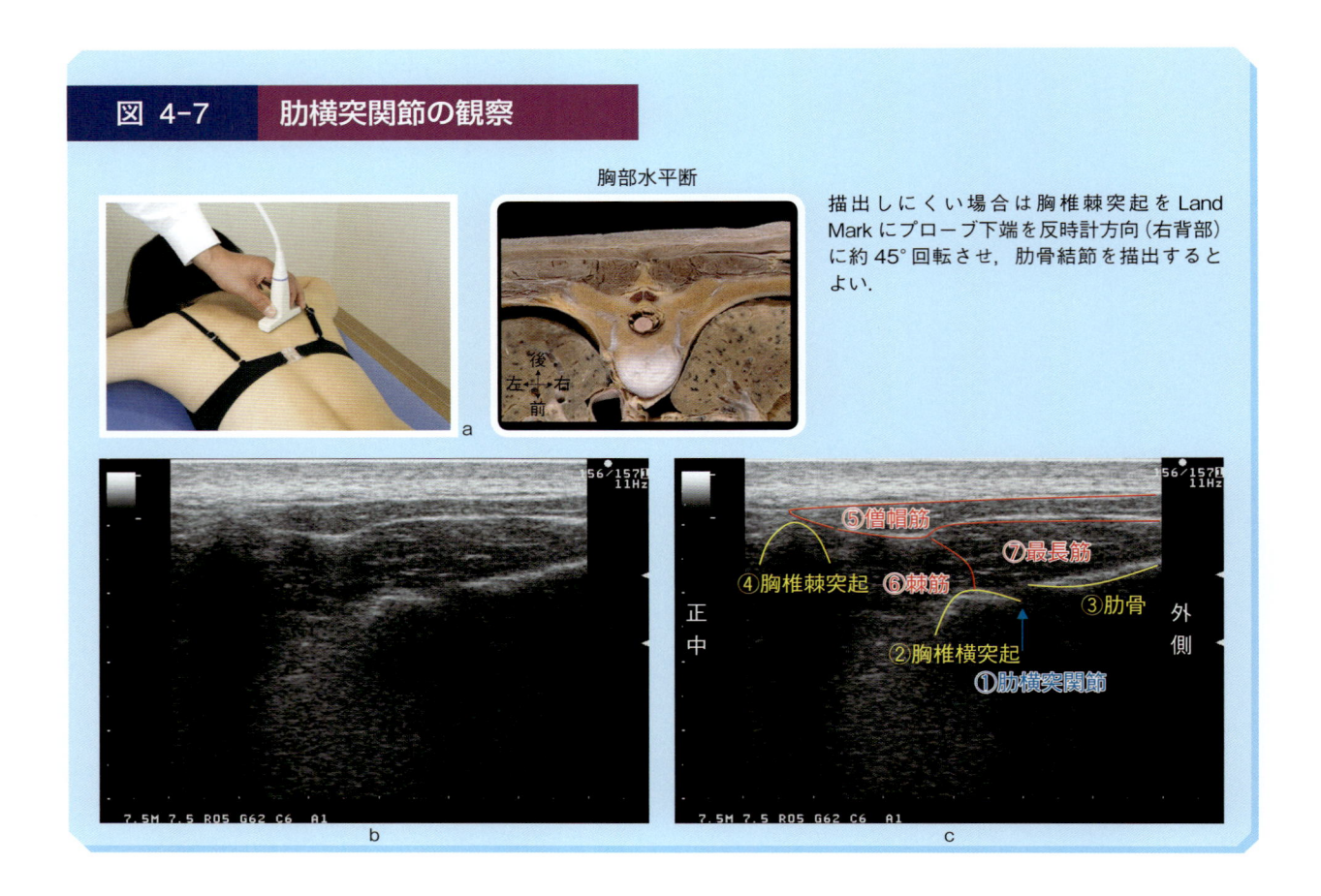

図 4-6　棘突起の観察

胸部矢状断

棘突起骨折を鑑別する際に有用である.

④棘上靱帯
頭側　　　　　　　　　　　　尾側
③第1胸椎　②第2胸椎　①第3胸椎

図 4-7　肋横突関節の観察

胸部水平断

描出しにくい場合は胸椎棘突起を Land Mark にプローブ下端を反時計方向（右背部）に約45°回転させ，肋骨結節を描出するとよい.

⑤僧帽筋
⑦最長筋
④胸椎棘突起　⑥棘筋
正中　　　　　　　　　　③肋骨　外側
②胸椎横突起
①肋横突関節

2 胸椎部の観察

図 4-8　肋硬骨・肋軟骨境界部（第7肋骨）の観察

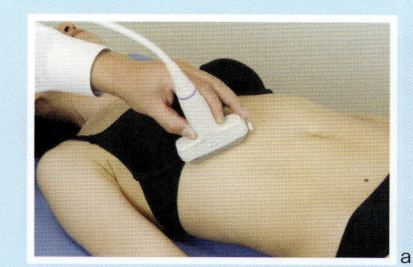

肋骨部水平断

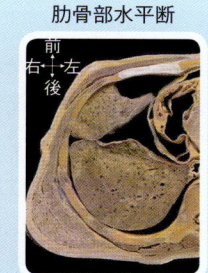

肋骨骨折の場合，骨の離断像および音波の透過像が観察できるため，比較的容易に判断が付く．また肋軟骨損傷においても損傷部位に一致した不整像が確認できる．

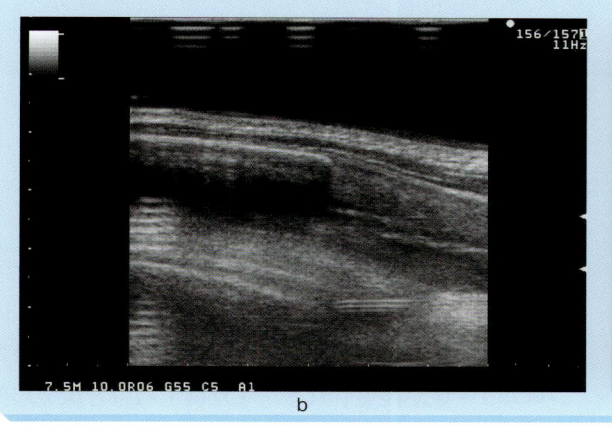

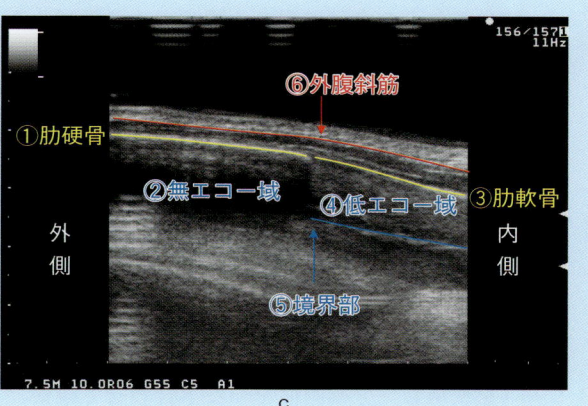

①肋硬骨　②無エコー域　③肋軟骨　④低エコー域　⑤境界部　⑥外腹斜筋
外側／内側

図 4-9　肋骨角の観察

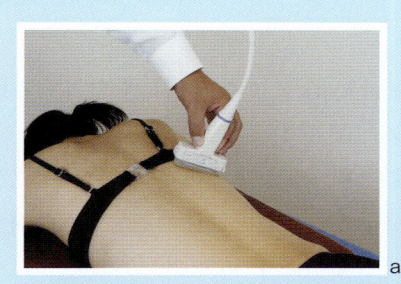

肋骨骨折の場合，骨の離断像および音波の透過像が観察できるため，比較的容易に判断が付く．また肋軟骨損傷においても損傷部位に一致した不整像が確認できる．

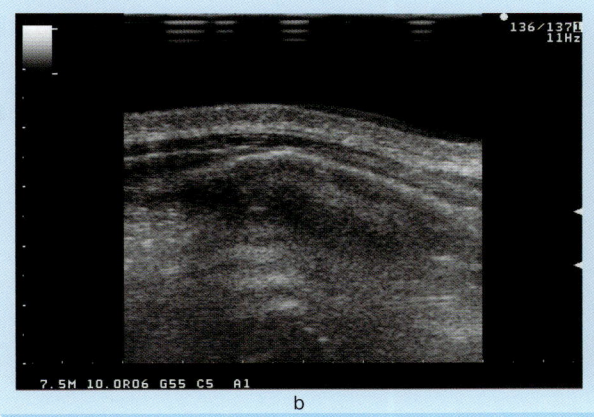

①広背筋　②肋骨　③肋骨角　④最長筋
内側／外側

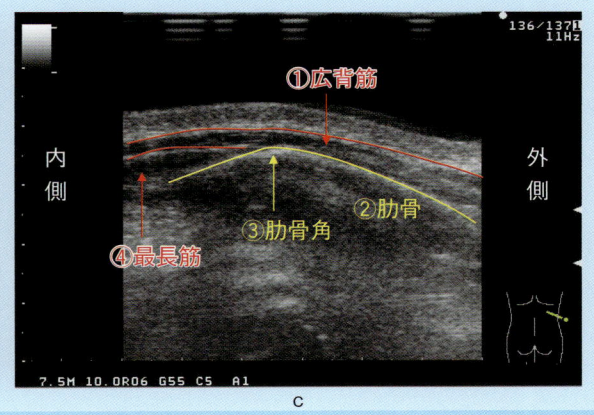

149

3 腰椎部の観察

腰部は日常生活やスポーツ競技において機械的な負荷や刺激が最も掛かりやすく，損傷を起こしやすい部位である．思春期では過度のスポーツ活動により関節突起間部に疲労骨折を生じる脊椎分離症や脊椎すべり症，青年期から壮年期では神経根を圧迫する腰椎椎間板ヘルニアや不用意な動作で生じる腰椎捻挫（ぎっくり腰）そして筋・筋膜性の急性腰痛症，高齢期では骨粗鬆症が素因となり発症する椎体圧迫骨折など，各々の疾患を観察する上で超音波診断は有用であり，病態把握につながる．しかし腰部は内臓疾患による関連痛が現れやすい部位でもあるため，観察の際はそれらを念頭に置き，観察する必要がある．

A 腰椎の観察

　腰部は観察範囲が広いため，観察する際はB｜Bモードを使用し，分割画面をつなぎ合わせて観察を行うことで広範囲に観察を行うことができ，病態把握がしやすくなる．姿勢異常による腰痛の場合，棘突起が正常な棘突起カーブに対して偏位していることが確認できる．急性の場合，椎間関節部での輝度の変化や炎症の有無を確認する．または椎間関節カーブの異常や椎間距離を測定することも臨床上有用である．

棘突起の観察（長軸） 図4-10→P.153

　腹臥位にて腸骨稜を目安に棘突起の位置（高位）を確認し，第4腰椎棘突起をLand Markにプローブを棘突起に平行に当て，長軸走査する（図4-10 a）．
　尾側より第5腰椎棘突起①，第4腰椎棘突起②，第3腰椎棘突起③，第2腰椎棘突起④，第1腰椎棘突起⑤が描出され，表層には棘上靱帯⑥が描出される（図4-10 b,c）．
　脊椎すべり症や脊椎分離すべり症では棘突起の陥凹が観察され，棘上靱帯硬化症では棘上靱帯深層の無エコー域が観察される．また棘上靱帯と棘突起間に低エコー像が確認される場合は付着部の分離が示唆される．

椎間関節の観察（長軸） 図4-11→P.153

　棘突起をLand Markにプローブをやや外側方向に長軸走査する（図4-11 a）．
　表層より胸腰筋膜①，胸最長筋腱②，脊柱起立筋③，椎間関節④（下位から上関節突起⑤－下関節突起⑥）が描出される（図4-11 b,c）．
　腰椎捻挫では椎間関節部に低エコーを呈する血腫像が観察され，椎間孔の後壁を構成する椎間関節部の観察は椎間板の変性や狭小化によって起こる神経根障害を診る指標となり，脊椎分離症の鑑別にも有用性がある．

肋骨突起の観察（長軸） 図4-12→P.154

椎間関節よりさらに外側方向に長軸走査する（図4-12 a）.

表層より胸腰筋膜①，胸最長筋腱②，脊柱起立筋③，肋骨突起④が描出される（図4-12 b,c）.解剖学的に第3腰椎肋骨突起は最も長く容易に描出することが可能である．肋骨突起骨折では骨の離断像が確認できる．

腰仙部の観察（長軸） 図4-13→P.154

第4腰椎棘突起をLand Markにプローブを当て，下位（仙骨）方向に長軸走査する（図4-13 a）.

表層より胸腰筋膜①，棘突起（第3・4・5腰椎）②，正中仙骨稜（仙骨）③が描出され，L5-S1接合部④が描出される（図4-13 b,c）.

椎体部の観察（長軸） 図4-14→P.155

側臥位にて側腹部より脊柱に向かってプローブを当て，長軸走査する（図4-14 a）.描出し難い場合はプローブワークにて入射角度を変え，高エコーに描出される椎体をLand Markにしてから観察を行うとよい．

表層から外腹斜筋①，腰方形筋②，大腰筋③が描出され，最深層に高エコーの椎体④そして椎体間には椎間円板⑤が描出される（図4-14 b,c）.椎体圧迫骨折では椎体部の圧潰，脊椎すべり症では椎体の前方偏位が観察される．

B　腰部の観察

短軸走査で得られる画像は椎間関節，仙腸関節の偏位（捻れ）を観察する際に有用性がある．

椎間関節の観察（短軸） 図4-15→P.155

腹臥位にて第4腰椎棘突起をLand Markにプローブを棘突起に当て，短軸に走査する（図4-15 a）.中央部表層に棘上靱帯①，棘突起②が描出され，その外側に傍起立筋群③，下関節突起④-上関節突起⑤（椎間関節⑥）が描出される（図4-15 b,c）.

腰椎捻挫の場合，左右の椎間関節の偏位あるいは低エコーの炎症像が確認されることで病態の把握および障害部位の鑑別につながる．

仙骨部の観察（短軸） 図4-16→P.156

腹臥位にて正中仙骨稜をLand Markに短軸走査する（図4-16 a）.中央部表層に正中仙骨稜①が描出され，外側に従って中間仙骨稜②，外側仙骨稜③が描出される．正中仙骨稜の両側に傍起立筋群④が描出される（図4-16 b,c）.

仙腸関節部（右側）の観察（短軸） 図4-17→P.156

腹臥位にて正中仙骨稜をLand Markにプローブを外側へ移動し，短軸に走査する（図4-17 a）.仙腸関節部（右側）①は正中仙骨稜②から外側仙骨稜③の延びる仙骨④と腸骨⑤の間に描出され，音波の

透過が確認できる．また仙骨浅層には傍起立筋群⑥が映し出される（図4-17 b,c）．観察の際は関節部全域を慎重に観察し，仙腸関節の偏位あるいは正中仙骨稜から腸骨までの距離を計測することで骨盤の偏位を確認することができる．

腰椎側面部の観察（短軸）
図4-18→P.157

側臥位にて側腹部より脊柱に向かってプローブを当て，短軸走査する（図4-18 a）．表層に肋骨突起①，深層に椎体②が描出され，肋骨突起と椎体間は椎弓根③と判断する（図4-18 b,c）．

3 腰椎部の観察

図 4-10　棘突起の観察

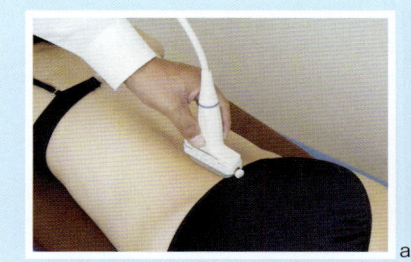

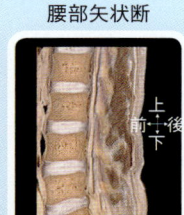

腰部矢状断

脊椎すべり症や脊椎分離すべり症では棘突起の陥凹が観察され，棘上靱帯硬化症では棘上靱帯深層の無エコー域が観察される．また棘上靱帯と棘突起間に低エコー像が確認される場合は付着部の分離が示唆される．

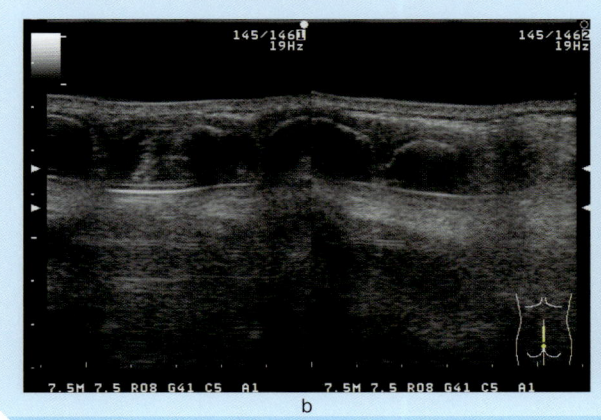

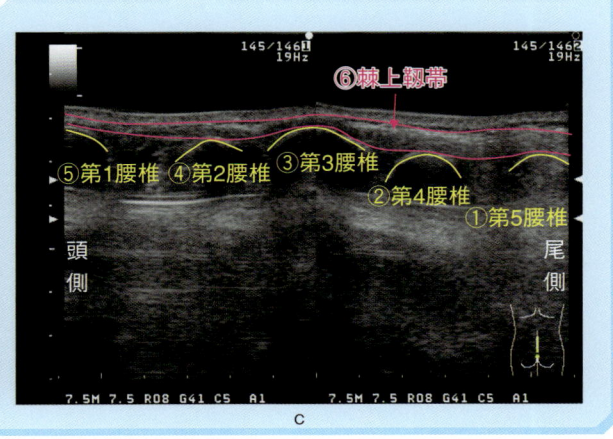

⑥棘上靱帯
⑤第1腰椎　④第2腰椎　③第3腰椎　②第4腰椎　①第5腰椎
頭側　　　　　　　　　　　　　　　　　　　　　　　尾側

図 4-11　椎間関節の観察

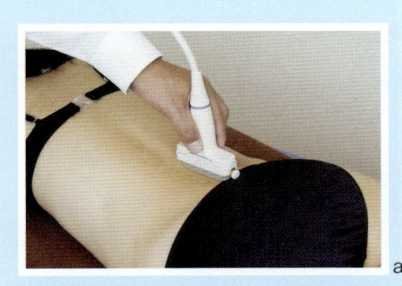

急性の場合，椎間関節部での輝度の変化や炎症の有無を確認する．また椎間関節カーブの異常や椎間距離を測定することも臨床上有用である．腰椎捻挫では椎間関節部に低エコーを呈する血腫像が観察され，椎間孔の後壁を構成する椎間関節部の観察は椎間板の変性や狭小化によって起こる神経根障害を診る指標となり，脊椎分離症の鑑別にも有用性がある．

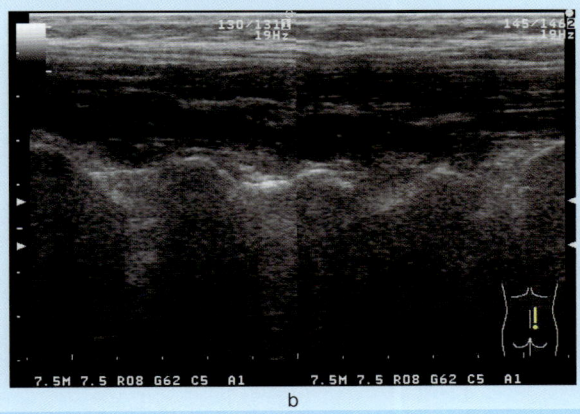

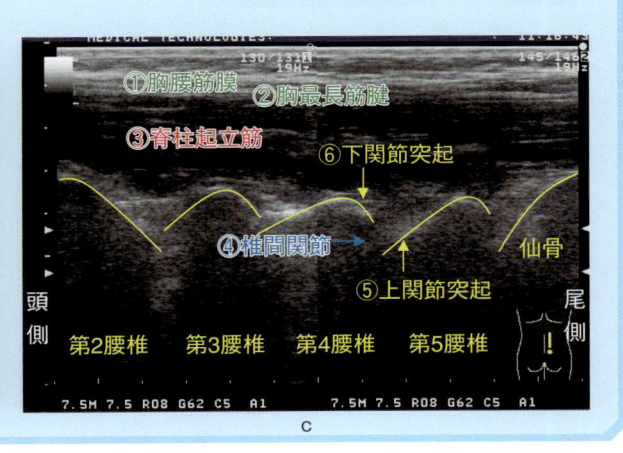

①胸腰筋膜　　②胸最長筋腱
③脊柱起立筋　　　　　　⑥下関節突起
④椎間関節　　　　　　　　仙骨
　　　　　⑤上関節突起
頭側　第2腰椎　第3腰椎　第4腰椎　第5腰椎　尾側

第4章 体幹の観察

図 4-12　肋骨突起の観察

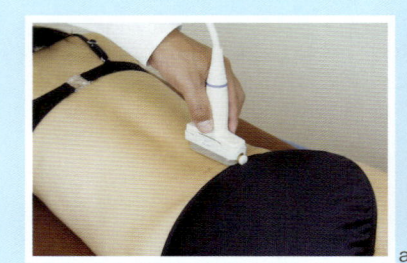

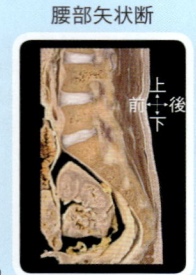

腰部矢状断

解剖学的に第3腰椎肋骨突起は最も長く，容易に描出することが可能である．肋骨突起骨折では骨の離断像が確認できる．

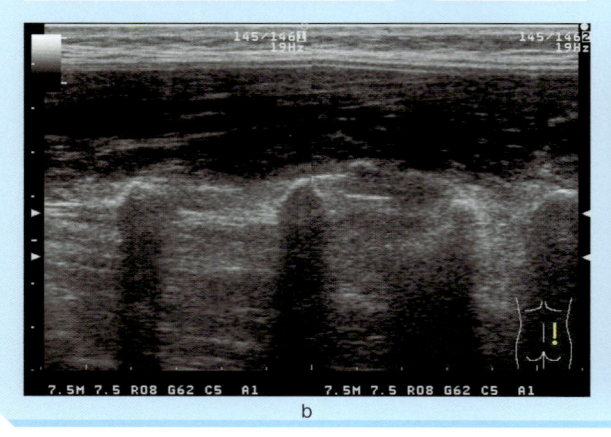

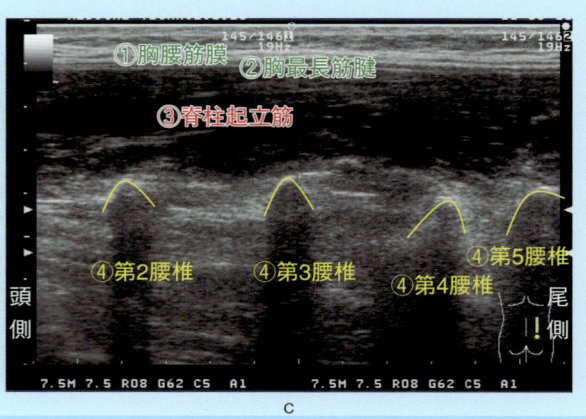

①胸腰筋膜　②胸最長筋腱
③脊柱起立筋
④第2腰椎　④第3腰椎　④第4腰椎　④第5腰椎
頭側　尾側

図 4-13　腰仙部の観察

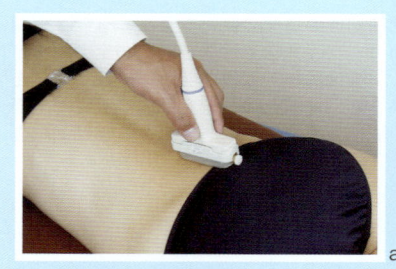

棘突起のラインは脊椎すべり症や脊椎分離すべり症を判断する上で重要な指標となる．そのため，棘突起の陥凹あるいは突出が観察される場合はこれらの疾患を疑う．

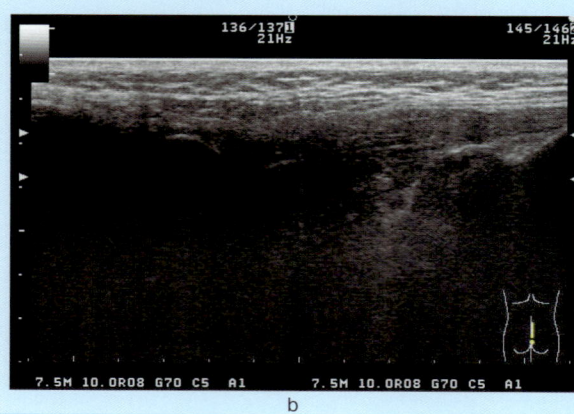

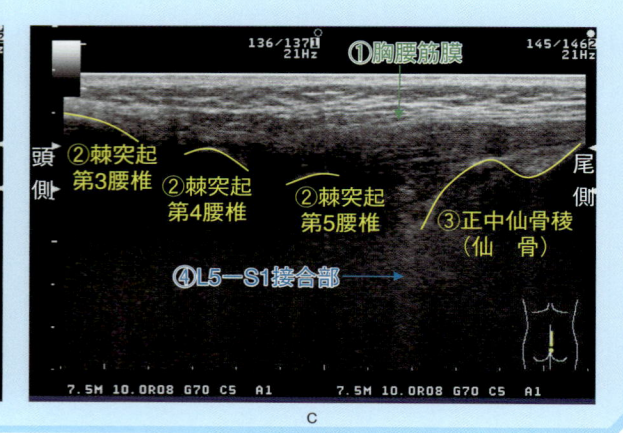

①胸腰筋膜
頭側　②棘突起第3腰椎　②棘突起第4腰椎　②棘突起第5腰椎　③正中仙骨稜（仙骨）　尾側
④L5-S1接合部

3 腰椎部の観察

図 4-14　椎体部の観察

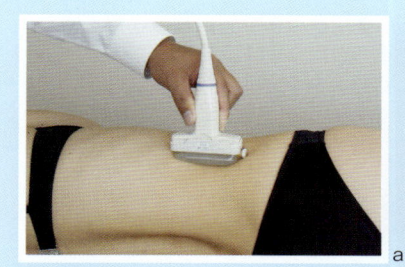

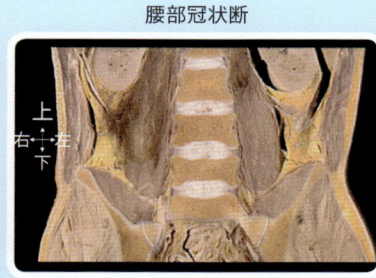

腰部冠状断

椎体部の観察は側臥位にて側腹部より脊柱に向かってプローブを当て，長軸走査する．描出しにくい場合はプローブワークにて入射角度を変え，高エコーに描出される椎体をLand Markにしてから観察を行うとよい．椎体圧迫骨折では椎体部の圧潰，脊椎すべり症では椎体の前方偏位が観察される．

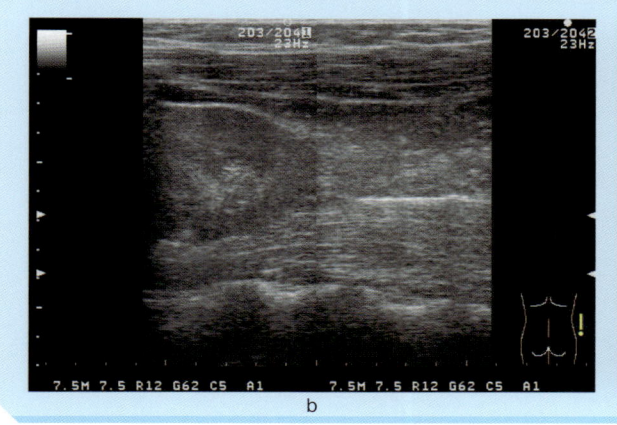

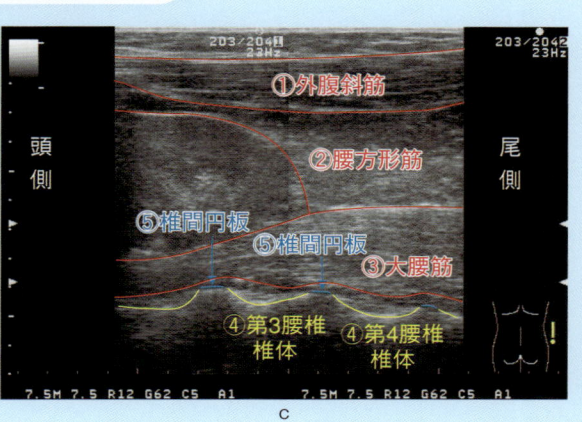

- ①外腹斜筋
- ②腰方形筋
- ③大腰筋
- ④第3腰椎椎体
- ④第4腰椎椎体
- ⑤椎間円板

図 4-15　腰椎椎間関節の観察

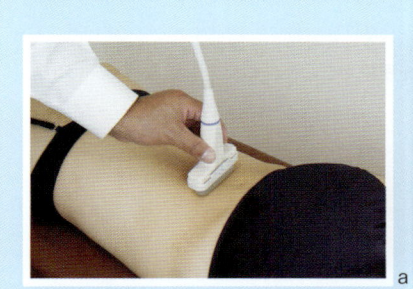

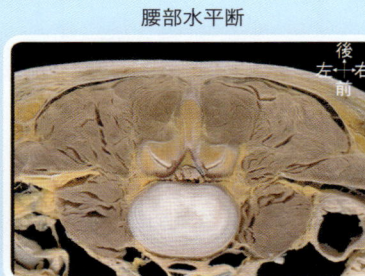

腰部水平断

腰椎捻挫の場合，左右の椎間関節の偏位あるいは低エコーの炎症像が確認されることで病態の把握，および障害部位の鑑別につながる．

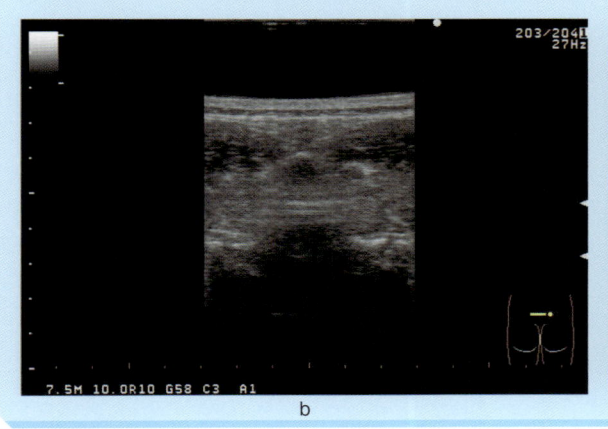

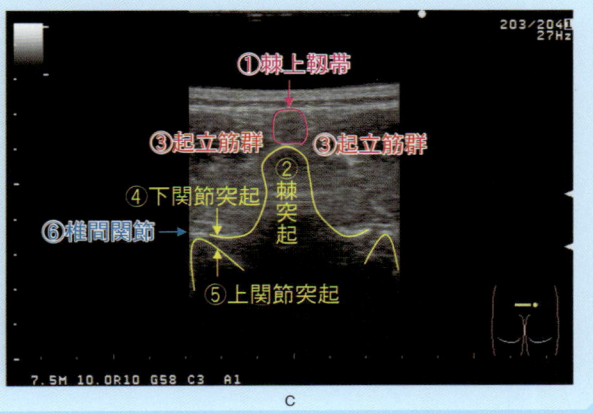

- ①棘上靱帯
- ②棘突起
- ③起立筋群
- ④下関節突起
- ⑤上関節突起
- ⑥椎間関節

第4章　体幹の観察

図 4-16　仙骨部の観察

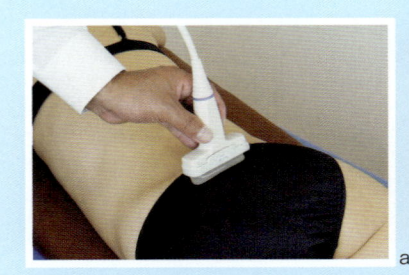

仙骨部水平断

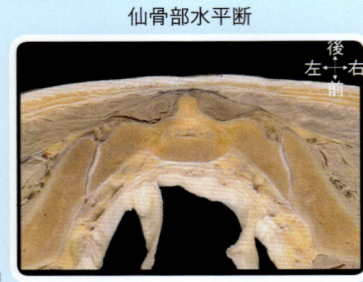

仙骨上層の傍起立筋群の状態を観察する．また仙腸関節を確認する際の Land Mark となる．

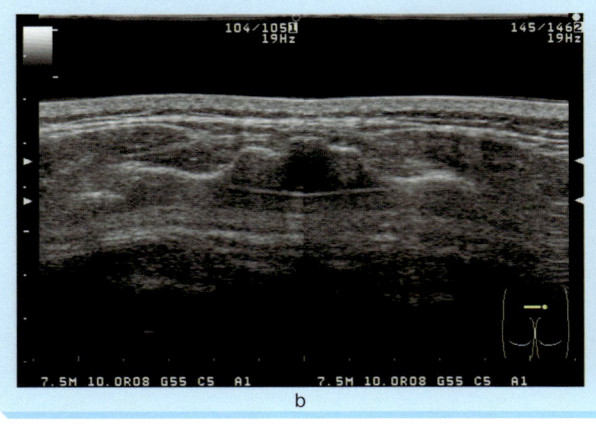

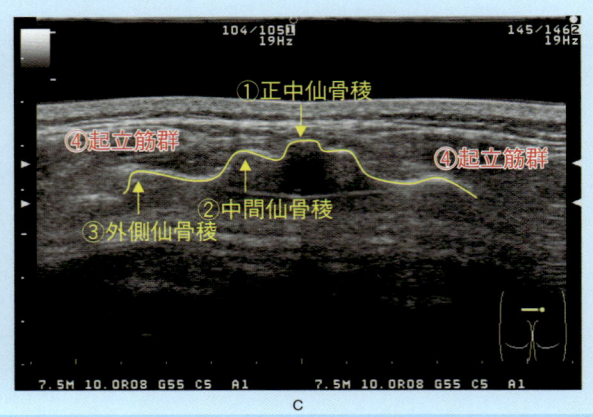

① 正中仙骨稜
② 中間仙骨稜
③ 外側仙骨稜
④ 起立筋群

図 4-17　仙腸関節の観察

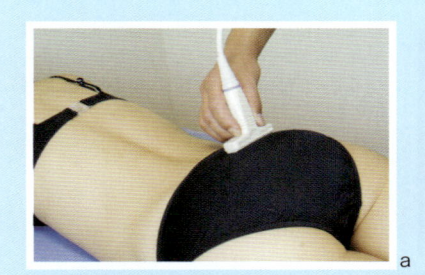

仙腸関節の偏位あるいは正中仙骨稜から腸骨までの距離を計測することで，骨盤の偏位を確認することができる．

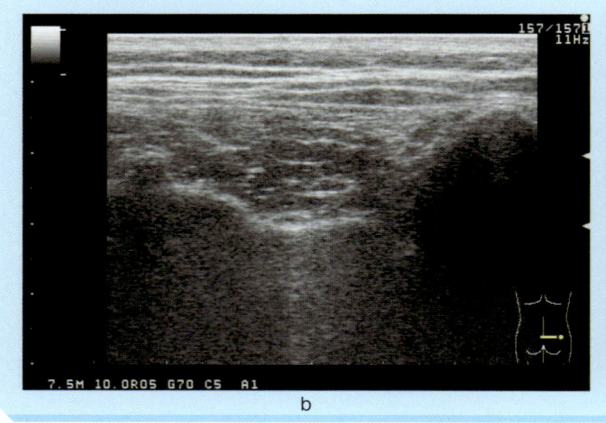

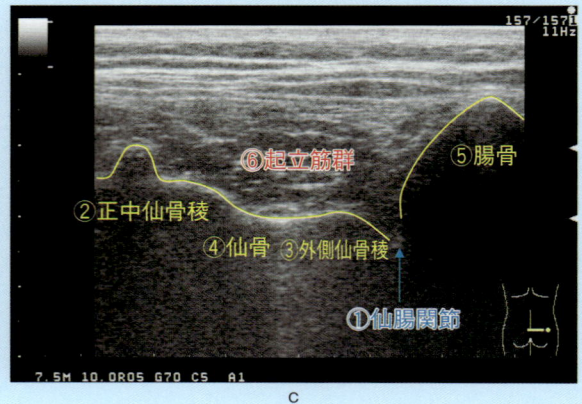

① 仙腸関節
② 正中仙骨稜
③ 外側仙骨稜
④ 仙骨
⑤ 腸骨
⑥ 起立筋群

3 腰椎部の観察

図 4-18　腰椎側面部の観察

腰部水平断

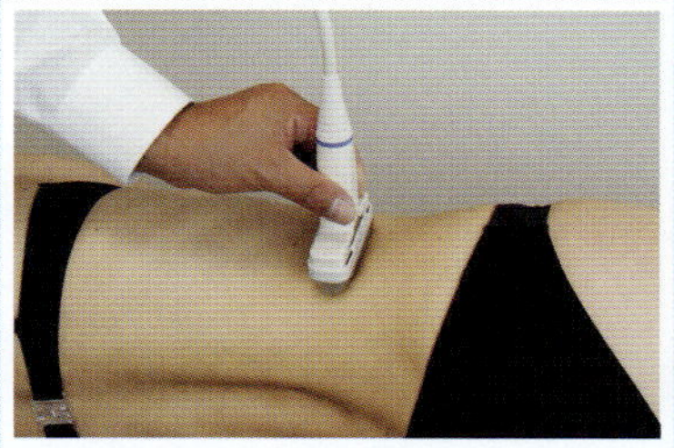

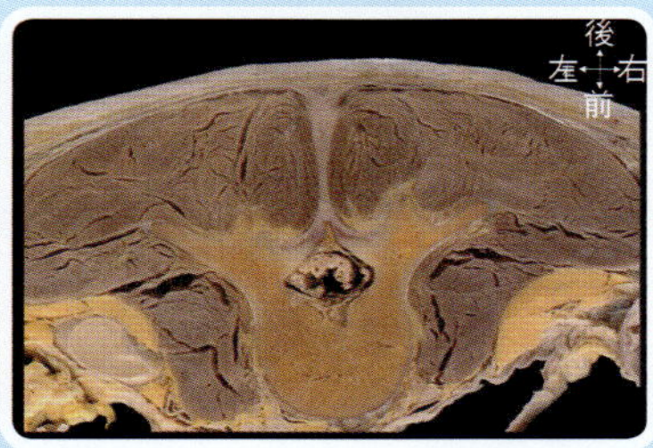

棘突起と椎体を Land Mark に椎弓根を観察する．その際，近位あるいは遠位にプローブ走査し，椎弓根を鮮明に描出する．

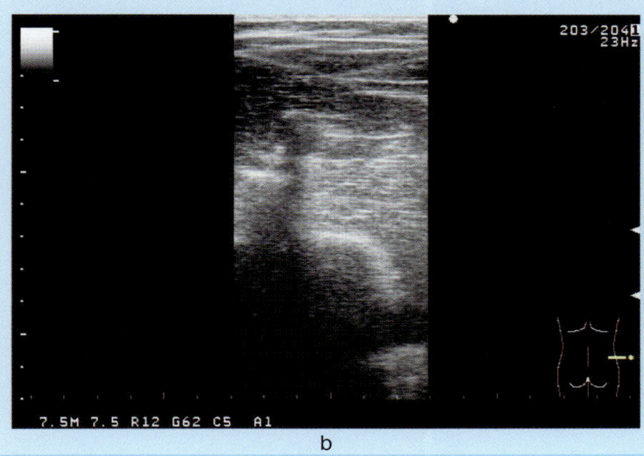

① 肋骨突起
② 椎体
③ 椎弓根

後面　前面

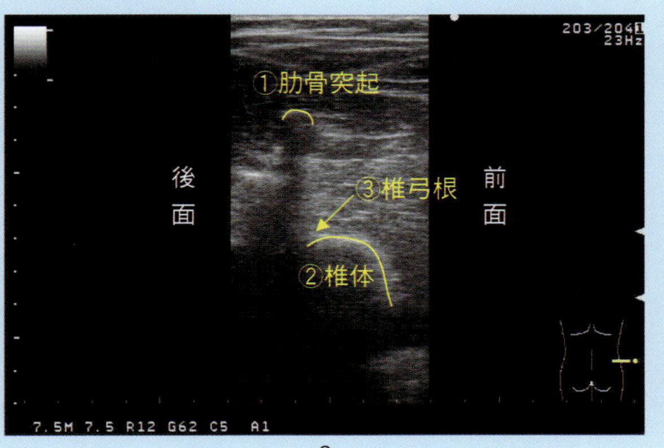

第5章

特殊な観察

1 小児の観察

本章では，7歳児のエコー画像を用いて解説する．

小児の観察は外傷，スポーツによるオーバーユース，オスグット・シュラッテル病，踵骨骨端症など成長過程における障害や単純性股関節症など小児が罹患しやすい疾患を観察する上で有用である．小児は特有の構造的特徴である成長軟骨が関節部に存在するため，観察の際は注意深く観察する必要がある．小児のエコー観察における最大の利点はX線撮影による放射線障害を伴わず何度でも繰り返し観察ができる点と，MRIのように撮影に長時間を要さない点にある．

＜小児を観察する際の注意＞
- アーチファクトを少なくするためにできるだけ安静静止肢位を確保する．
- 原則的に左右両側を観察し比較する．
- 骨を描出する際，高エコーに描出される骨がわかりにくいときがある．その場合，無エコー域を探してから入射角を調整すると骨を描出しやすい．
- 骨（骨折）を観察する際は，年齢による小児の骨の特徴的形状（骨端核および骨端軟骨）を知る必要がある．成人の場合は骨幹から骨端部まで一続きの高エコーを示すのに対し，小児では連続性がなく骨端核と骨幹の間が低エコー（骨端軟骨）の画像を呈する．このような特徴は小児を観察していく上で非常に重要で，関節部を観察する際は十分に理解しなければならない．
- オスグット・シュラッテル病，踵骨骨端症などは成長段階にある骨に強力な筋の牽引力が加わることで発症し，エコー画像上では腱付着部の不整や隆起などが観察できる．また，小児の股関節痛で最も多い単純性股関節炎の場合，関節液の貯留に伴う大腿骨頭と関節包との拡大像と低エコー像が観察できる．ペルテス病では初期には関節裂隙の拡大，骨頭の大きさの違いや硬化性の変化などが認められ，進行すると陥没による骨頭の扁平化が確認できる．

A 肩部周辺の観察

肩関節は広範囲に可動性を有するために容易に炎症を起こしやすい関節であることは前述したが，小児に特徴であるリトルリーグショルダーは骨端軟骨の拡大や偏位がみられるので超音波観察は有用である．

鎖骨中外1/3部の観察（長軸）
図5-1→P.166

鎖骨骨折を観察する際に用いる．小児の骨は柔軟性に富み，不全骨折になる特徴があるため，健側と患側を観察し，高エコーに描出される鎖骨の屈曲変形の程度を確認する際に用いる．

上腕骨骨頭部の観察（長軸）
図5-2→P.166

上腕骨頭と棘上筋腱を鮮明に描出する走査を行うと肩峰端が高エコーに描出しにくい特徴がある．そのため，上腕骨頭と鎖骨との間に描出される低エコー域の表層に肩峰が存在することを理解し，観察する必要がある．また上腕骨骨頭核，軟骨組織，骨

第5章　特殊な観察

端線が観察され腱板損傷やリトルリーグショルダーなどの損傷を観察する際に有用である．

上腕骨骨幹部の観察（長軸）
図5-3→P.167

上腕骨骨頭核，骨端線，上腕骨骨幹部が観察され骨折などの損傷を観察する際に有用である．

結節間溝部の観察（短軸）
図5-4→P.167

上腕骨頭の表層に半円状の腱板滑液包境界部が観察でき，その下層は関節包になるので上腕二頭筋長頭腱損傷や関節炎があれば関節包の拡大や不整像が確認できる．

＜肩部周辺の骨端核の発生時期＞
1) 上腕骨骨頭核：生下時〜3ヵ月
2) 上腕骨大結節核：男6ヵ月〜2歳，女3ヵ月〜1歳6ヵ月
3) 上腕骨小結節：3〜5歳
4) 鎖骨内側端：17歳
5) 肩峰核：15歳
6) 烏口突起：生下時〜1歳
7) 肩甲骨下角：15歳

B　肘部周辺の観察

肘部周辺は小児の骨折が好発する部位であり，観察の際は肘関節全周に低エコーに描出される軟骨組織と各々の骨端核，骨端線の位置を把握し，注意深く確認する必要がある．

上腕骨外側上顆部の観察（長軸）
図5-5→P.168

顆上部の骨が薄いため，外側上顆部を支点に上腕骨骨幹部の高エコー部を探す．また低エコー域の中に上腕骨小頭核が確認でき，上腕骨顆上骨折や上腕骨外顆骨折などの観察に有用である．

上腕骨内側上顆部の観察（長軸）
図5-6→P.168

上腕骨骨幹部が薄いため，不明瞭に描出される特徴がある．また内側上顆部に窪みがあり，ここは7歳頃に発生する上腕骨内側上顆核が観察でき，小児に特有なリトルリーグエルボーなどの観察に有用である．

橈骨頚部の観察（長軸）
図5-7→P.169

上腕骨小頭核と橈骨骨頭核が確認され，離断性骨軟骨炎などスポーツ障害を観察する際に有用である．

＜肘部周辺の骨端核の発生時期＞
1) 上腕骨外側上顆核：11, 12歳
2) 上腕骨小頭核：4, 5ヵ月
3) 上腕骨滑車核：8, 9歳
4) 上腕骨内側上顆核：5〜7歳
5) 尺骨肘頭核：8〜10歳
6) 橈骨骨頭核：4, 5歳

C 手指部周辺の観察

橈骨茎状突起部の観察と橈骨リスター結節部の観察（長軸） 図5-8, 9→P.169

　骨幹端部と軟骨組織に着目する．成人では容易に区別することができるが，小児の場合は骨端核に移行する高エコーの骨と低エコーの軟骨組織の領域を観察することで区別できる．各々の遠位には舟状骨核が観察できる．

尺骨茎状突起部の観察（長軸） 図5-10→P.170

　低エコー域の軟骨組織と三角骨が確認できる．通常は尺骨遠位骨端核が軟骨組織深層に観察されるが骨端核の発生には個体差があり，そのことも理解しながら観察を行う必要がある．

第1手根中手関節掌側部の観察（長軸） 図5-11→P.171

　手根骨や中手骨そして基節骨など骨幹部や骨端核，軟骨組織が存在するので観察に苦慮する．そのため，骨および骨端核の位置関係を理解し，観察する必要がある．臨床では骨関節損傷のほかに1, 2歳児に好発する小児のばね指（強剛母指）の観察に有用である．

第2中手指節関節の観察（長軸），第2近位遠位指節間関節の観察（長軸） 図5-12～15→P.171

　前述した通り，指骨骨幹部や骨端核が多く，観察を行う上で苦慮することが多い．また表皮と指骨の間に索状に走行する指伸筋腱（背側）や指屈筋腱（掌側）が観察される．骨折や関節損傷，背側ではマレットフィンガーの観察に有用である．骨端核が残る年齢での剥離骨折を観察する場合は骨片と骨端核を見誤らないよう注意を要する．また損傷時の炎症や関節水腫，血腫があると低エコーに描出される．

＜手指部周辺の骨端核の発生時期＞
1）橈骨遠位骨端核：1歳
2）尺骨遠位骨端核：5, 6歳
3）舟状骨：4歳半～5歳半
4）第1指中手骨端核：1歳8ヵ月～2歳半
5）第2～5指中手骨端核：10ヵ月～2歳
6）第1指基節骨端核：2, 3歳
7）第1指末節骨端核：1歳～1歳半
8）第2～5指節骨端核：5ヵ月～2歳半

D　股関節周辺の観察

大腿骨頭部の観察（長軸），大腿骨頭部の観察（長軸），大腿骨頸部の観察（長軸）
図5-16〜18→P.173

頸体角を理解し，観察する必要がある．通常，乳幼児では平均143°の角度を呈し，成人では125〜130°の頸体角をなす．近年，先天性股関節脱臼では超音波診断による観察が飛躍的に進んでおり，大腿骨頭壊死を呈するペルテス病や単純性股関節炎などの観察に対しても超音波診断は有用性がある．

＜股関節周辺の骨端核の発生時期＞
1) 臼蓋外側縁骨端核：16歳
2) 大腿骨頭核：1〜8ヵ月
3) 大腿骨大転子核：1歳半〜4歳半
4) 大腿骨小転子核：9〜13歳

E　膝部周辺の観察

小児における膝部周辺の疾患は繰り返し動作によるスポーツ障害が多い．しかし，最も注意を要するものに骨腫瘍があり，受傷機序がない，あるいは思い当たる節のない疼痛を呈している場合は，そのことを念頭におき観察する必要がある．また思春期に好発する離断性骨軟骨炎の観察に対しても有用性がある．

大腿骨内側顆の観察（長軸），大腿骨外側顆の観察（長軸）
図5-19〜22→P.175

側部と後部を観察する．各々の位置により骨端核の形状および軟骨組織の範囲が変わるため，そのことを踏まえた観察が必要である．内側側副靱帯は軟骨組織上層に観察され，半月は大腿骨および脛骨の軟骨組織間に高エコーに観察できる．また大腿骨遠位端部は腫瘍の好発部位であるので観察の際は入念に広範囲を慎重に観察する必要がある．

脛骨粗面部の観察（長軸）
図5-23→P.177

オスグット・シュラッテル病を観察する際に有用であり，脛骨粗面膝蓋靱帯付着部の軟骨組織の不整あるいは隆起を認める．

＜膝部周辺の骨端核の発生時期＞
1) 大腿骨遠位骨端核：胎生6ヵ月〜10ヵ月
2) 脛骨近位骨端核：胎生8ヵ月〜生後1ヵ月
3) 脛骨粗面核：7〜15歳
4) 腓骨近位骨端核：3, 4歳
5) 膝蓋骨：3〜5歳

F　足趾部周辺の観察

足趾部周辺では踵骨骨端症，第1ケーラー病，第2ケーラー病（フライバーグ病）などがあり，骨端線の拡大や不整，骨核の輪郭が不整に描出されるなど観察に対し有用性がある．また足の過剰骨の観察

にも有用である．

内果の観察（長軸），外果の観察（長軸）
図5-24, 25→P.177

遠位骨端核と軟骨組織が観察できる．

踵骨隆起部の観察（長軸）
図5-26→P.178

軟骨組織表層に付着するアキレス腱が観察される．

第1中足趾節関節部の観察，第2中足趾節関節部の観察（長軸）
図5-27, 28→P.179

中足骨，基節骨，中節骨，末節骨などの骨幹部や骨端核，軟骨組織が存在するので観察に苦慮する．そのため，骨および骨端核の位置関係を理解し，観察する必要がある．

＜足趾部周辺の骨端核の発生時期＞
1) 脛骨遠位骨端核：6ヵ月
2) 腓骨遠位骨端核：9ヵ月～1歳
3) 踵骨骨端核：5～12歳
4) 踵骨：胎生24週～26週
5) 距骨：胎生26週～28週
6) 立方骨：生下時～1歳
7) 舟状骨：2, 3歳
8) 内側楔状骨：1歳半～2歳
9) 中間楔状骨：2歳～2歳半
10) 外側楔状骨：3～6ヵ月
11) 中足骨端核：2歳
12) 基節骨端核：6ヵ月～2歳半
13) 中節骨端核：9ヵ月～3歳
14) 末節骨端核：2～4歳

G 体幹部周辺の観察

体幹部は軟骨組織が存在する他の部位と異なり，解剖学的に成人に近い画像になる．また各組織は成人に比べ，鮮明に描出される特徴がある．また小児や思春期に多い腰椎分離症やすべり症などでは棘突起の陥凹が観察されるため，慎重に観察する必要がある．

頚椎棘突起の観察（長軸），頚椎椎間関節の観察（長軸），頚椎棘突起の観察（短軸）
図5-29～31→P.180

頚部軽度屈曲位で観察を行うことで観察しやすくなる．

腰椎棘突起の観察（長軸），腰椎椎間関節の観察（長軸），腰椎棘突起の観察（短軸）
図5-32～34→P.181

腰痛の原因になる棘突起カーブや椎間関節カーブを計測し，腰痛の偏位を確認することができる．

第5章　特殊な観察

図 5-1　鎖骨中外 1/3 部の観察（長軸）

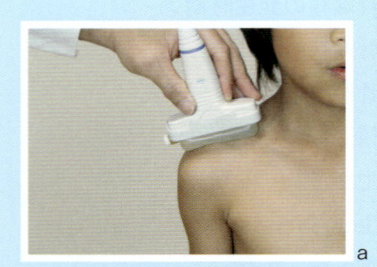

小児の骨は柔軟性に富み，不全骨折になりやすい特徴がある．また肩峰は軟骨組織であり，低エコーに描出されるため，注意して観察する．
（肩峰核の出現：15歳，融合：18歳）

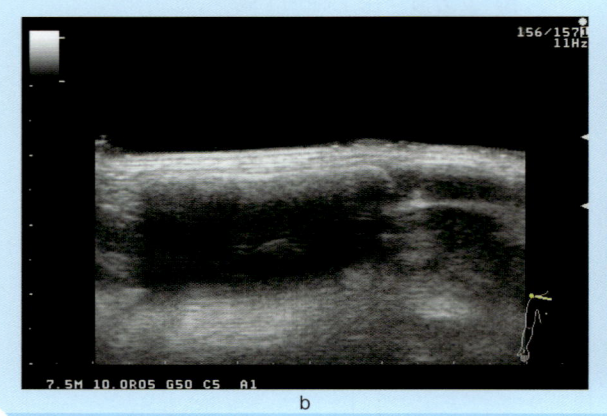

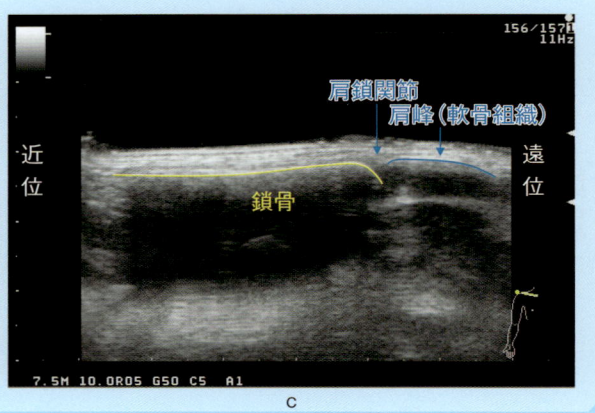

近位　肩鎖関節　肩峰（軟骨組織）　遠位
鎖骨

図 5-2　上腕骨骨頭部の観察（長軸）

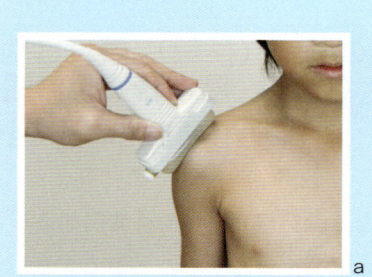

上腕骨頭と鎖骨との間に描出される低エコー域の表層に，肩峰が存在することを理解する必要がある．また腱板損傷やリトルリーグショルダーなどの損傷を観察する際に有用である．

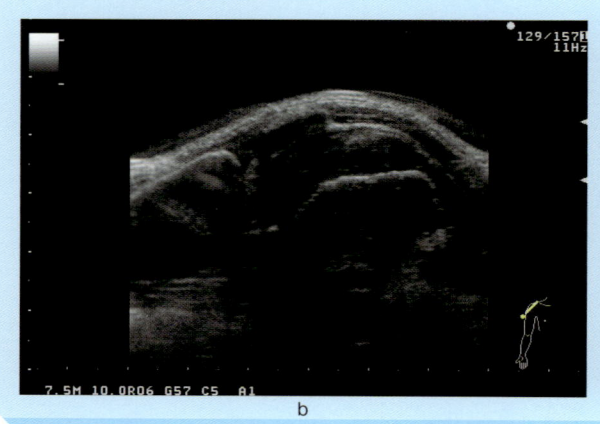

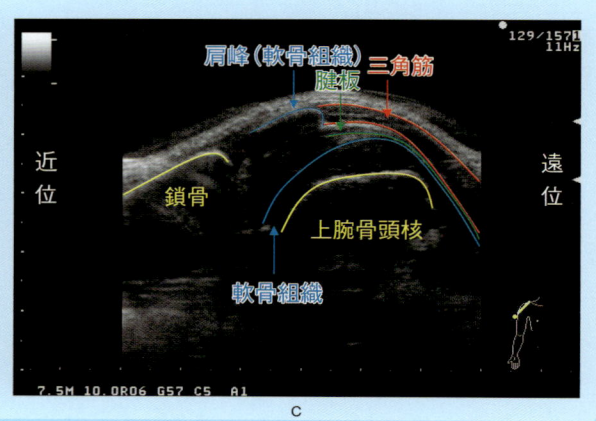

近位　肩峰（軟骨組織）　三角筋　腱板　遠位
鎖骨　上腕骨頭核
軟骨組織

1 小児の観察

図 5-3　上腕骨骨幹部の観察（長軸）

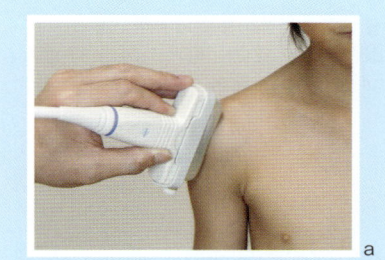

上腕骨骨頭核と上腕骨骨幹部における骨端軟骨の拡大や偏位を観察する際に有用である．
（上腕骨骨頭核の出現：生下時〜3ヶ月，融合：18〜21歳）

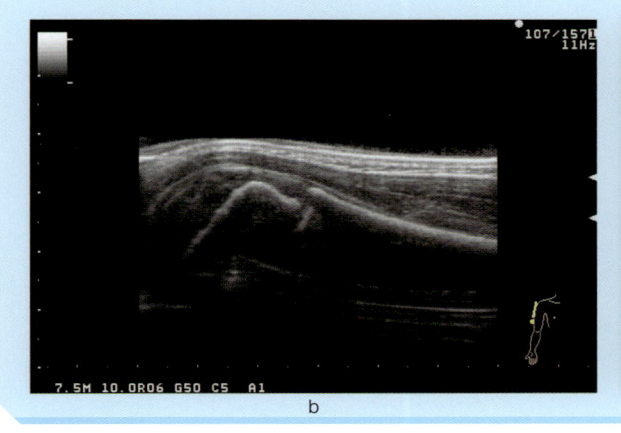

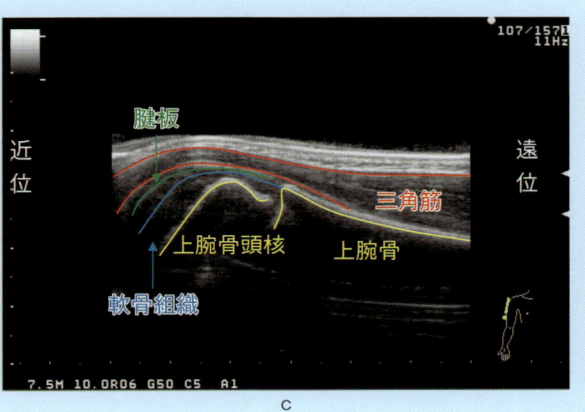

ラベル（図c）：腱板／上腕骨頭核／軟骨組織／三角筋／上腕骨／近位／遠位

図 5-4　結節間溝部の観察（短軸）

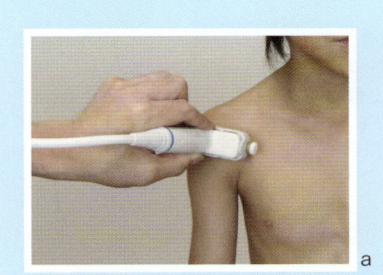

上腕二頭筋長頭腱損傷や関節炎があれば，関節包の拡大や不整像が確認できる．
（上腕骨大結節核の出現：3ヶ月〜2歳，相互融合：4歳〜6歳）
（上腕骨小結節の出現：3歳〜5歳，相互融合：4歳〜6歳）

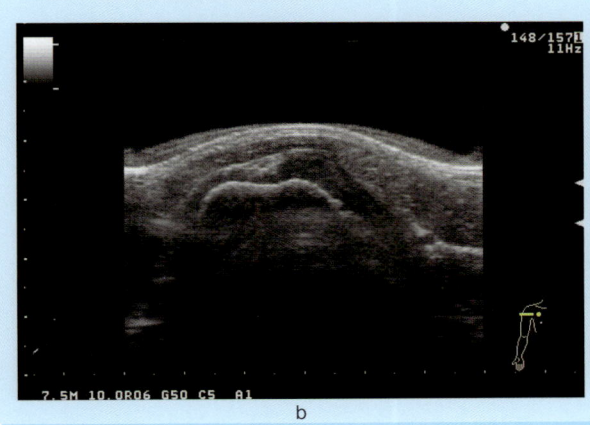

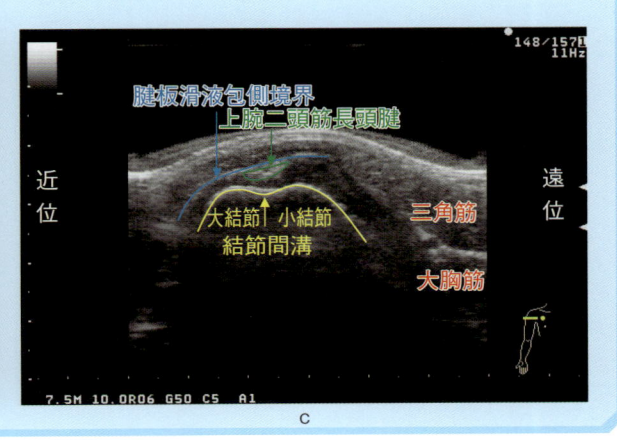

ラベル（図c）：腱板滑液包側境界／上腕二頭筋長頭腱／大結節／小結節／結節間溝／三角筋／大胸筋／近位／遠位

第5章 特殊な観察

図 5-5　上腕骨外側上顆部の観察

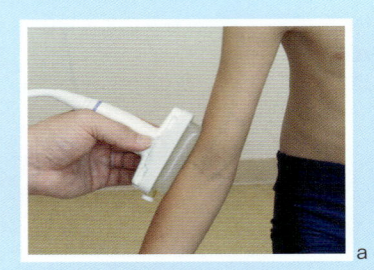

上腕骨顆上骨折や上腕骨外顆骨折等の観察に有用である．
（上腕骨外側上顆核の出現：11～12歳，融合：14～17歳）
（上腕骨小頭核の出現：4～5ヶ月，融合：14～17歳）

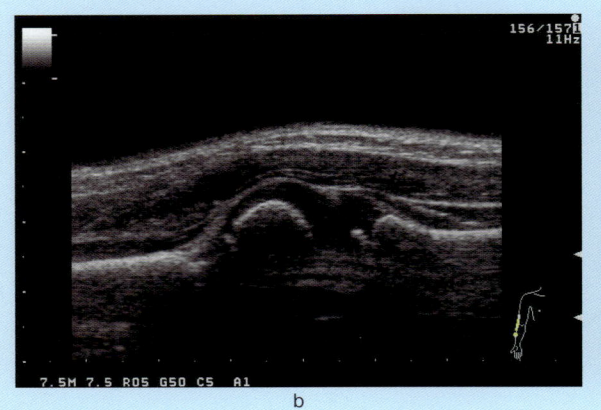

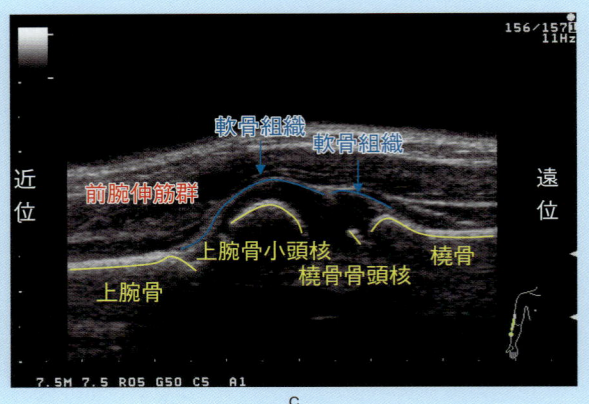

ラベル：前腕伸筋群，軟骨組織，軟骨組織，上腕骨，上腕骨小頭核，橈骨骨頭核，橈骨，近位，遠位

図 5-6　上腕骨内側上顆部の観察

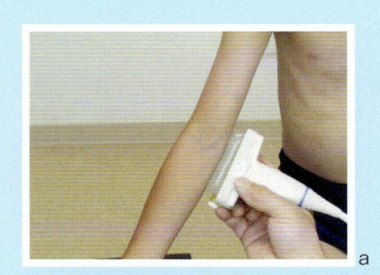

7歳頃に発生する上腕骨内側上顆核が観察でき，小児に特有なリトルリーグエルボーなどの観察に有用である．
（上腕骨内側上顆核の出現：5～7歳，融合：15～18歳）
（上腕骨滑車核の出現：8～9歳，融合：14～17歳）
（尺骨肘頭核の出現：8～10歳，融合：14～17歳）

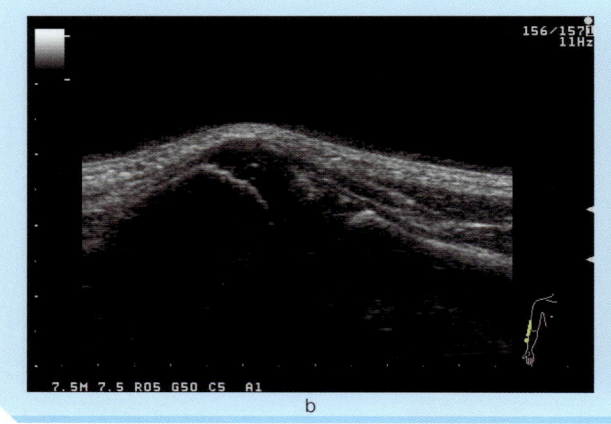

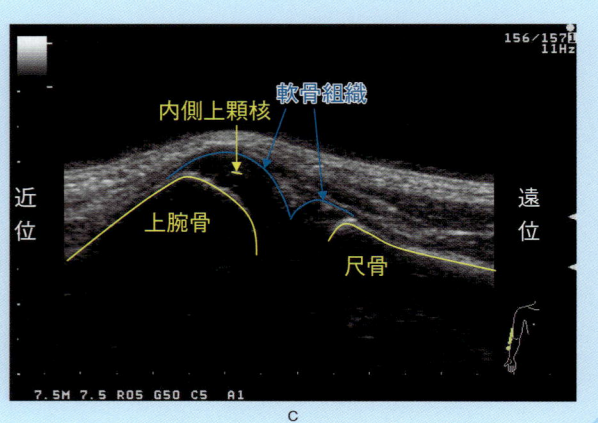

ラベル：内側上顆核，軟骨組織，上腕骨，尺骨，近位，遠位

1 小児の観察

図 5-7　橈骨頚部の観察

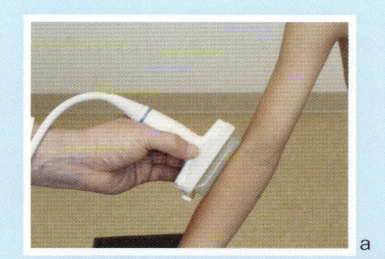

離断性骨軟骨炎など，スポーツ障害を観察する際に有用である．
(橈骨骨頭核の出現：4〜5歳，融合：14〜17歳)

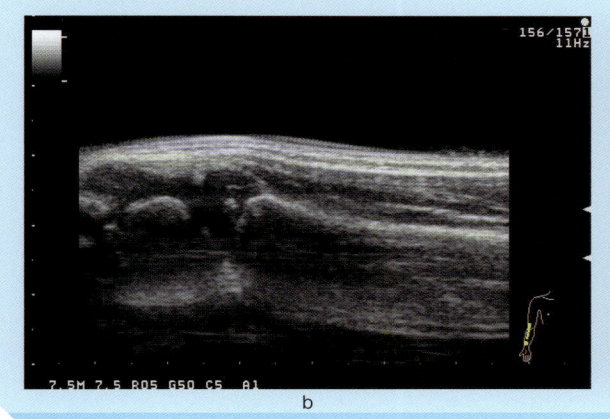

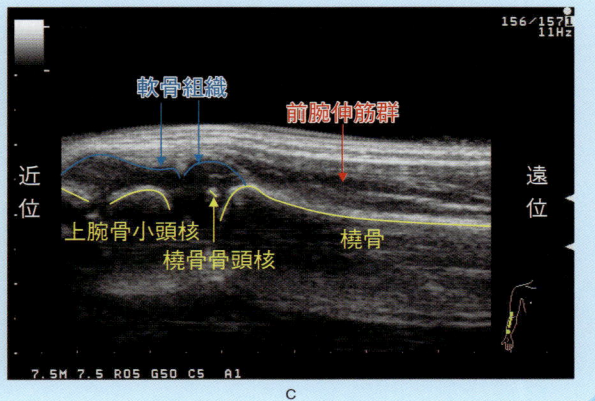

図 5-8　橈骨茎状突起部の観察

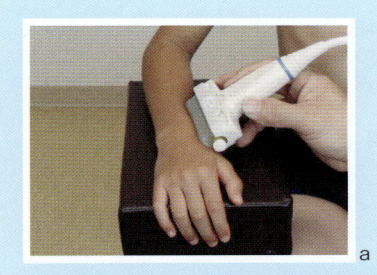

骨端核に移行する高エコーの骨と平坦な低エコーの軟骨組織が観察される．骨端軟骨部の不整像，あるいは骨端核の偏位は損傷を示唆する．
(橈骨遠位骨端核の出現：1歳，融合：17〜19歳)
(舟状骨の出現：4歳6ヶ月〜5歳6ヶ月)

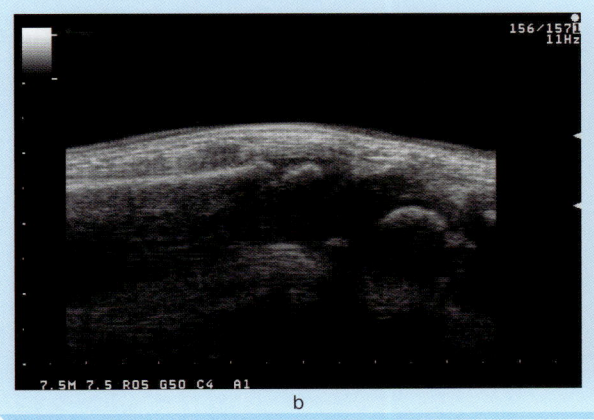

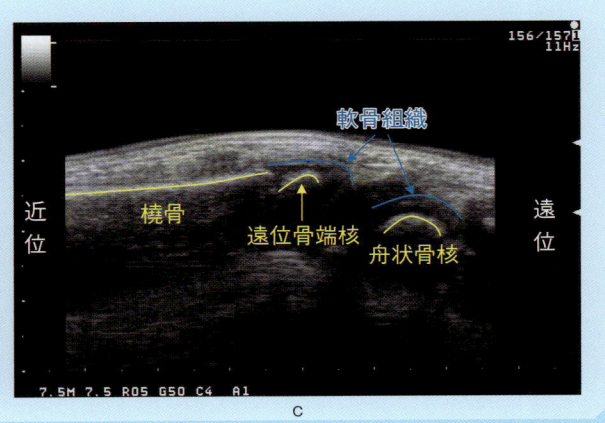

169

第 5 章　特殊な観察

図 5-9　橈骨リスター結節部の観察

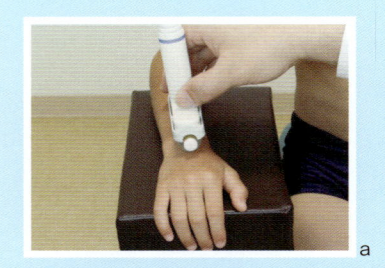

骨端核に移行する高エコーの骨と，やや角状な低エコーの軟骨組織が観察される．骨端軟骨部の不整像，あるいは骨端核の偏位は損傷を示唆する．
（橈骨遠位骨端核の出現：1歳，融合：17〜19歳）

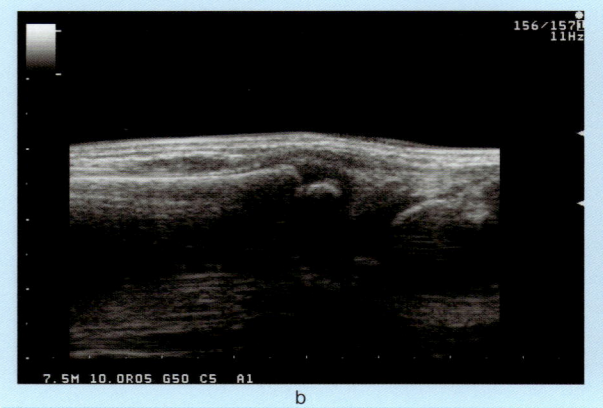

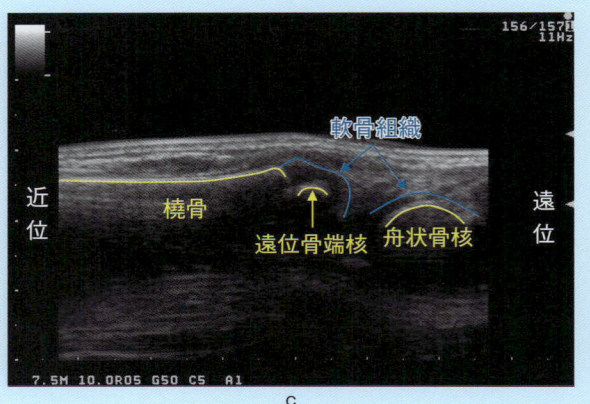

図 5-10　尺骨茎状突起部の観察

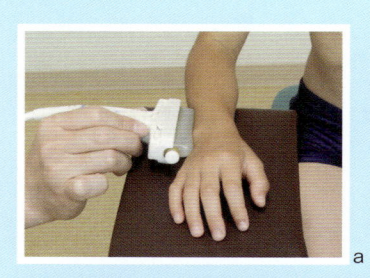

通常，骨端核が軟骨組織深層に観察されるが，骨端核の発生には個体差があり，そのことを理解した上で観察を行う．損傷が疑われる際は骨幹部と骨端軟骨部の境界を慎重に観察する．
（尺骨遠位骨端核の出現：5〜6歳，融合：17〜19歳）
（三角骨の出現：1歳9ヶ月〜2歳3ヶ月）

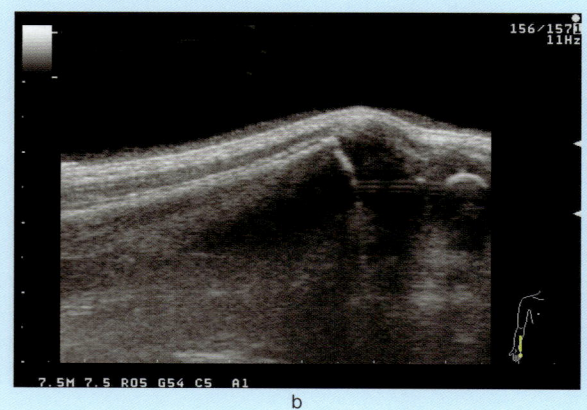

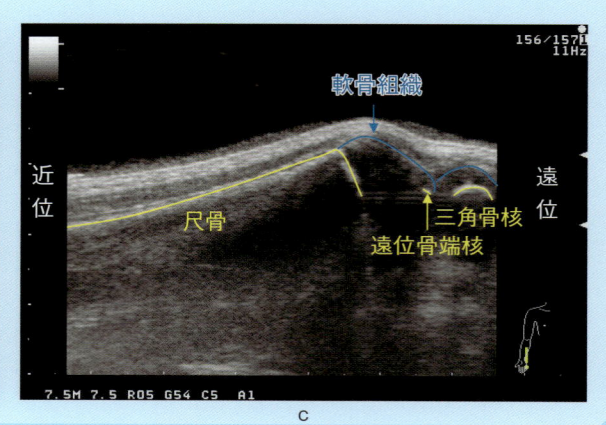

1 小児の観察

| 図 5-11 | 第1手根中手関節掌側部の観察 |

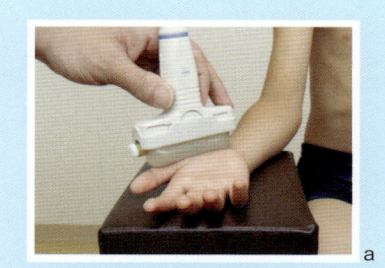

臨床では骨関節損傷の他に1, 2歳児に好発する小児のばね指（強剛母指）の観察に有用である．また損傷が疑われる際は骨幹部と骨端軟骨部の境界を慎重に観察する．
（第1指中手骨端核の出現：1歳8ヶ月〜2歳6ヶ月，融合：14〜21歳）
（第1指基節骨端核の出現：2〜3歳，融合：14〜21歳）
（大菱形骨の出現：4〜5歳）

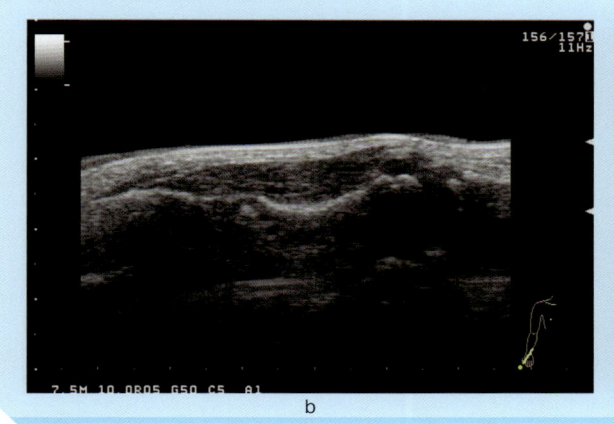

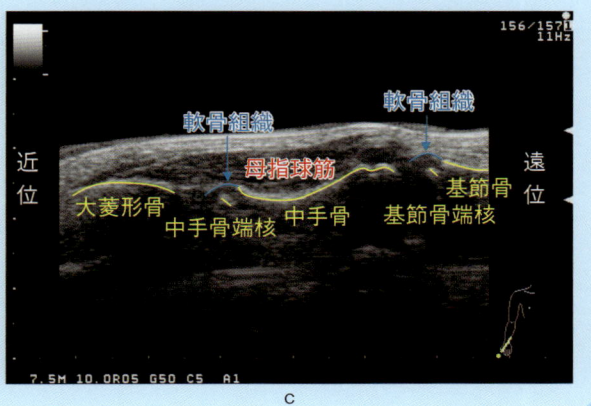

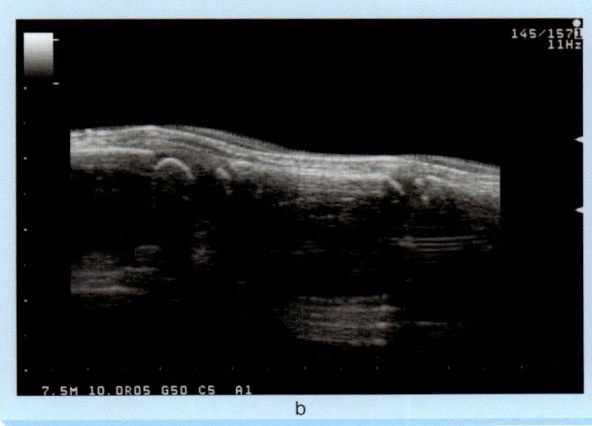

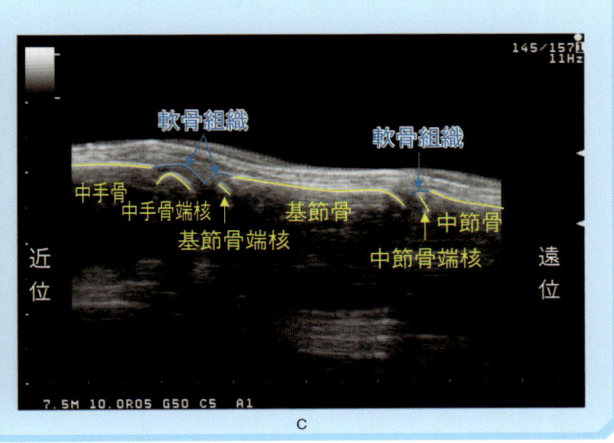

| 図 5-12 | 第2中手指節関節の観察　①背側部 |

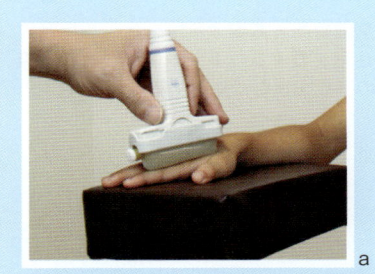

骨端核が残る年齢での裂離骨折を観察する場合は骨片と骨端核を見誤らないよう注意を要する．また損傷が疑われる際は骨幹部と骨端軟骨部の境界を慎重に観察する．
（第2〜5指中手骨端核の出現：10ヶ月〜2歳，融合：14〜21歳）
（第2〜5指節骨端核：5ヶ月〜2歳6ヶ月，融合：14〜21歳）

171

第5章 特殊な観察

図 5-13　第2中手指節関節の観察　②掌側部

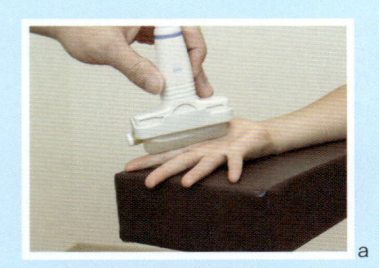

骨端核が残る年齢での裂離骨折を観察する場合は，骨片と骨端核を見誤らないよう注意を要する．また損傷が疑われる際は骨幹部と骨端軟骨部の境界を慎重に観察する．

a

b

c

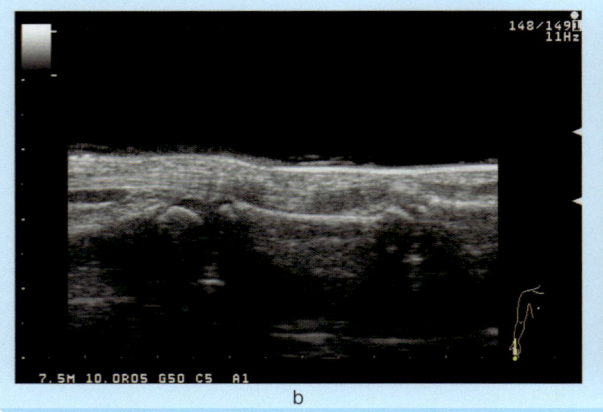

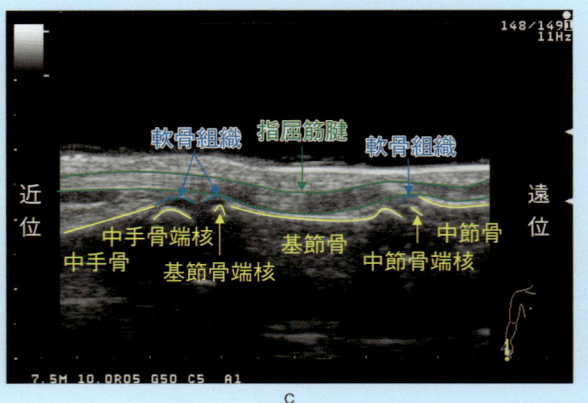

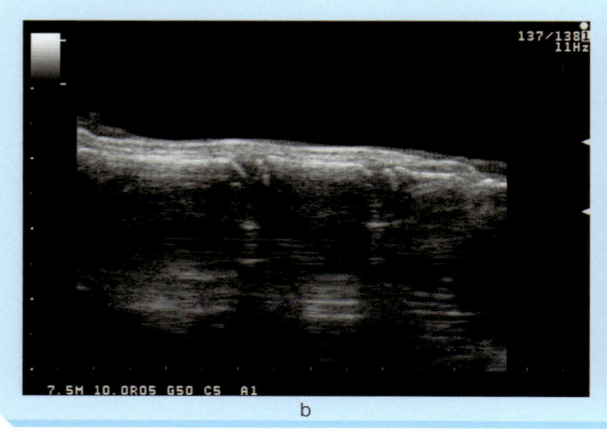

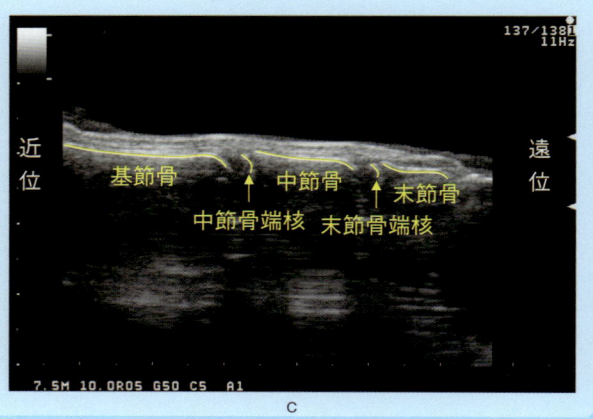

軟骨組織　指屈筋腱　軟骨組織
近位　　　　　　　　　　　　　　　遠位
中手骨端核↑　　　↑中節骨
中手骨　基節骨端核　基節骨　中節骨端核

図 5-14　第2指節間関節の観察　①背側部

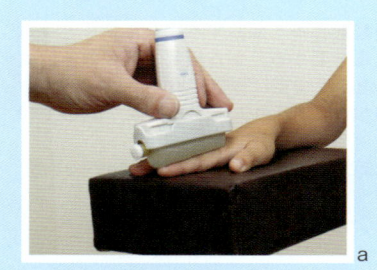

骨端核が残る年齢での裂離骨折を観察する場合は，骨片と骨端核を見誤らないよう注意を要する．また損傷が疑われる際は骨幹部と骨端軟骨部の境界を慎重に観察する．

a

b

c

近位　基節骨　↑中節骨　↑末節骨　遠位
　　　　　中節骨端核　末節骨端核

1 小児の観察

図 5-15　第2指節間関節の観察　②掌側部

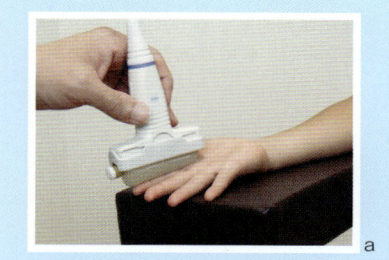

骨端核が残る年齢での裂離骨折を観察する場合は，骨片と骨端核を見誤らないよう注意を要する．また損傷が疑われる際は骨幹部と骨端軟骨部の境界を慎重に観察する．

a

b

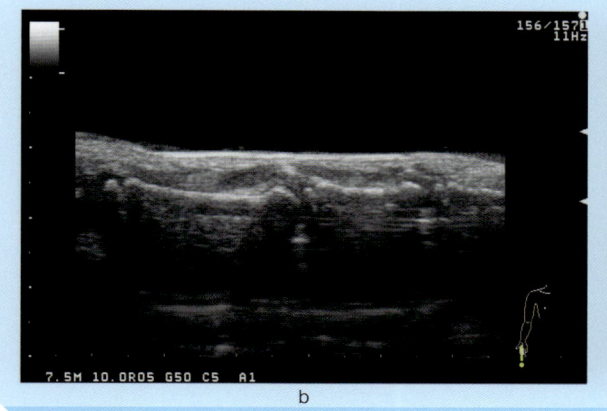

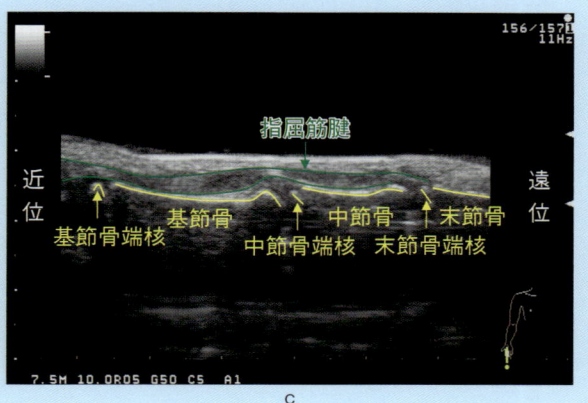

c
近位／遠位
指屈筋腱
基節骨端核　基節骨　中節骨端核　中節骨　末節骨端核　末節骨

図 5-16　大腿骨骨頭部の観察（長軸）

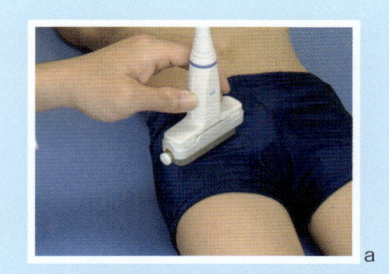

先天性股関節脱臼や大腿骨頭壊死を呈するペルテス病，そして単純性股関節炎などの観察の際に有用である．
（大腿骨頭核の出現：6週〜8ヶ月，融合：16〜18歳）
（大腿骨大転子核：1歳6ヶ月〜4歳6ヶ月，融合：16〜17歳）
（大腿骨小転子核：9歳〜13歳，融合：16〜17歳）

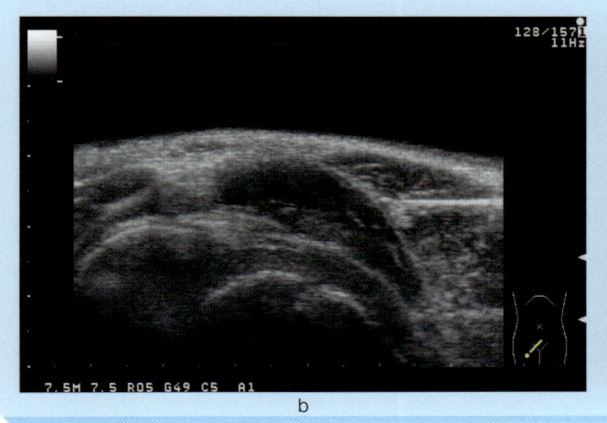

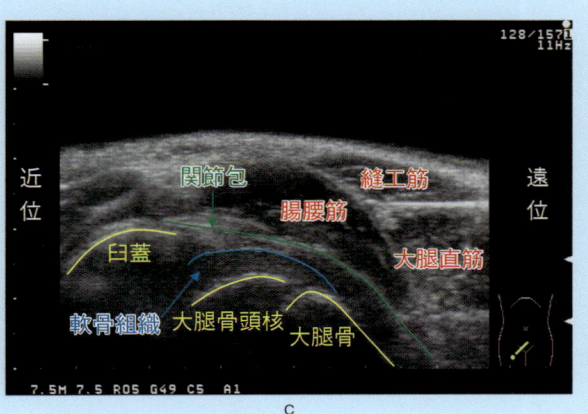

a

b

c
近位／遠位
関節包　縫工筋　腸腰筋　大腿直筋
臼蓋　軟骨組織　大腿骨頭核　大腿骨

第5章　特殊な観察

図 5-17　大腿骨頚部の観察（長軸）

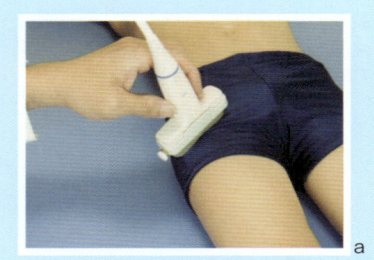

先天性股関節脱臼や大腿骨頭壊死を呈するペルテス病，そして単純性股関節炎などの観察の際に有用である．

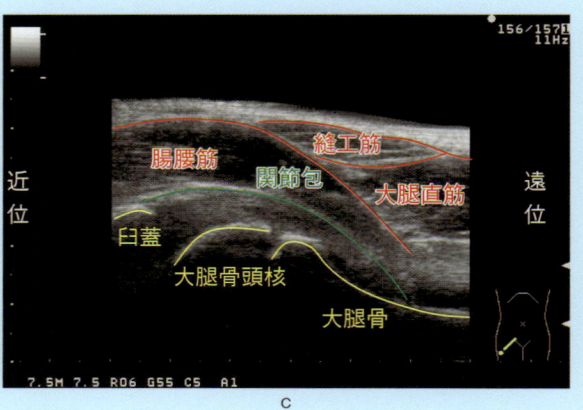

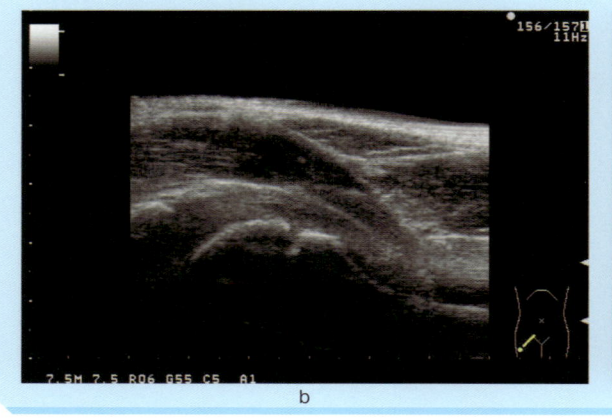

図 5-18　大腿骨骨頭部の観察（短軸）

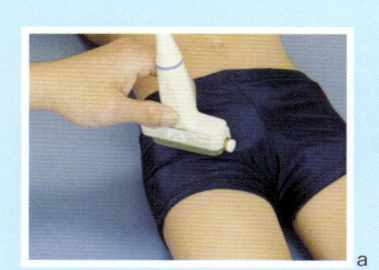

先天性股関節脱臼や大腿骨頭壊死を呈するペルテス病，そして単純性股関節炎などの観察の際に有用である．

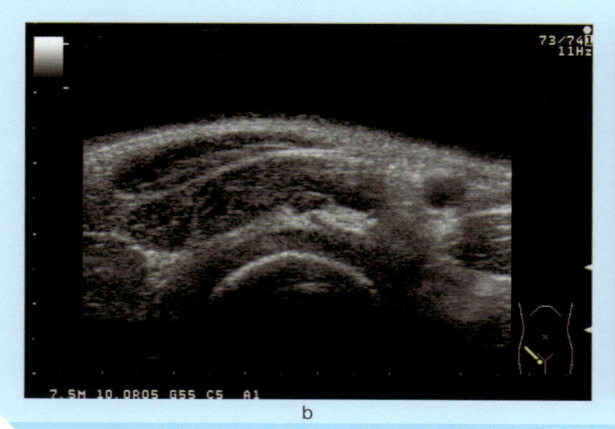

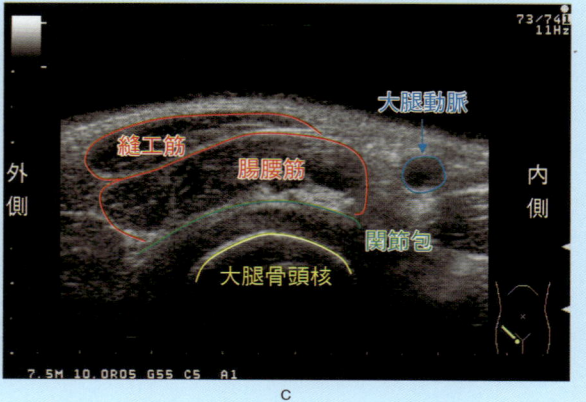

1 小児の観察

図 5-19　大腿骨内側顆の観察　①内側部

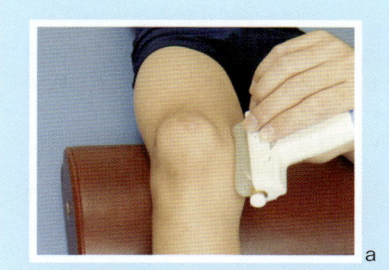

大腿骨遠位端は腫瘍の好発部位であり，受傷機序，あるいは思い当たる節がない疼痛を呈している場合は広範囲に観察する必要がある．また思春期に好発する離断性骨軟骨炎の観察に対しても有用性がある．内側側副靱帯は軟骨組織上層に観察される．

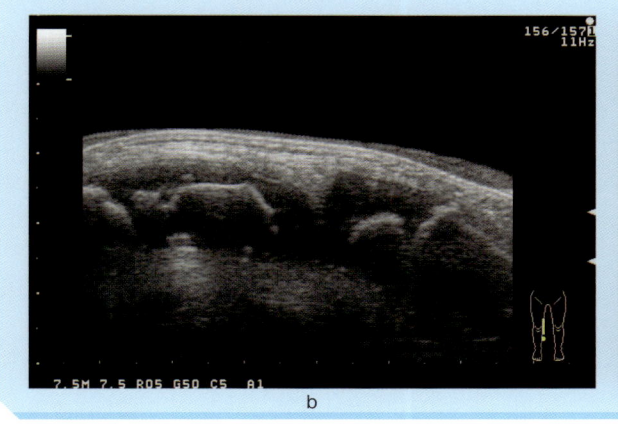

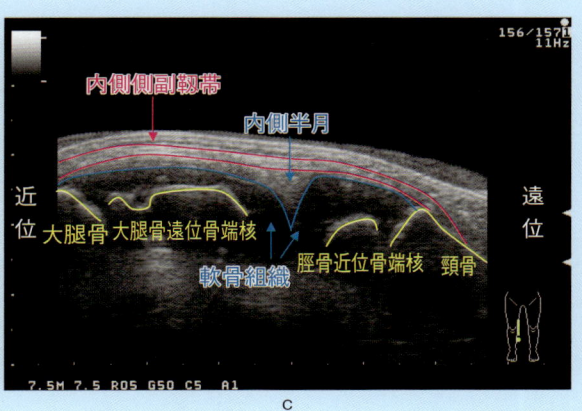

（ラベル：内側側副靱帯，内側半月，大腿骨，大腿骨遠位骨端核，軟骨組織，脛骨近位骨端核，脛骨，近位，遠位）

図 5-20　大腿骨内側顆の観察　②後部

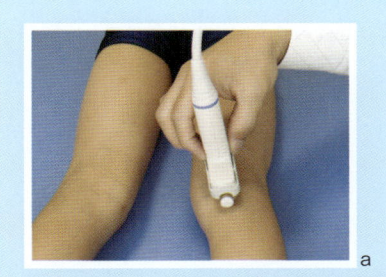

半月は大腿骨および脛骨の軟骨組織間に高エコーに観察される．
（大腿骨遠位骨端核の出現：胎生6ヶ月～10ヶ月，融合17～19歳）
（脛骨近位骨端核の出現：胎生8ヶ月～生後1ヶ月，融合16～19歳）

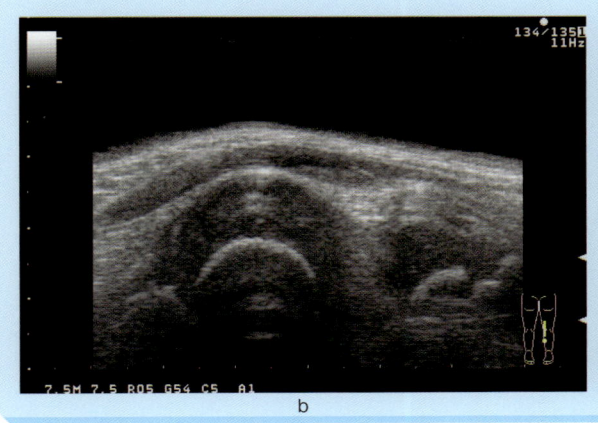

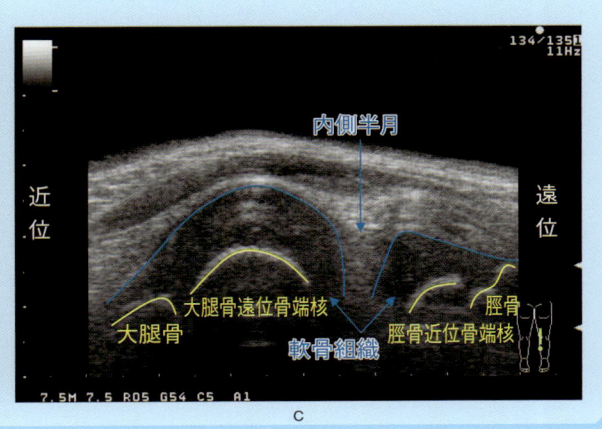

（ラベル：内側半月，大腿骨，大腿骨遠位骨端核，軟骨組織，脛骨近位骨端核，脛骨，近位，遠位）

第5章　特殊な観察

図 5-21　大腿骨外側顆の観察　①外側部

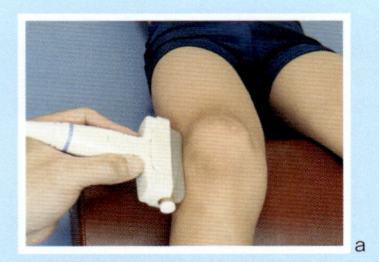

大腿骨遠位端は腫瘍の好発部位であり，受傷機序，あるいは思い当たる節がない疼痛を呈している場合は広範囲に観察する必要がある．また思春期に好発する離断性骨軟骨炎の観察に対しても有用性がある．
（腓骨近位骨端の出現核：3歳〜4歳，融合16〜20歳）

近位　大腿骨　大腿骨遠位骨端核　脛骨近位骨端核　脛骨　遠位
軟骨組織

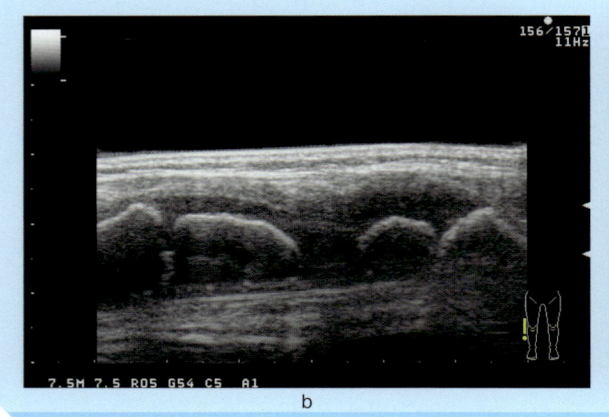

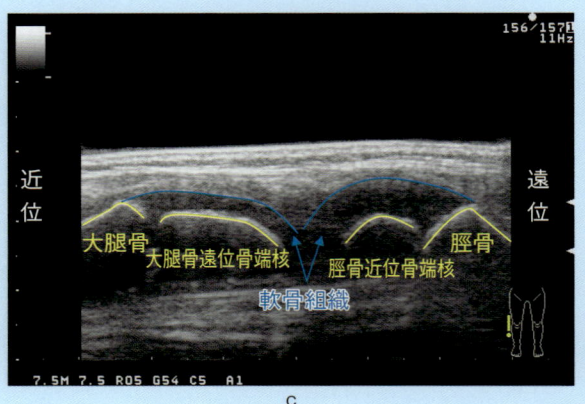

図 5-22　大腿骨外側顆の観察　②後部

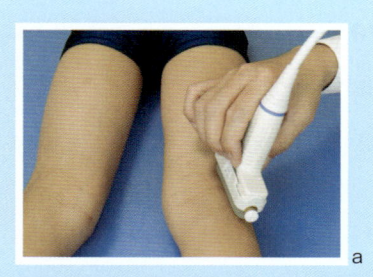

外側半月は大腿骨および脛骨の軟骨組織間に高エコーに観察される．

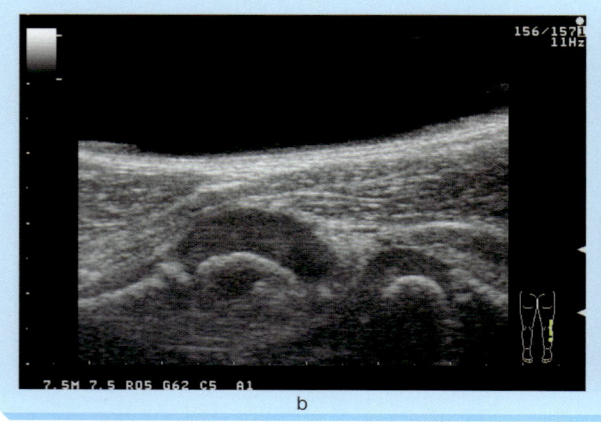

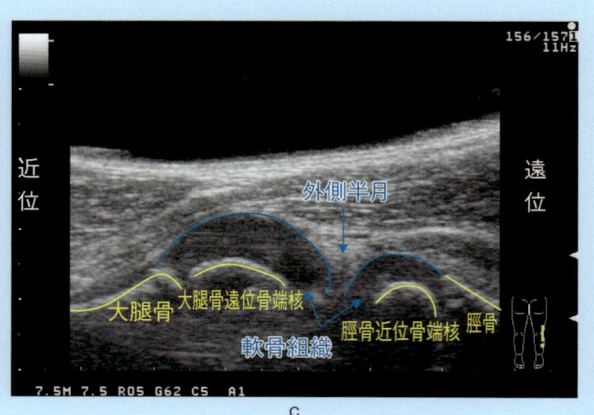

近位　外側半月　遠位
大腿骨　大腿骨遠位骨端核　脛骨近位骨端核　脛骨
軟骨組織

1 小児の観察

図 5-23　脛骨粗面部の観察

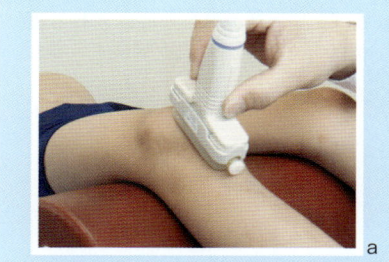

オスグット・シュラッテル病を観察する際に有用であり，膝蓋靱帯付着部の軟骨組織の不整あるいは隆起を認める．
（脛骨粗面核の出現：7歳～15歳，融合 19歳）
（膝蓋骨の出現：3歳～5歳）

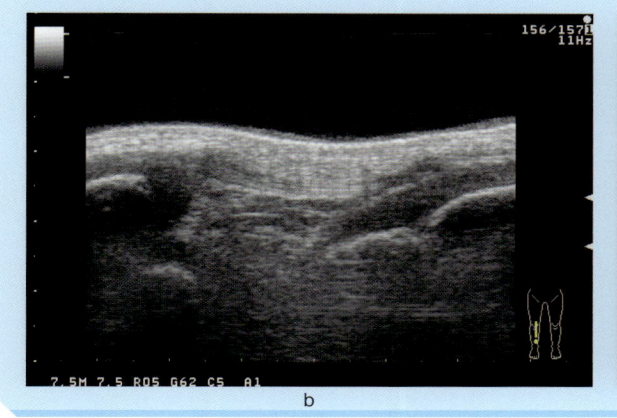

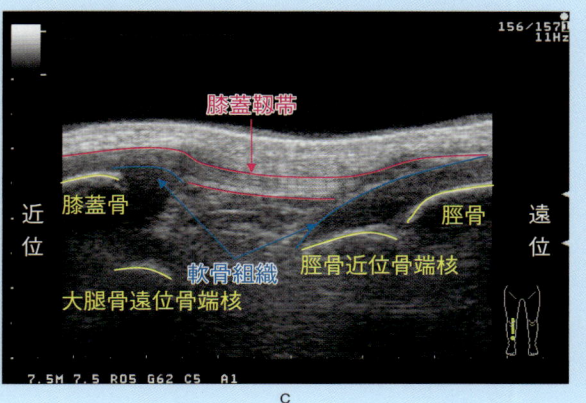

図 5-24　脛骨内果部の観察

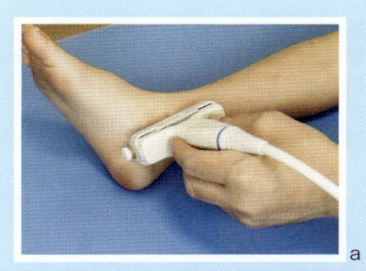

骨端軟骨部の不整像あるいは骨端核の偏位が観察される場合，損傷が示唆される．また足の過剰骨などが観察する場合もある．
（脛骨遠位骨端核の出現：6ヶ月，融合：18歳）
（踵骨の出現：胎生 24～26週）
（距骨の出現：胎生 26～28週）

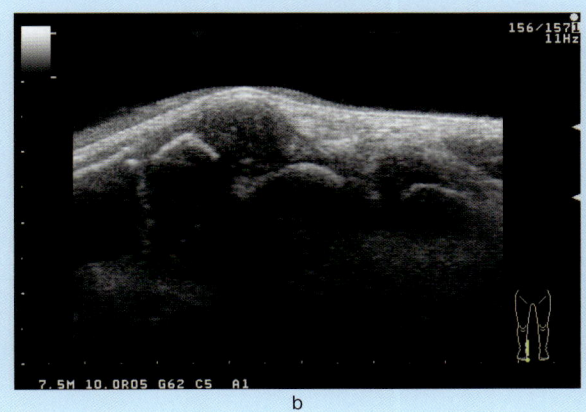

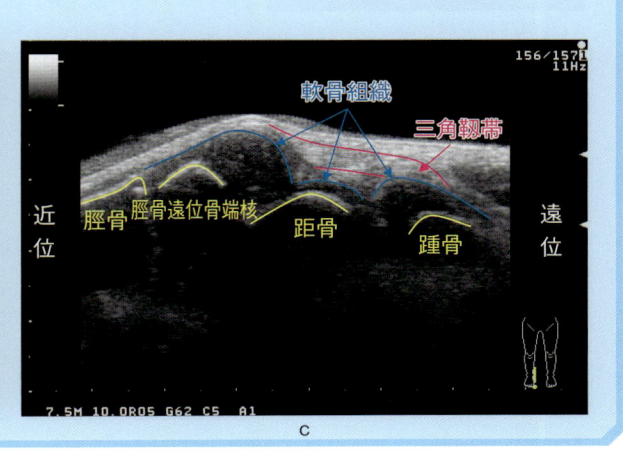

第5章　特殊な観察

図 5-25　脛骨外果部の観察

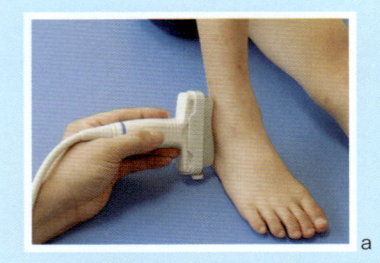

骨端軟骨部の不整像あるいは骨端核の偏位が観察される場合，損傷が示唆される．また足の過剰骨などが観察する場合もある．
（腓骨遠位骨端核の出現：9ヶ月〜1歳，融合：16〜18歳）

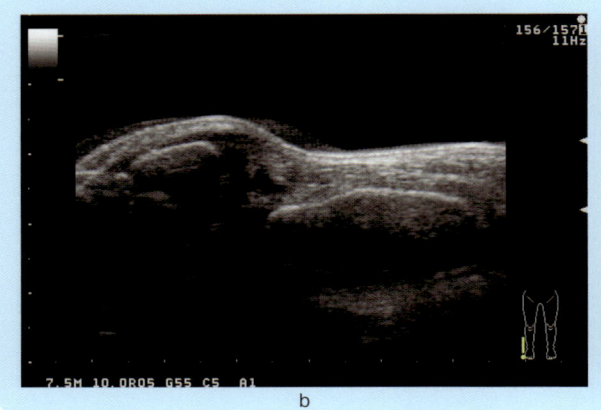

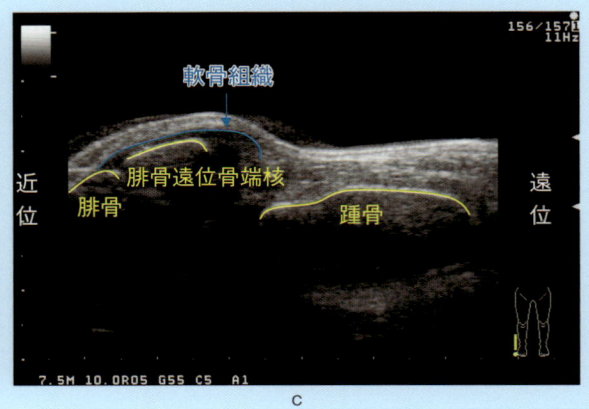

図 5-26　踵骨隆起部の観察

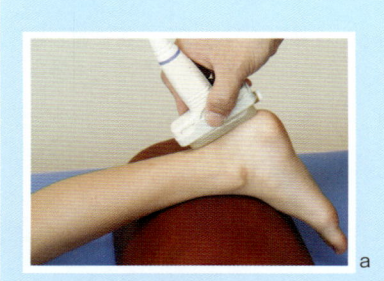

踵骨骨端症はアキレス腱の牽引により発症し，踵骨骨端部に疼痛を訴える場合は骨端部を慎重に観察する．その際，アキレス腱付着部の骨端部に不整像が観察される場合，炎症が示唆される．
（踵骨骨端核の出現：5歳〜12歳，融合：12〜22歳）

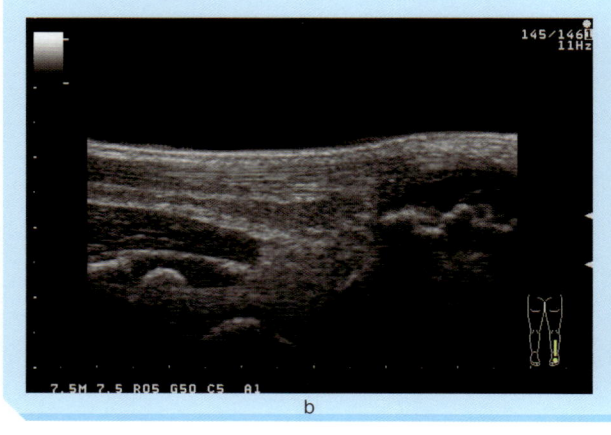

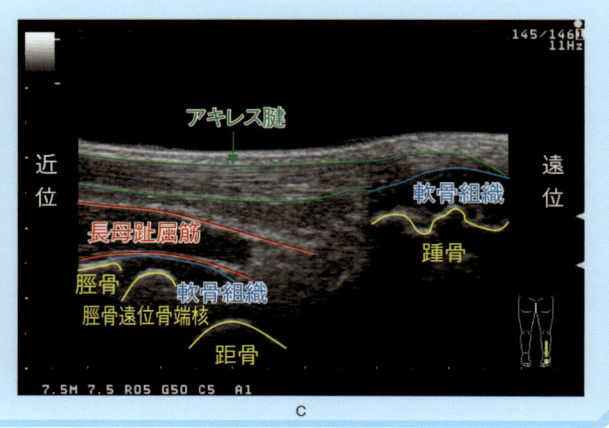

1 小児の観察

図 5-27　第1中足趾節関節部の観察

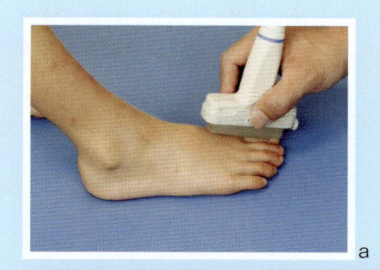

骨端核が残る年齢での裂離骨折を観察する場合は，骨片と骨端核を見誤らないよう注意を要する．また損傷が疑われる際は骨幹部と骨端軟骨部の境界を慎重に観察する．
（基節骨端核の出現：6ヶ月〜2歳6ヶ月，融合：11〜22歳）
（末節骨端核の出現：2歳〜4歳，融合：11〜22歳）

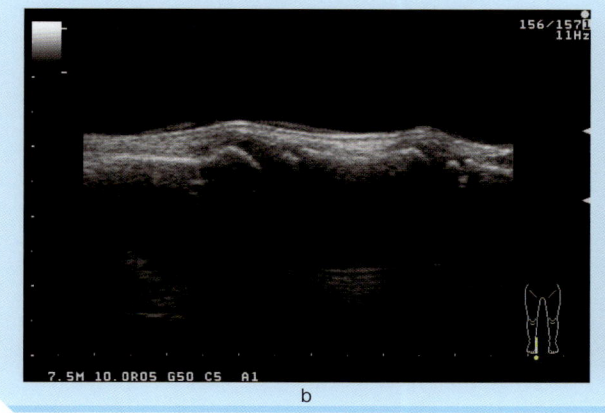

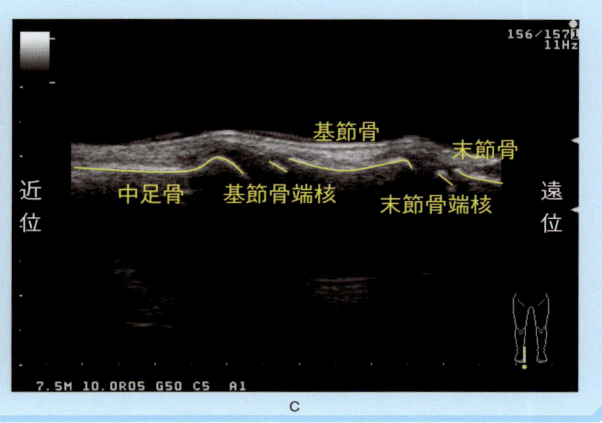

近位　中足骨　基節骨端核　基節骨　末節骨端核　末節骨　遠位

図 5-28　第2中足趾節関節部の観察

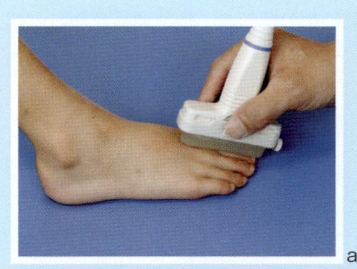

骨端核が残る年齢での裂離骨折を観察する場合は，骨片と骨端核を見誤らないよう注意を要する．また損傷が疑われる際は骨幹部と骨端軟骨部の境界を慎重に観察する．またフライバーグ病を観察する際も有用性がある．
（中足骨端核の出現：2歳，融合：14〜21歳）
（中節骨端核の出現：9ヶ月〜3歳，融合：11〜22歳）

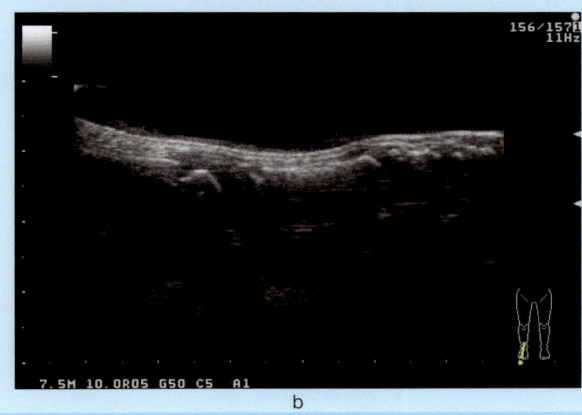

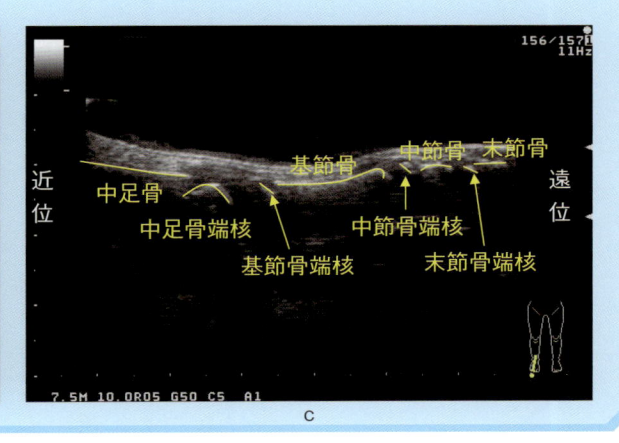

近位　中足骨　中足骨端核　基節骨　基節骨端核　中節骨　中節骨端核　末節骨　末節骨端核　遠位

第5章 特殊な観察

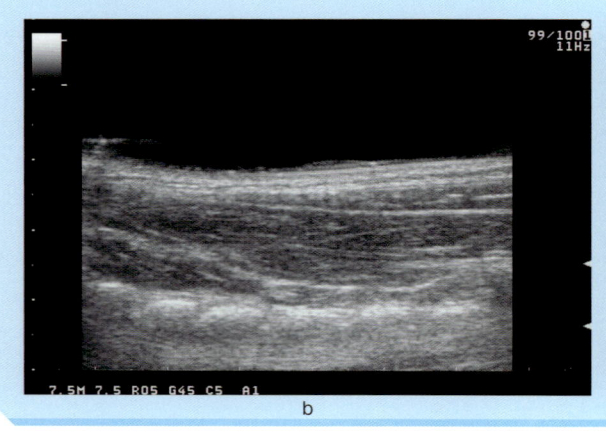

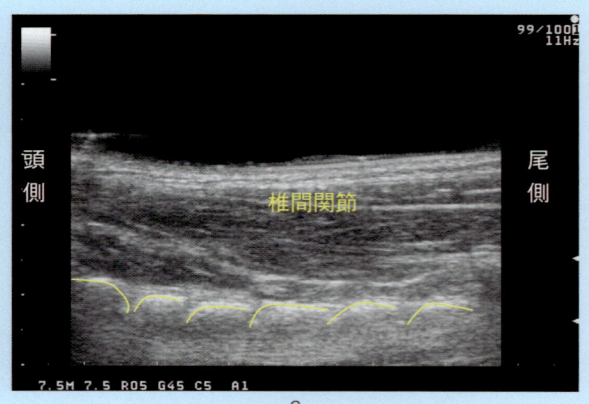

図 5-29　頚椎棘突起の観察（長軸）

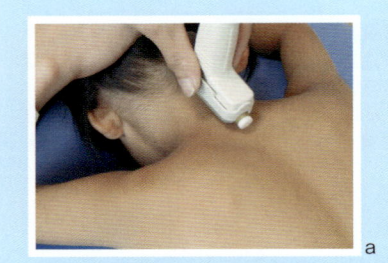

頚部痛では棘突起を中心に左右へ走査し，各々の筋群の状態を確認する．筋膜間の低エコー像，あるいは筋肉内の不整像は炎症を示唆する．

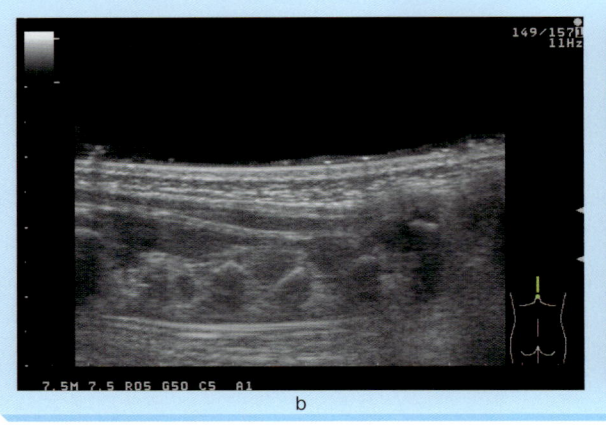

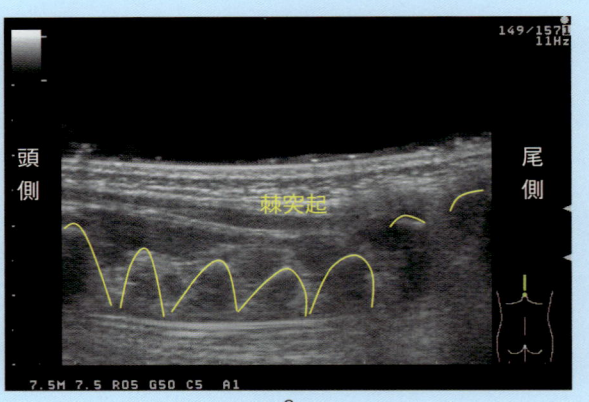

図 5-30　頚椎椎間関節の観察（長軸）

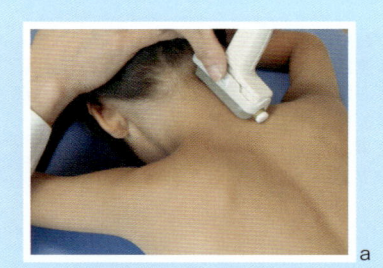

頚部捻挫などでは椎間関節部の低エコー像や頭板状筋および僧帽筋などの筋線維の不整像が確認できる．

1 小児の観察

図 5-31　頸椎棘突起の観察（短軸）

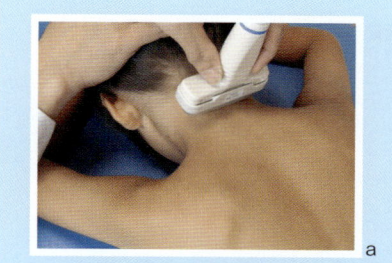

筋膜性の頸部痛の際，左右の筋群を比較し，画像の輝度を確認することで原因筋を判定できる．

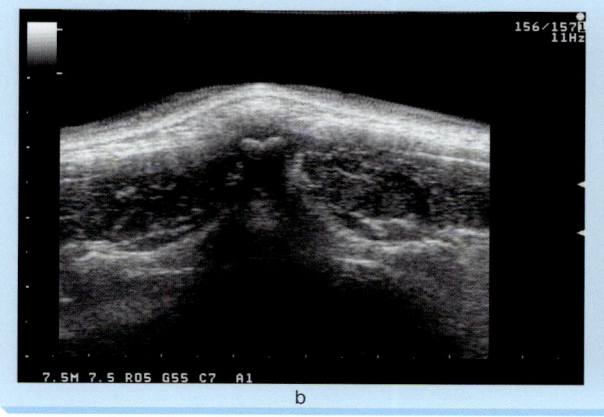

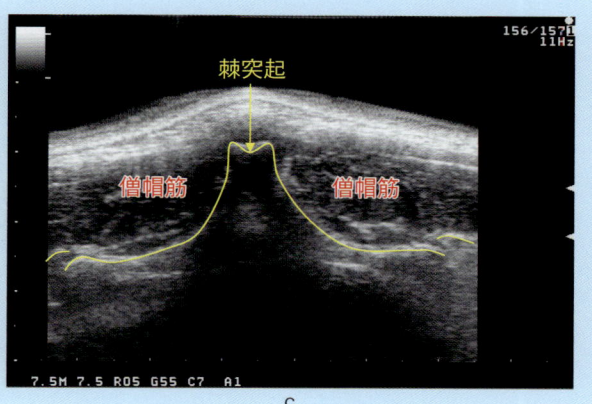

棘突起
僧帽筋　僧帽筋

図 5-32　腰椎棘突起の観察（長軸）

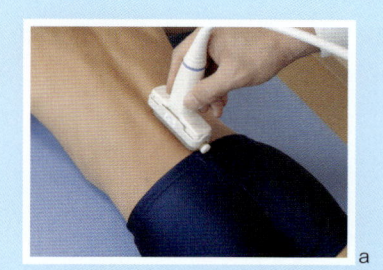

小児や思春期に多い腰椎分離症やすべり症などでは，棘突起の陥凹あるいは突出が観察される．

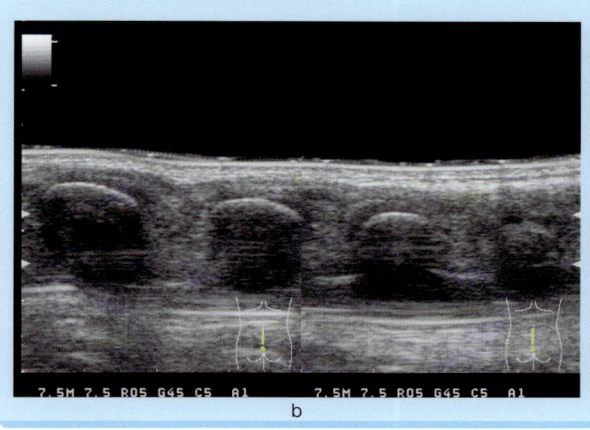

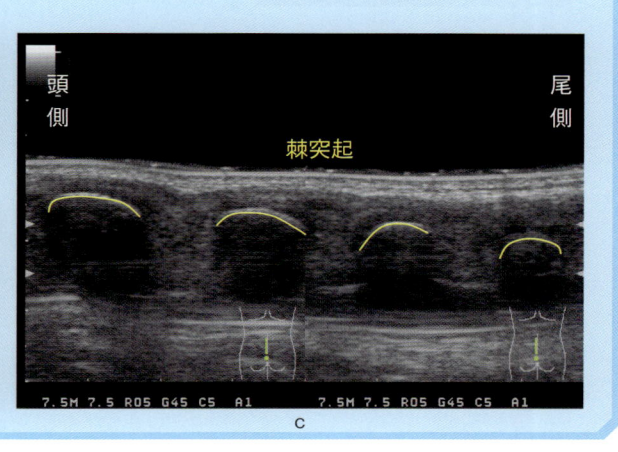

頭側　尾側
棘突起

第5章　特殊な観察

図 5-33　腰椎椎間関節の観察（長軸）

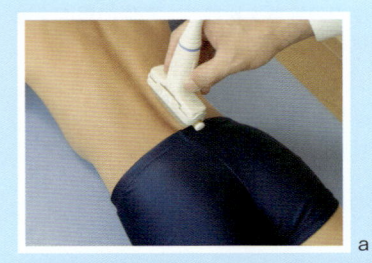

急性腰痛の際，椎間関節部および脊柱起立筋群を慎重に観察する．

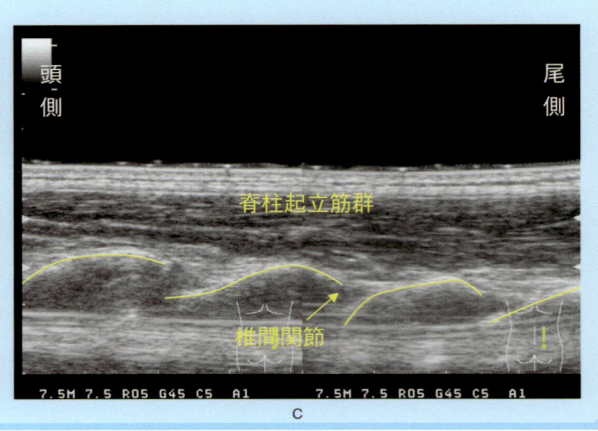

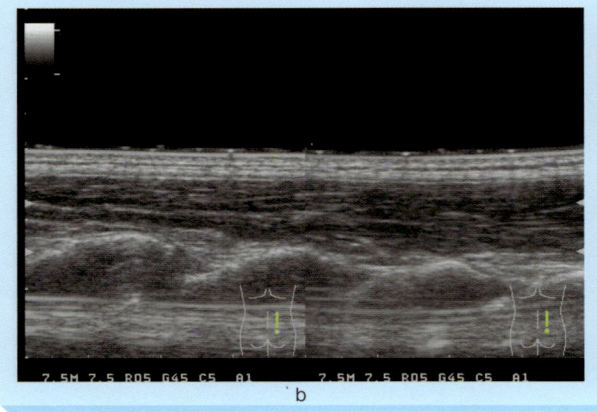

（画像c内ラベル：脊柱起立筋群、椎間関節、頭側、尾側）

図 5-34　腰椎の観察（短軸）

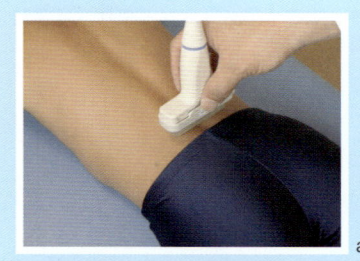

急性腰痛の際，椎間関節部および脊柱起立筋群を慎重に観察する．

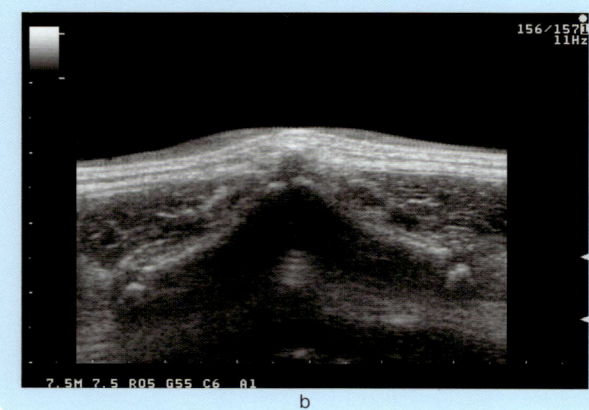

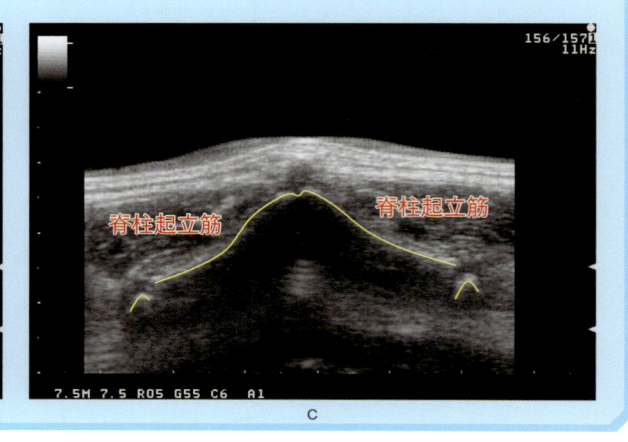

（画像c内ラベル：脊柱起立筋）

2 鍼灸領域の観察（運動器領域の刺鍼）

鍼灸治療において，施術時の刺入深度を理解するのは大変重要なことであり，施術を行う上で的確に罹患筋や経穴に対して刺鍼ができなければ治療作用は高いとはいえない．また鍼灸治療における医療過誤として最も多い気胸に対しても，患者の胸膜までの深度を理解し，施術していくことは大変有用であり，安全な方法といえる．そのため，罹患部位とその深度に対してエコー画像を描出しながら刺鍼を行うことは鍼灸領域において有用な観察法である．また筋硬結が触知される部位や疼痛のある部位を観察し，刺鍼を行うことで的確な治療を行うことができ，治療後の筋肉および筋膜の観察を行うことで病態を把握しやすい．

A 前胸部刺鍼時の観察

図 5-35→P.186

背臥位にて烏口突起外下方の大胸筋を目安に刺鍼する．プローブは刺鍼部位から約 2 cm 外側から上腕骨頭を Land Mark に大胸筋に対して長軸に走査する．浅層に大胸筋①，小胸筋②，深層に上腕骨頭③が描出される（図 5-35）．刺入鍼④は大胸筋内に線状の高エコーとして描出される．前胸部は肩関節周囲炎や肩こりなどの治療を行う上で有効な部位である反面，気胸を起こしやすい部位でもある．そのため，刺鍼する場合は胸膜までの距離を理解し，刺入する必要がある．また炎症を起こしている部位を確認してから，刺鍼することで的確に治療が行える．

B 胸背部刺鍼時の観察

図 5-36→P.186

腹臥位にて下部胸椎棘突起外方 3 cm 程度の部位に刺鍼．次に体幹に対してプローブを長軸に当て，肩甲骨下角にプローブ上端を当て，椎体方向に約 45°傾斜させ，内方にある刺入鍼に音波が入射するようにプローブ走査を行う．描出し難い場合は傾斜角度を調整することで刺入鍼が描出しやすくなる．表層より広背筋①，傍起立筋群②，深層に肋骨③が描出される．刺入鍼④は表層から傍起立筋群にかけて線状の高エコーとして描出される（図 5-36）．また刺入鍼を上下に繰り返し動かす（雀啄法）ことで筋肉の動きが確認される．胸背部の刺鍼では，対象となる患者の体型を考慮して刺鍼を行う必要がある．刺入の際，鍼尖が肋骨に当たれば気胸の危険性は少ないが肋骨間に刺入をした場合に比較的，容易に胸膜に達し気胸を起こすことから当該部位での直刺の刺入深度には十分注意を要する．

第 5 章　特殊な観察

C　腰椎椎間孔近傍刺鍼時の観察
図 5-37→P.186

　腹臥位にて上部腰椎棘突起外方 2 cm の椎体に刺鍼する．次に棘突起を支点にプローブ下端を約 45°反時計方向（右側の観察の場合）へ回転させ，内方にある刺入鍼に音波が入射するようにプローブ走査を行う．刺入鍼が確認し難い場合は鍼を上下に動かす（雀啄法）ことにより，筋層が動き，刺鍼を観察することができる．表層に棘突起①，傍起立筋群②，椎弓③，横突起④が描出される．傍起立筋群に刺入鍼⑤が高エコーの線状に描出される（図 5-37）．ここは椎間孔より出てくる神経根の近傍であるため，同位から出る神経に対しての麻痺がある場合に刺鍼を行う．腰椎椎間孔は深い位置に存在するため，刺鍼および観察には苦慮する．

D　腰椎椎間関節近傍刺鍼時の観察
図 5-38→P.187

　腹臥位にて L 4-5 椎間関節部近傍に刺鍼．プローブは刺鍼部位から約 4 cm 外側を Land Mark に体幹に対して平行に長軸走査する．次にプローブを斜め約 45°外方へ傾斜させ，内方にある刺入鍼に音波が入射するようにプローブ走査を行う．描出し難い場合は傾入角度を調整することで刺入鍼が描出しやすくなる．表層に脊柱起立筋①，深層に関節突起②と椎間関節③が描出される（図 5-38）．刺入鍼④は関節突起付近に点状の高エコーとして描出される．ここは椎間孔より出てくる神経根の近傍であるため，同位から出る神経に対してのアプローチする場合，椎間関節近傍に刺鍼を行う．

E　曲池穴刺鍼時の観察
図 5-39→P.187

　肘関節屈曲位にて上腕骨外側上顆から 5 分ほど肘窩に入った横紋上に刺鍼．次に肘関節をやや伸展させ，肘窩横紋から上腕骨に対してプローブを当て，短軸に走査する．表層から腕橈骨筋①，上腕筋②，上腕骨③が描出され，腕橈骨筋内に高エコーの刺入鍼④が線状に描出される（図 5-39）．曲池穴は比較的，得気が出やすい経穴である．

F　前腕部刺鍼時の観察
図 5-40→P.187

　肘関節伸展位にて前腕上部前面（孔最穴）に刺鍼を行う．次に刺鍼部位より近位の部位にプローブを当て，橈骨に対し短軸に走査する．表層から腕橈骨筋①，長橈側手根伸筋②，円回内筋③，橈骨④が描出され，腕橈骨筋内に刺入鍼⑤が高エコーの線状に描出される（図 5-40）．また刺鍼の際に腕橈骨筋か

2 鍼灸領域の観察（運動器領域の刺鍼）

ら円回内筋へ刺入鍼を貫く時に得気が確認された．腕橈骨筋から円回内筋の境目に高エコーが生じていることから，筋膜状に存在する硬結に刺鍼することによって得気が出現したと考えられる．

G 前腕伸筋群刺鍼時の観察
図5-41→P.188

　肘関節伸展位にて前腕伸筋部（手三里穴）に刺鍼．次にプローブ上端を肘窩横紋に当て，橈骨に対して平行にプローブを当て長軸に走査する．刺入鍼に対しては音波が直角に当たり短軸画像となり，刺入鍼が点に描出される．表層から腕橈骨筋①，橈側手根伸筋②，円回内筋③，深層に橈骨④が描出される．橈側手根伸筋内に点状の高エコーに描出される刺入鍼⑤が描出される（図5-41）．

H 下腿部刺鍼時の観察
図5-42→P.188

　腹臥位にて腓腹筋内側より外側頭に向かって刺鍼を行う．次に刺鍼部位より遠位にプローブを当て，腓腹筋に対し短軸に走査する．表層から腓腹筋内側頭①，ヒラメ筋②が描出され，腓腹筋からヒラメ筋を貫く高エコーの刺入鍼③が線状に描出される（図5-42）．また刺鍼の際に腓腹筋からヒラメ筋を貫く時に得気が確認された．腓腹筋からヒラメ筋の境界に高エコーが生じていることから，筋膜状に存在する硬結に刺鍼することによって得気が出現したと考えられる．そして雀啄法にて刺入鍼を動かすことで筋層の動きが観察できた．下腿部の刺鍼では，鍼が軽度に曲がって刺入されていく様子も確認された．

第 5 章　特殊な観察

| 図 5-35 | 前胸部刺鍼時の観察 |

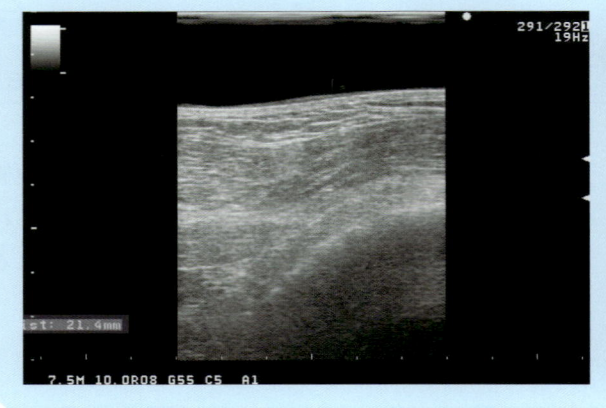

前胸部は気胸を起こしやすい部位であり，刺鍼する場合は胸膜までの距離を理解し，刺入する必要がある．また炎症を起こしている部位を確認してから刺鍼することで的確に治療が行える．

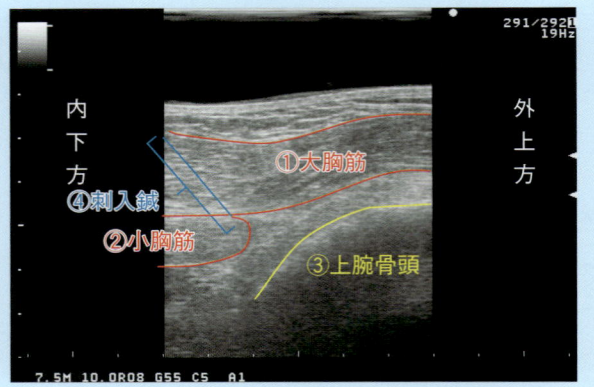

①大胸筋　②小胸筋　③上腕骨頭　④刺入鍼
内下方／外上方

| 図 5-36 | 胸背部刺鍼時の観察 |

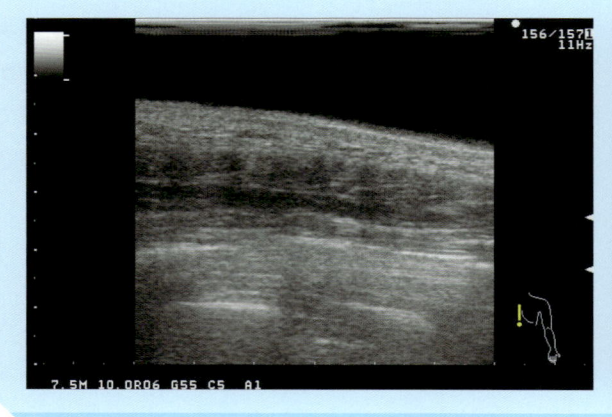

刺入時，鍼尖が肋骨に当たれば気胸の危険性は少ないが，肋骨間に刺入をした場合，比較的容易に胸膜に達し気胸を起こしやすい．そのため，当該部位を観察することで安全な治療が行える．

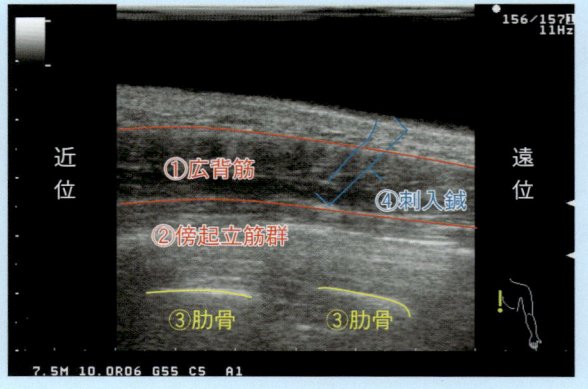

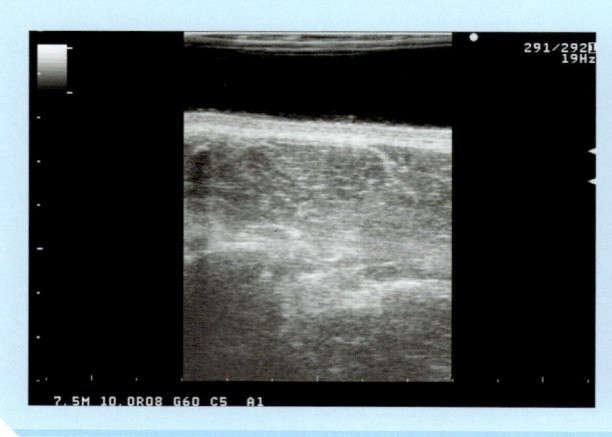

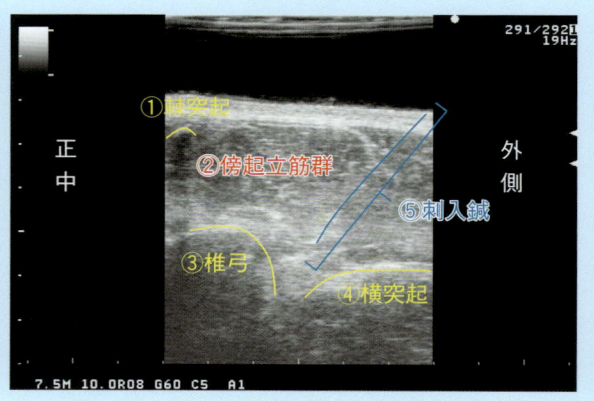

①広背筋　②傍起立筋群　③肋骨　④刺入鍼
近位／遠位

| 図 5-37 | 腰椎椎間孔近傍刺鍼時の観察 |

椎間孔近傍を観察し，神経根からの神経枝および筋肉群にアプローチをかける際に有用性がある．

①棘突起　②傍起立筋群　③椎弓　④横突起　⑤刺入鍼
正中／外側

2 鍼灸領域の観察（運動器領域の刺鍼）

| 図 5-38 | 腰椎椎間関節近傍刺鍼時の観察 |

椎間関節部を観察し，神経および筋肉に対してアプローチをかける際に有用性がある．

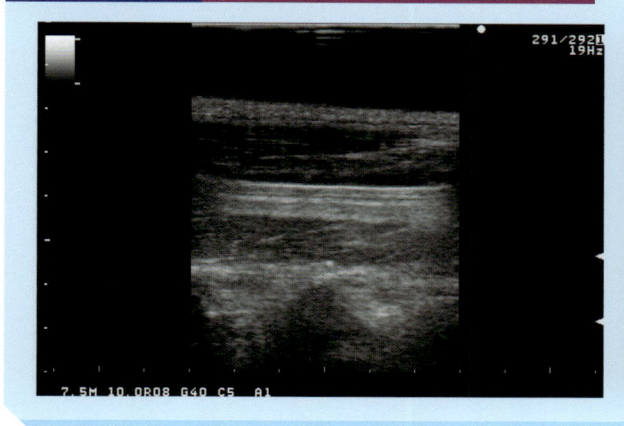

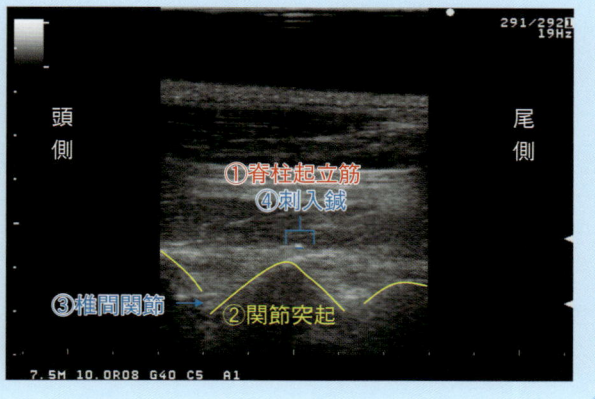

①脊柱起立筋
④刺入鍼
③椎間関節
②関節突起
頭側／尾側

| 図 5-39 | 曲池穴刺鍼時の観察 |

筋膜状に存在する硬結，および刺入深度を確認する際に有用である．

①腕橈骨筋
②上腕筋
④刺入鍼
③上腕骨
前方／後方

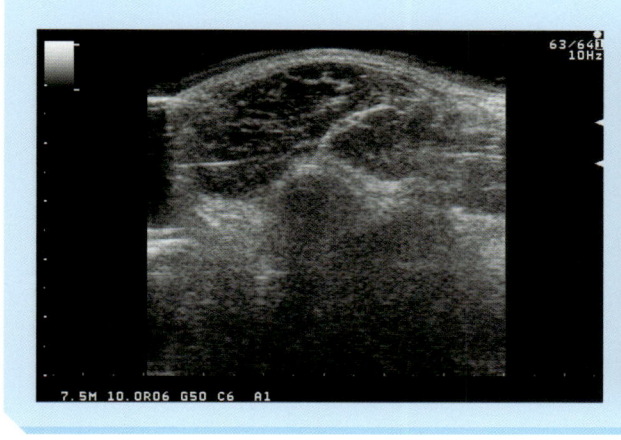

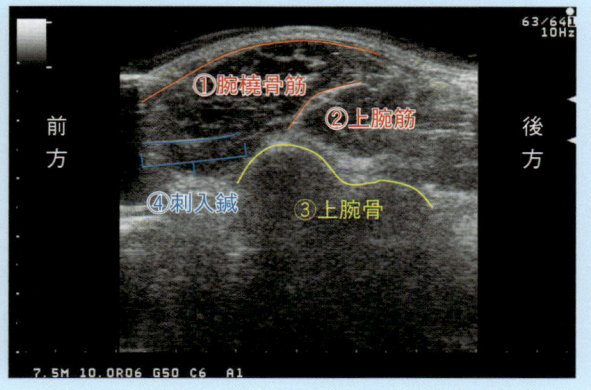

| 図 5-40 | 前腕部刺鍼時の観察 |

筋膜状に存在する硬結，および刺入深度を確認する際に有用である．

①腕橈骨筋
②長橈側手根伸筋
③円回内筋
⑤刺入鍼
④橈骨
前方／後方

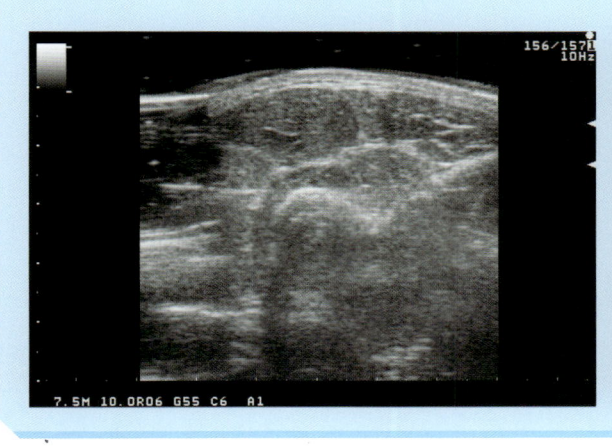

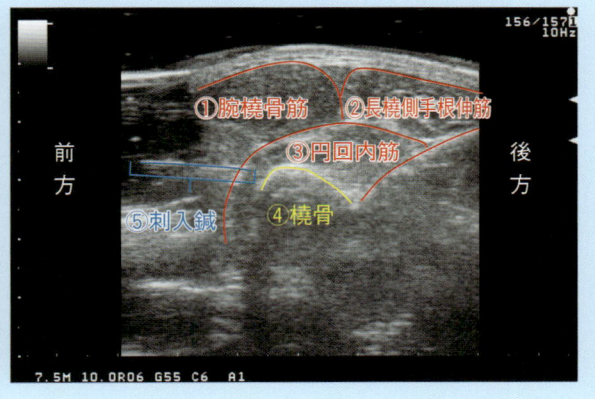

第5章　特殊な観察

図 5-41　前腕伸筋群刺鍼時の観察

筋膜状に存在する硬結、および刺入深度を確認する際に有用である．

近位　①腕橈骨筋　②橈側手根伸筋　⑤刺入鍼　③円回内筋　④橈骨　遠位

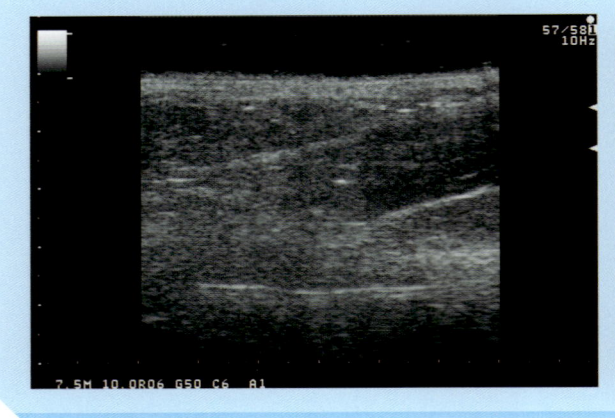

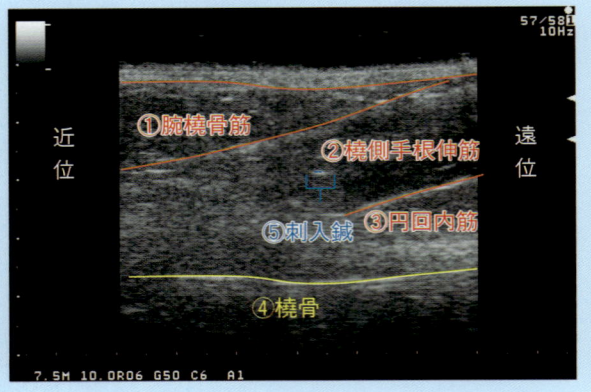

図 5-42　下腿部刺鍼時の観察

筋膜状に存在する硬結、および刺入深度を確認する際に有用である．

①腓腹筋内側頭　②ヒラメ筋　③刺入鍼

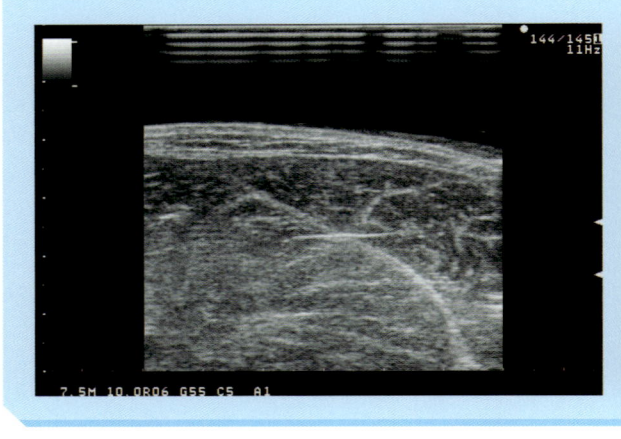

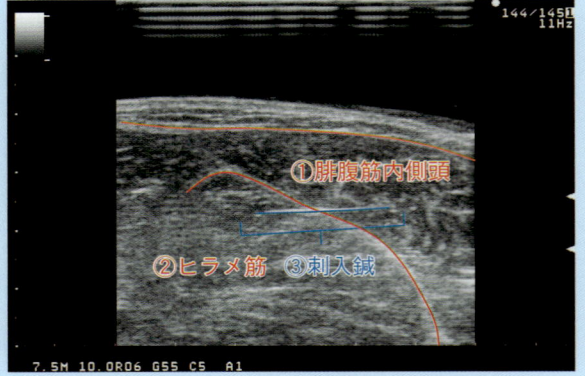

3 血管系の観察

　血管系の観察は最近急速に発展してきた分野であり，臨床の現場において血管観察は血管の閉塞または狭窄による血流の乱れや動脈硬化によるプラーク形成を検出する際に有用な観察法である．つまり超音波による血管観察は血管病変をいち早く発見することで，早期治療に結び付けることができるという特徴がある．

　整形領域における血管病変の診察は一般的に症状および各種検査法にて判断されてきた．しかし，病態の原因が運動器系によるものか，血管自体によるものかを判断する場合，EBM（科学的根拠に基づく医療）に基づいた診察が要求されるため，超音波観察の需要がますます高まっている．また，血管観察は広範囲にわたるため，観察者は血管の解剖学的走行を熟知し，観察する必要がある．その上，血流速および血流量など各種計測を行う際は良好な画像を描出することが大切で，観察者は前述（Dモード参照）で説明したことを踏まえ観察することが大切である．

　本書は運動器を主体に説明してきたが，実際の臨床の場においては，運動器だけでなく血管病変に伴う疾患も取り扱うため，代表的な動脈について説明する．

A　総頚動脈の観察

図5-43→P.193

　総頚動脈は動脈硬化の好発部位で，内中膜複合体を計測することにより当該血管の動脈硬化および全身の動脈硬化を調べる上で有用な観察である．また，内頚・外頚動脈分岐部においては血管壁の隆起による狭窄および閉塞の起こりやすい部位であり，動脈硬化の進行度合いを調べる上で重要な部位になる．内中膜複合体とは総頚動脈の血管壁の内膜と中膜を合わせたものである．

　甲状軟骨より下方の胸鎖乳突筋胸骨頭内縁に対し平行になるよう，プローブを当てる．次にプローブ下端を胸鎖乳突筋方向へ走査し，総頚動脈に対し平行になるようにプローブ角度を変え，総頚動脈を描出する（図5-43 a）．甲状軟骨上縁の高さは内頚・外頚動脈分岐部になるため，甲状軟骨上縁より下方で走査すること．描出し難い場合は甲状軟骨より下方の拍動部へ総頚動脈に対し直角になるようプローブを当て，短軸血管を描出する．

　図5-43 b,cはB｜Dモード画面（左半分がBモード画面，右半分がDモード画面）である．画面左側にカラー表示された動脈が表示され，画面右側にBモードにて計測した収縮期血流速および拡張期血流速の波形が表示されている．画面左の数値はDモード波形の1心拍間を計測したものである．図はPIの計測値，図はFlow Volumeの計測値である．

　＊PI：拍動係数，Flow Volume：血流量

第5章　特殊な観察

B　内頚動脈・外頚動脈の観察

図5-44→P.194

　内頚動脈は脳へ血液を送る主要な動脈で，動脈硬化を調べる上で大変，重要な動脈である．動脈硬化が好発する部位は内頚動脈分岐部でこの部位での狭窄および閉塞による血管径の減少を観察することは動脈硬化の進行度合いを調べる上で有用な観察である．また外頚動脈は顔面および頭蓋壁を栄養する動脈で内頚動脈を観察する上で鑑別に役立つ血管である．また内頚動脈分岐部においてコレステロールなどが血管壁に付着する場合，血管壁の盛り上がり（プラーク）が観察される．

　カラー（FLOW）モードの状態で総頚動脈を描出し，プローブを上方へ走査する．甲状軟骨上縁の高さで内頚動脈と外頚動脈が分岐するため，分岐部を越えたところでプローブを外方または内方へ傾斜し，入射角を調整することにより内頚動脈，外頚動脈が描出される．プローブを外方へ傾斜した場合は内頚動脈が，内方へ傾斜した場合は外頚動脈が描出される（図5-44 a,b）．血管を描出し難い場合は，プローブを短軸走査に切り替え，拍動血管を描出する．その際，内頚動脈は外側に，外頚動脈は内側に描出されるため，対象となる血管を画面中央に移動し，当該血管が消えないよう，プローブを動脈に平行になるよう，プローブ走査を行う．また内頚動脈は脳へ血液を送る血管で拡張期が維持された状態を保つため，短軸走査上では常にカラーが載っている状態を呈する．

　内頚動脈と外頚動脈の鑑別は波形を観察することで容易に判断が付く．内頚動脈の場合は拡張期波形が保たれた状態を呈し，拡張期血流量が多くなる特徴を持ち，逆に外頚動脈の場合，拡張期波形は内頚動脈に対し，急激に下降する波形を示し，拡張期血流量が低くなる特徴がある（図5-44 c〜f）．

C　椎骨動脈の観察

図5-45→P.195

　椎骨動脈の血流速および血流量を計測することは頚椎の歪みや変形性頚椎症などにより起こる眩暈やふらつき，吐き気などが椎骨動脈の狭窄によるものか否かを知る上で有用な観察である．これは椎骨動脈が一過性に虚血状態を呈するものを椎骨脳底動脈循環不全といい，変形性頚椎症や動脈硬化における血管径狭窄，椎骨動脈の走行異常により椎骨動脈が狭窄されることにより起こるためである．

　カラー（FLOW）モードの状態で総頚動脈を描出し，プローブを外方へゆっくり走査すると頚椎横突起およびその下方に音響陰影が描出される．椎骨動脈は横突孔を走行するため，横突起下方の音響陰影間にカラーを移動し入射角を調整することにより椎骨動脈が描出される（図5-45 a）．椎骨動脈は深部を走行するため，アーチファクトが生じやすい動脈である．そのため，必ず頚椎横突起およびその下方にある音響陰影を描出することが椎骨動脈を描出する近道である．また血管径が細いため，根気強く入射角を微調整することが大事である．椎骨動静脈の区別は浅層に静脈が深層に動脈が描出されるため，このことを理解して観察することが大事である．

　椎骨動脈は脳を栄養する血管であり内頚動脈ほどではないが拡張期血圧および血流量が維持された波形を呈す（図5-45 b,c）．

3 血管系の観察

D 鎖骨下動脈の観察

図5-46→P.195

　鎖骨下動脈の血流速および血流量を計測することは胸郭出口症候群が血管性かあるいは神経性かを知る上で有用な観察である．

　鎖骨長軸と直角になるように大鎖骨上窩へプローブを当てる．描出し難い場合は，鎖骨長軸に平行になるように大鎖骨上窩へプローブを当て，短軸血管を描出する（図5-46 a）．

　正常波形（図5-46 b,c）に対し，胸郭出口症候群など高度な中枢性の狭窄が生じた場合，ドーム上の異常波形が出現する．

E 腋窩動脈の観察

図5-47→P.196

　腋窩動脈の血流速および血流量は胸郭出口症候群（血管性）を知る上で有用な観察である．

　鎖骨長軸と直角になるように鎖骨下窩へプローブを当てる（図5-47 a）．描出し難い場合は，鎖骨長軸に平行になるように鎖骨下窩へプローブを当て，短軸血管を描出する．

　正常波形（図5-47 b,c）に対し，血管性の胸郭出口症候群の場合，各々の検査法にて鎖骨下動脈を圧迫させる肢位を取らせることにより，鎖骨下動脈の続きである腋窩動脈に血流速および血流量の変化を生じさせる．胸郭出口症候群が陽性の場合においては安静時と検査時を比較した際，腋窩動脈の最高血流速低下および低速血流成分増加が観察できる．鎖骨下動脈同様に胸郭出口症候群など高度な中枢性の狭窄が生じた場合，ドーム上の異常波形が出現する．

F 上腕動脈の観察

図5-48→P.196

　胸郭出口症候群や四肢の動脈硬化症による手指のしびれや冷感の有無または各々の疾患による手指への血流障害を調べる際，上腕動脈の血流速および血流量の観察は障害部位が中枢側または末梢側どちらに存在するかを判断する上で有用な観察である．

　上腕内側にある上腕二頭筋内側縁に平行になるようにプローブを当てる（図5-48 a）．描出し難い場合は，上腕内側に直角になるように上腕二頭筋内側縁へプローブを当て，短軸血管を描出する．

　図5-48 b,cは正常波形を示す．中枢側の障害の場合，上腕動脈の最高血流速の低下および低速血流成分増加が観察され，末梢側の障害では上腕動脈の拡張期流速の低下が消滅し，駆出時間の短縮が見られる．中枢性狭窄の場合はドーム上の異常波形が出現し，末梢性の狭窄の場合，拡張期が消失する波形を示す．

G 橈骨動脈の観察

図5-49→P.197

　胸郭出口症候群検査法や大動脈炎症候群は橈骨動脈を減弱または消失させるため，橈骨動脈の血流速および血流量を観察することは各疾患の存在を知る上で有用な観察である．

　手関節横紋近位の橈側手根屈筋腱橈側に平行になるようにプローブを当てる（図5-49 a）．

　図5-49 b,cは正常波形を示す．胸郭出口症候群など中枢性の狭窄が生じた場合，収縮期波形の低下および心拍間の遅延が起こる．

H 大腿動脈・足背動脈・後脛骨動脈の観察

図5-50→P.197

　閉塞性動脈硬化症およびバージャー病など足趾のしびれ，冷感，チアノーゼ，間欠性跛行を呈する疾患に対し，各動脈の血流速および血流量を計測することは各疾患の存在を知る上で有用な観察である．

　大腿動脈は鼠径靱帯のほぼ中点を目標に大腿動脈に平行になるようにプローブを当てる（図5-50 a）．描出し難い場合は，股関節短軸走査の要領でプローブを当て，短軸血管を描出する．

　足背動脈は足関節前面にて長母趾伸筋腱内側に平行になるようにプローブを当てる（図5-51 a）．描出し難い場合は，足関節前面を短軸走査し，短軸血管を描出する．

　後脛骨動脈は内果直上とアキレス腱間を目標にプローブを後脛骨動脈に平行になるように当てる（図5-52 a）．描出し難い場合は，内果とアキレス腱間に平行になるようにプローブを当て，短軸血管を描出する．

　図5-50 b,cは大腿動脈の正常波形を示し，末梢性狭窄時には拡張期が消失する波形を示す．

　図5-51 b,cは足背動脈，図5-52 b,cは後脛骨動脈の正常波形を示している．

　運動前と運動後の血流を比較し，運動後に血流が減弱している場合は主幹動脈の閉塞が疑われる．中枢性狭窄の場合はドーム上の異常波形が出現する．

3 血管系の観察

図 5-43　総頸動脈の観察

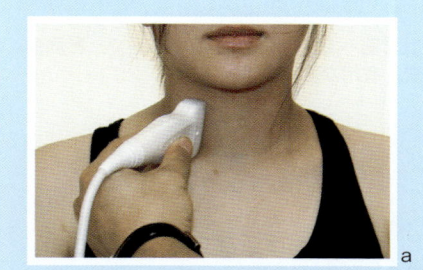

総頸動脈は動脈硬化の好発部位で，内中膜複合体を計測することにより当該血管の動脈硬化および全身の動脈硬化を調べる上で有用な観察といえる．
内中膜複合体とは総頸動脈の血管壁の内膜と中膜を合わせたものである．

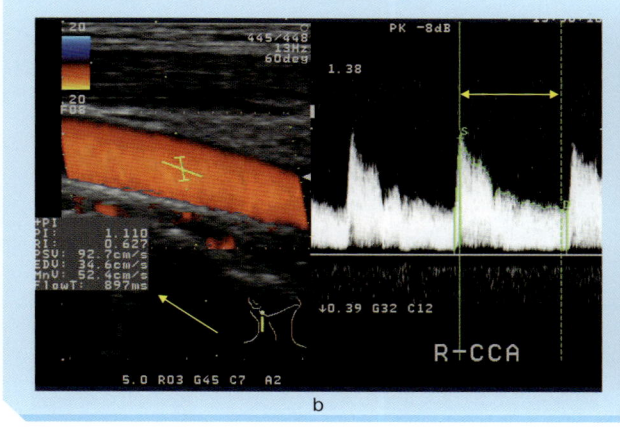

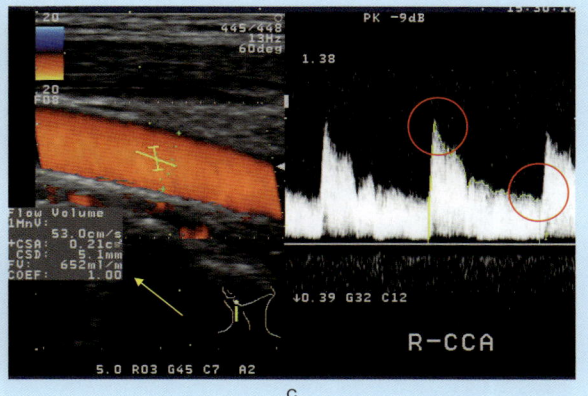

第5章 特殊な観察

図 5-44　内頚・外頚動脈の観察

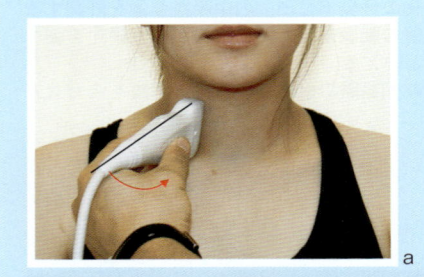

内頚動脈：内頚動脈は脳へ血液を送る主要な動脈で，動脈硬化を調べる上で大変，有用な動脈である．

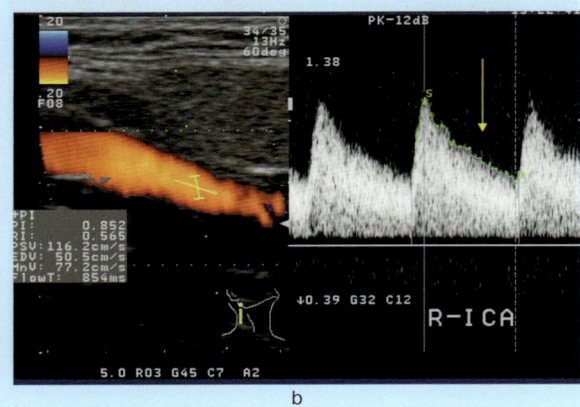

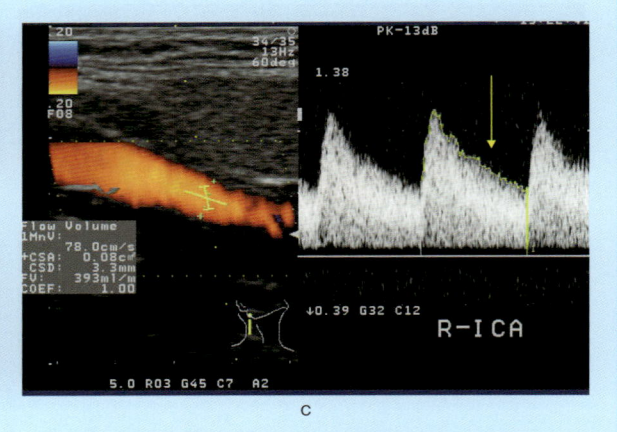

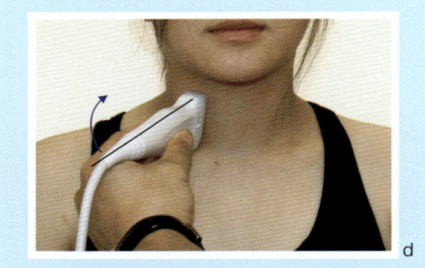

外頚動脈：外頚動脈は顔面および頭蓋壁を栄養する動脈で，内頚動脈を観察する上で鑑別に役立つ血管である．

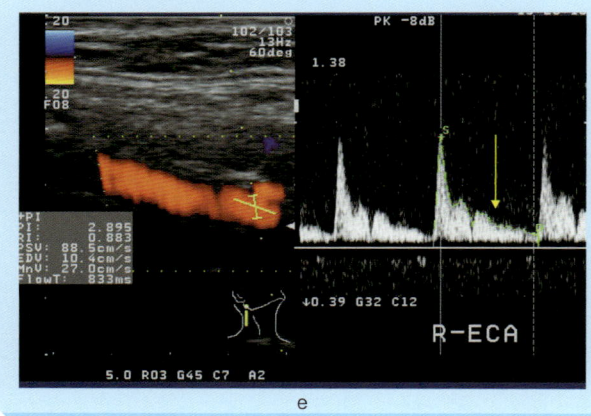

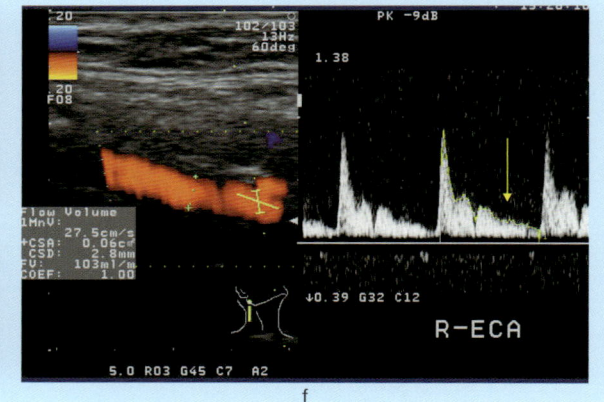

3 血管系の観察

図 5-45　椎骨動脈の観察

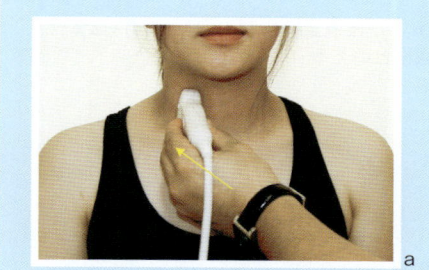

椎骨動脈の血流速および血流量を計測することは，頚椎の歪みや変形性頚椎症などにより起こる眩暈やふらつき，吐き気などが椎骨動脈の狭窄によるものか否かを知る上で有用な観察といえる．

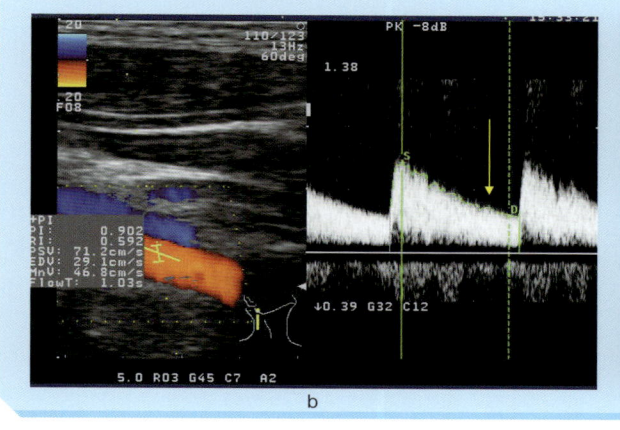

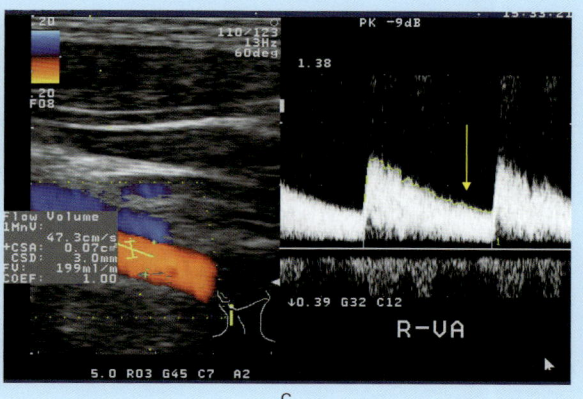

図 5-46　鎖骨下動脈の観察

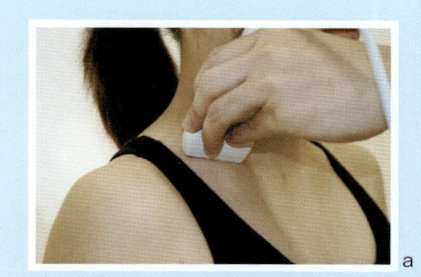

鎖骨下動脈の血流速および血流量を計測することは，胸郭出口症候群が血管性のものか神経性のものかを判断する上で有用な観察である．

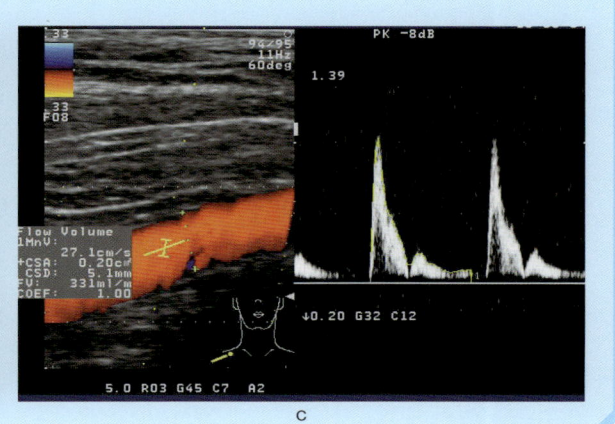

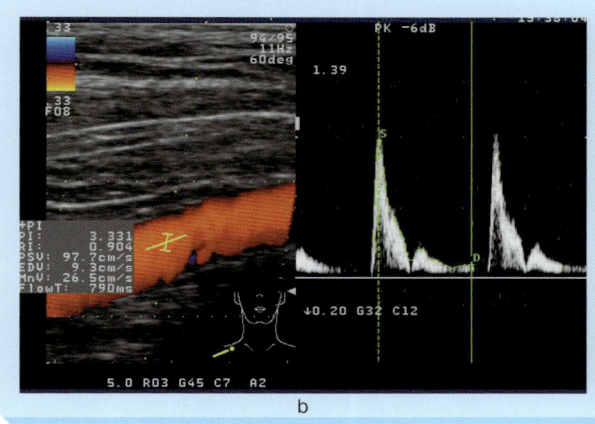

第5章 特殊な観察

図 5-47　腋窩動脈の観察

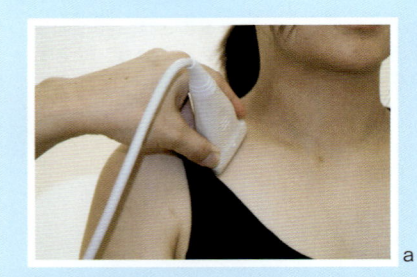

腋窩動脈の血流速および血流量は胸郭出口症候群（血管性）を知る上で有用な観察といえる．

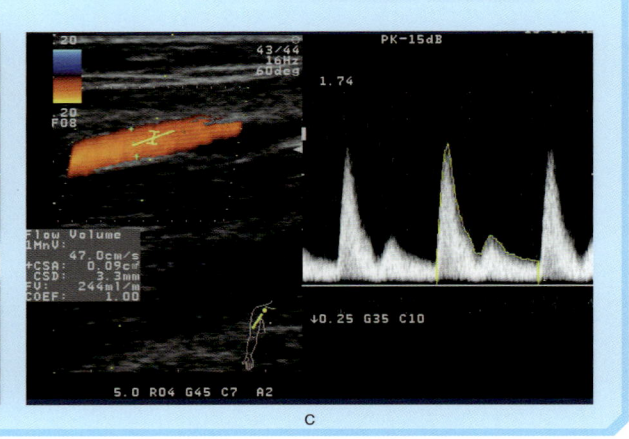

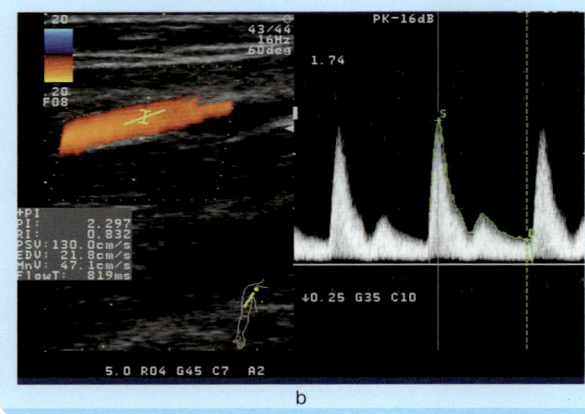

図 5-48　上腕動脈の観察

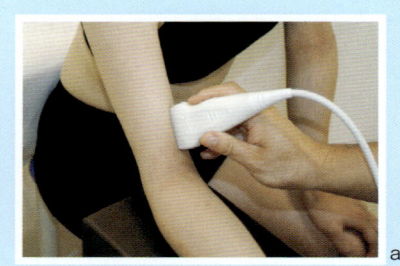

胸郭出口症候群や四肢の動脈硬化症による手指の痺れや冷感の有無，または各々の疾患による手指への血流障害を調べる際，上腕動脈の血流速および血流量の観察は，障害部位が中枢側または末梢側どちらに存在するかを判断する上で有用な観察である．

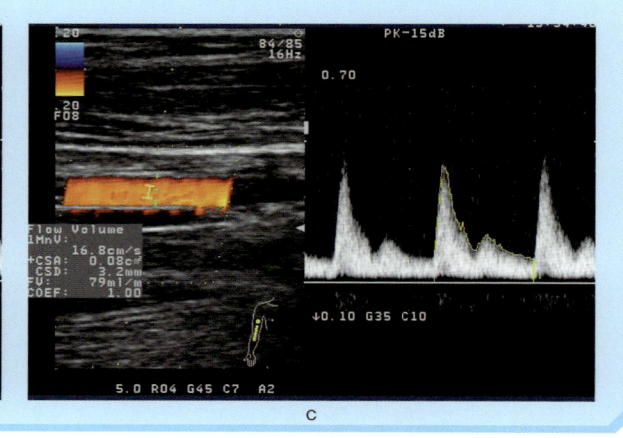

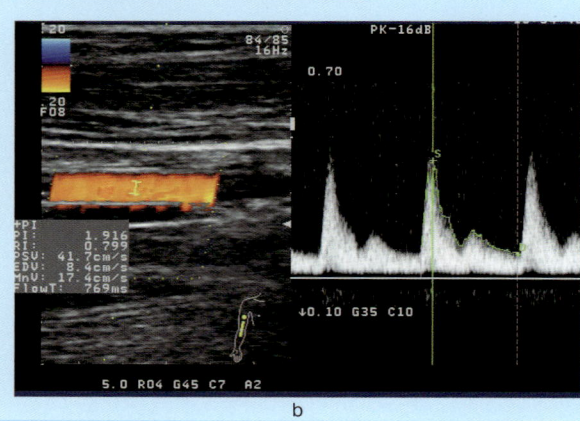

3 血管系の観察

図 5-49　橈骨動脈の観察

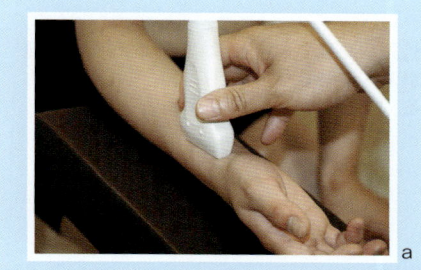

胸郭出口症候群検査法や大動脈炎症候群は橈骨動脈を減弱または消失させるため，橈骨動脈の血流速および血流量を観察することは各疾患の存在を判断する上で有用な観察である．

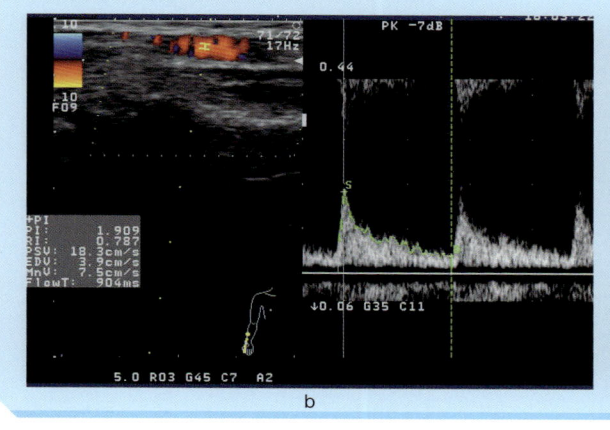

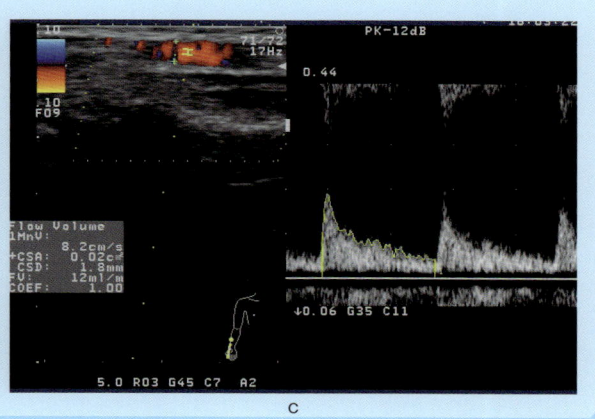

図 5-50　大腿動脈の観察

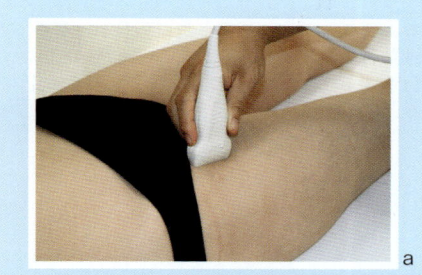

閉塞性動脈硬化症およびバージャー病など足趾の痺れ，冷感，チアノーゼ，間欠性跛行を呈する疾患に対し，各動脈の血流速および血流量を計測することは各疾患の存在を知る上で有用な観察といえる．

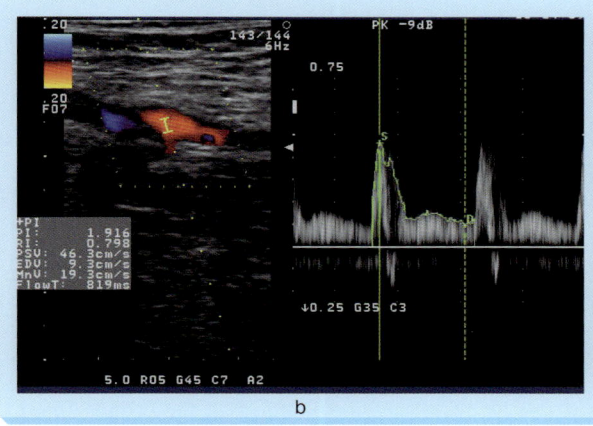

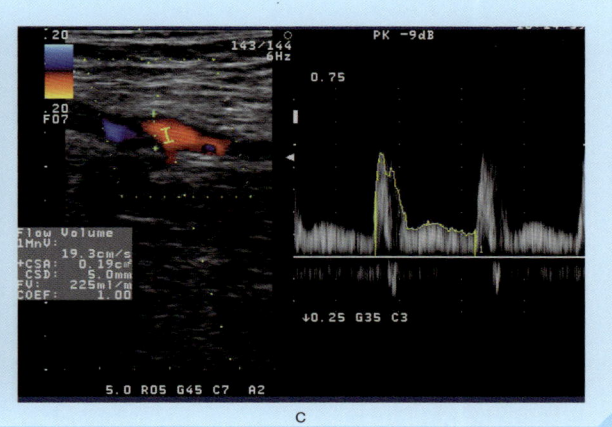

197

第5章 特殊な観察

図 5-51　足背動脈の観察

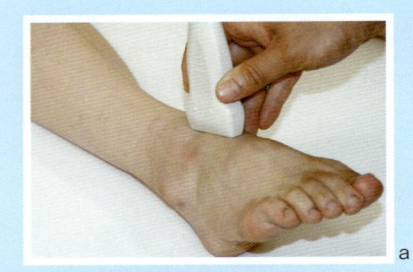

閉塞性動脈硬化症およびバージャー病など足趾の痺れ，冷感，チアノーゼ，間欠性跛行を呈する疾患に対し，各動脈の血流速および血流量を計測することは各疾患の存在を判断する上で有用な観察である．

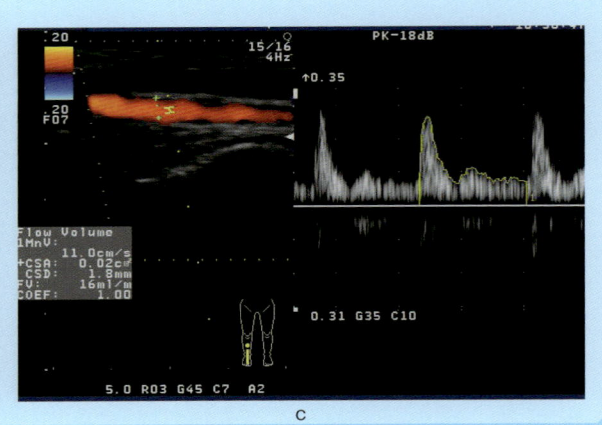

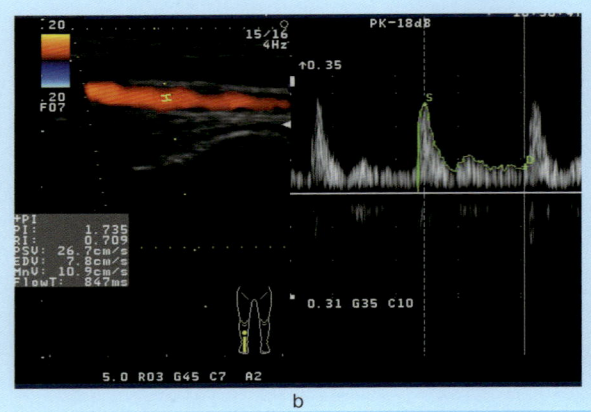

図 5-52　後脛骨動脈の観察

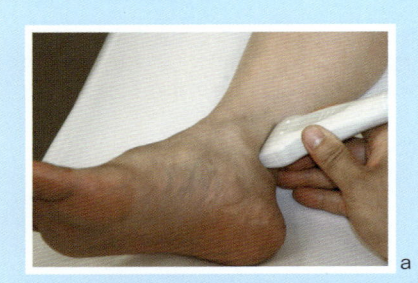

閉塞性動脈硬化症およびバージャー病など足趾の痺れ，冷感，チアノーゼ，間欠性跛行を呈する疾患に対し，各動脈の血流速および血流量を計測することは各疾患の存在を判断する上で有用な観察である．

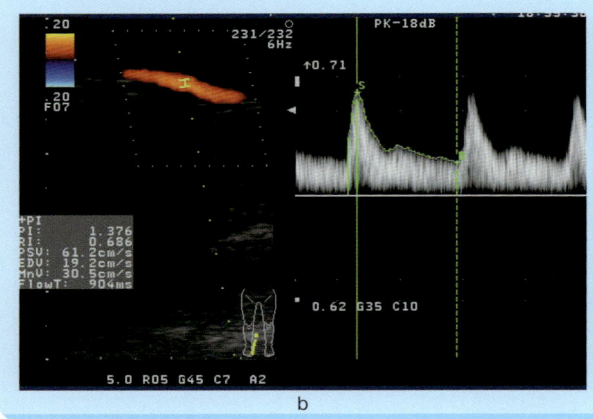

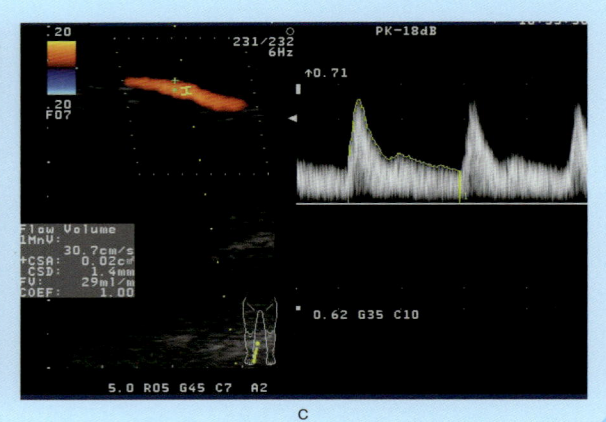

第6章

疾患の観察

第6章

実装の詳細

1 症例画像

図 6-1　小児鎖骨骨折における治癒機序

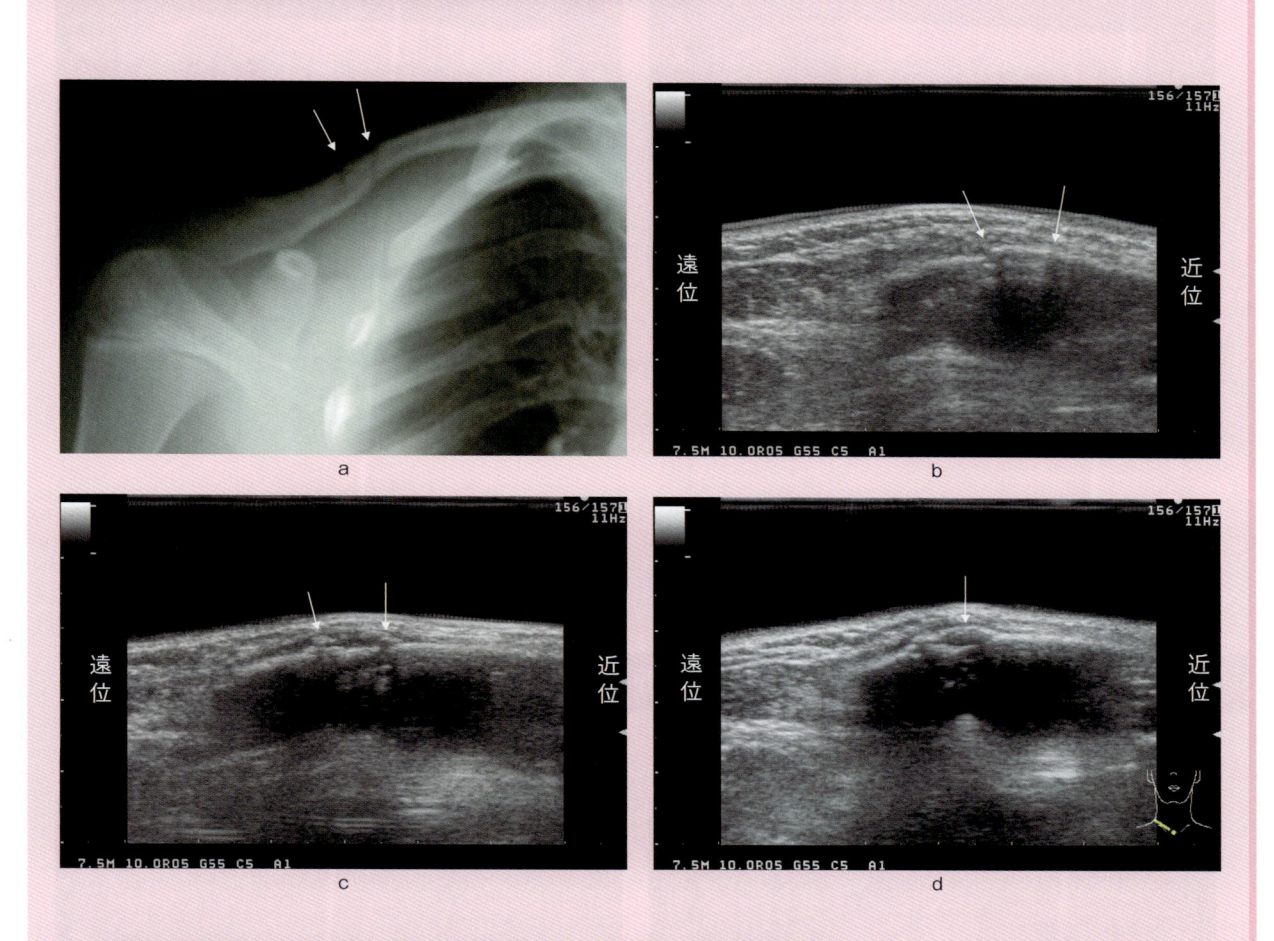

a. 受傷時X線画像：9歳，男児．柔道練習中投げられた際に肩部を強打し負傷する．
b. 受傷時，長軸画像：鎖骨長軸走査像に2カ所，骨の離断と音波の侵入像を認める．
c. 受傷2週間後，長軸画像：結合組織性仮骨に一部石灰塩の沈着が認められる．エコー像で仮骨表面の不整と骨梁の粗さを見ることができる（仮骨形成期）．
d. 受傷3週間後，長軸画像：骨皮質が作られ骨化が認められる．2週目に比べ，仮骨表面がはっきりと高エコーに描出している（仮骨硬化期）．

第6章　疾患の観察

図 6-2　鎖骨骨折

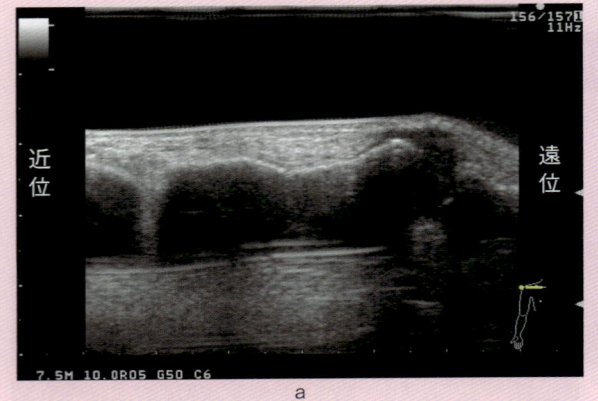

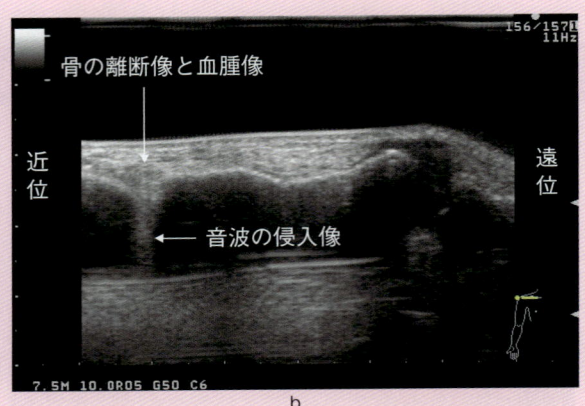

受傷時長軸画像：61歳，女性．自転車で転倒した際に，肩部を強打し，負傷する．鎖骨中外1/3境界部付近に骨の離断像と音波の侵入像が確認できる．

図 6-3　上腕骨外科頸外転型不全骨折

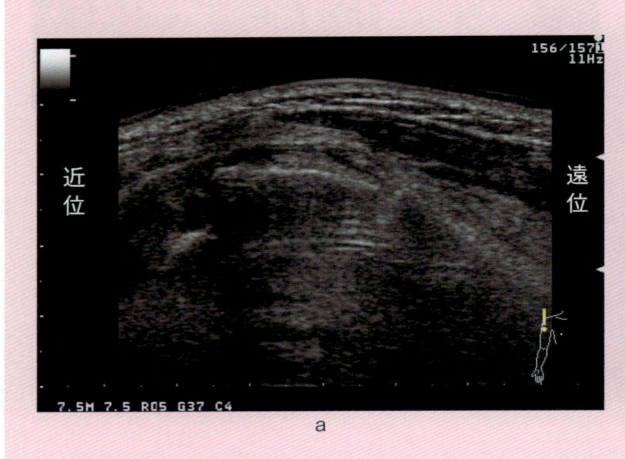

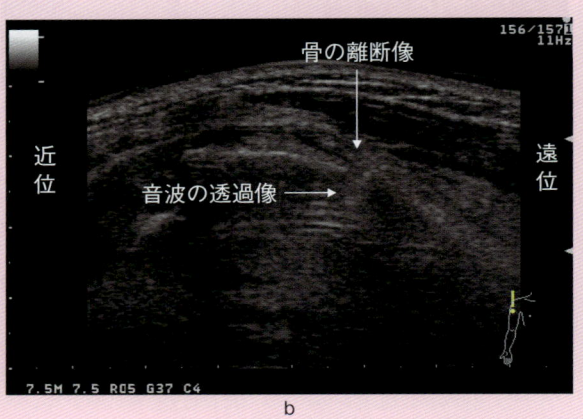

受傷時長軸画像：79歳，女性．椅子に座ろうとした際に椅子が移動し，右手を突き負傷する．上腕骨近位部付近に骨の離断像と音波の侵入像が確認できる．

図 6-4　上腕骨大結節剥離骨折

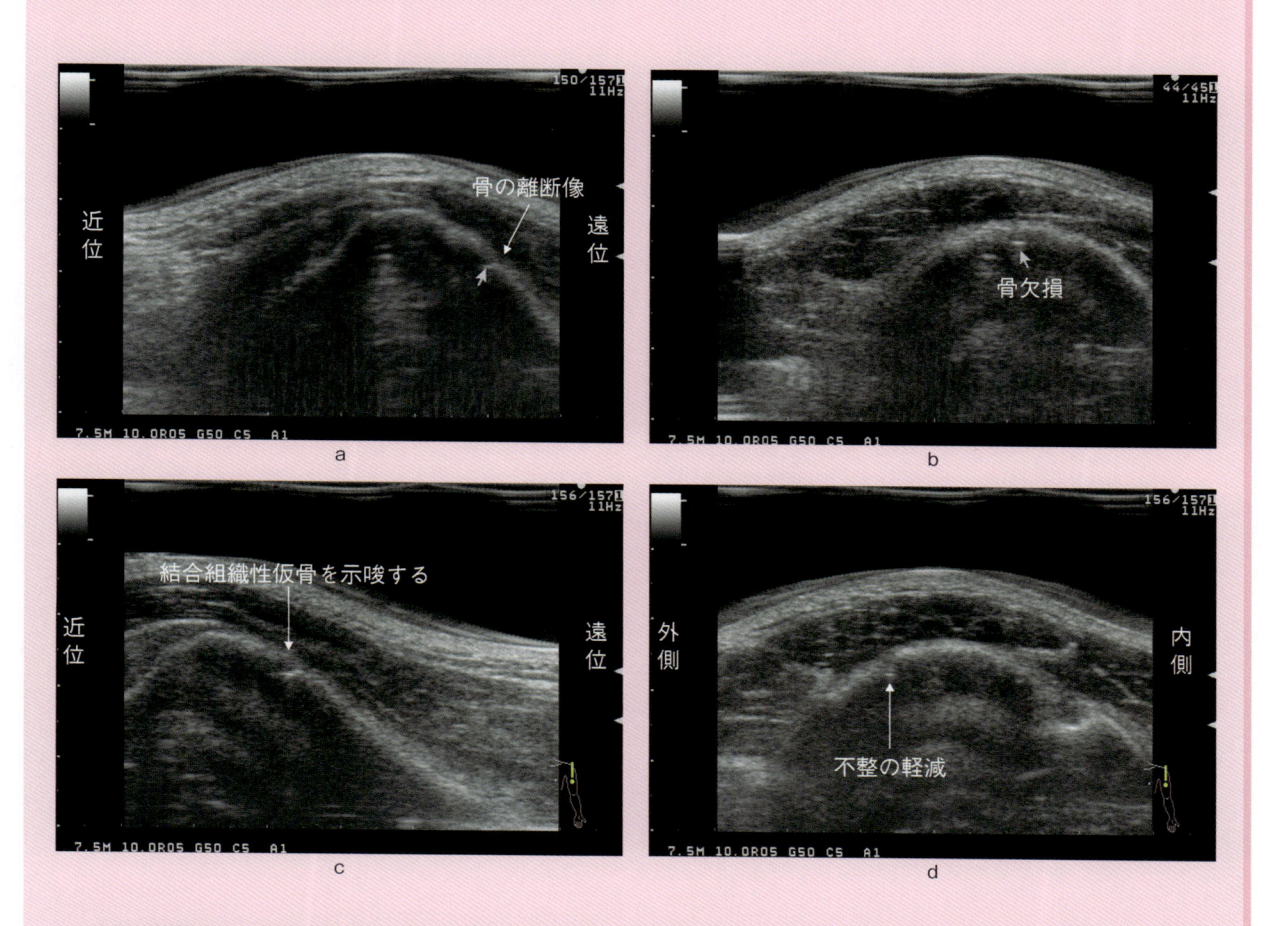

a. 受傷時長軸画像：後部座席に乗車中，側面より衝突され，肩部を強打し負傷する．高エコーに描出される骨ラインの離断像を確認できるが音波の侵入像はなく，剥離骨折と判断できる．
b. 受傷時短軸画像：骨表層に欠損を示唆する陥凹が認められる．欠損が確認できる部位では他の高エコーに描出される骨ラインより深い位置に高エコーが強く描出されている．
c. 受傷1週間後，長軸画像：骨表層に結合組織性仮骨を示唆する高エコー像が薄く確認できる
d. 受傷1週間後，短軸画像：受傷時に比べ，骨ラインの不整が軽減されているのが確認できる．

第6章　疾患の観察

図 6-5　上腕骨小結節剥離骨折

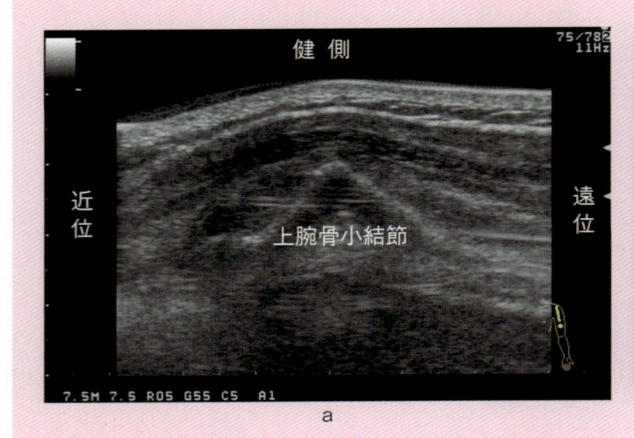

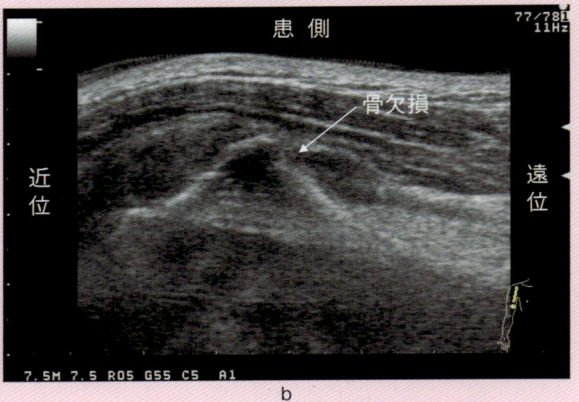

受傷時長軸画像：健側に比べ，患側では小結節から小結節稜に移行する部位に高エコーの陥凹像が見られる．この陥凹像は骨欠損を意味する．

図 6-6　肩鎖関節脱臼

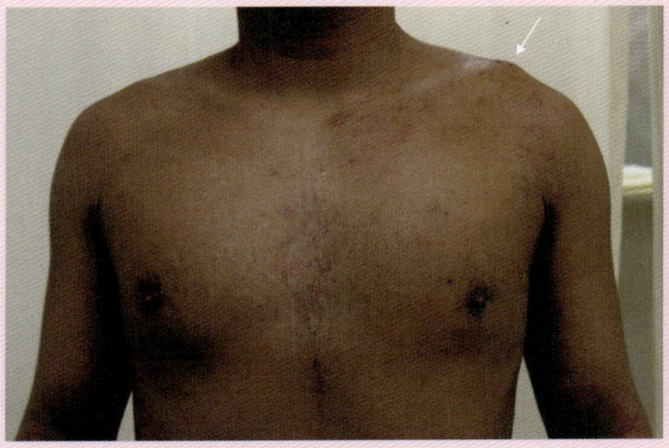

a 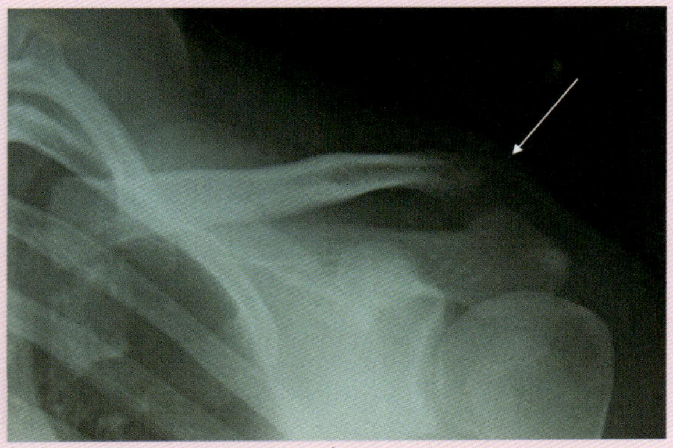
b 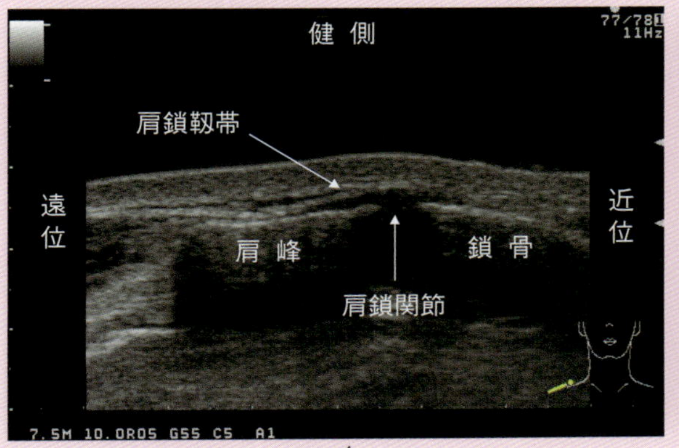
c-1　健側
c-2　患側
d-1　健側
d-2　患側

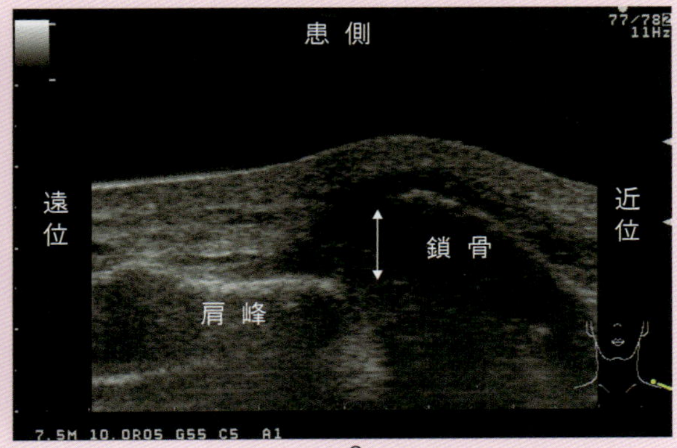

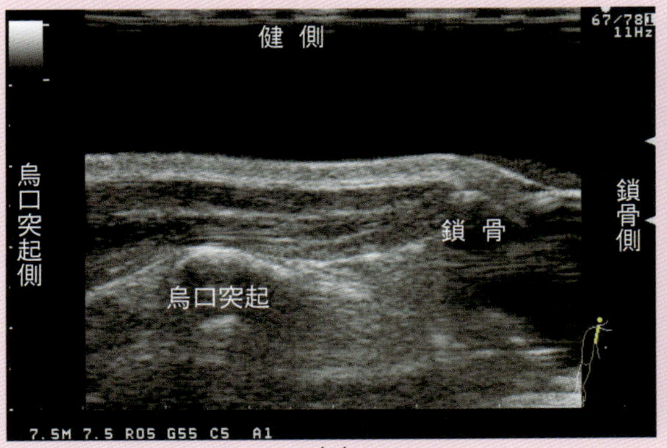

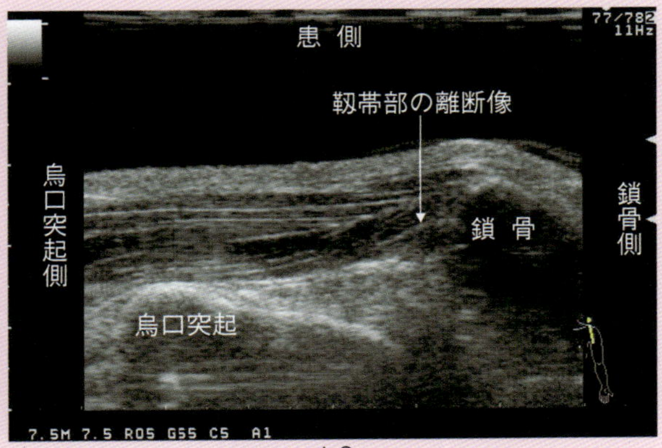

a. **受傷時外観**：19歳，男性．スノーボード中ジャンプした際，着地に失敗して肩から落下し負傷する．外観上，鎖骨外端が階段状に突出変形を認める．鎖骨外端部にピアノキー症状を呈する（靱帯の断裂を示唆する）．
b. **受傷時X線画像**：所見にて肩鎖関節脱臼と診断するが，症状より3度の疑いがあるためエコー検査を行う（エコー所見にて3度と判断する）．
c. **肩鎖関節部**：損傷の程度の判断は，肩鎖靱帯，烏口鎖骨靱帯の断裂の有無を確認する必要がある．肩鎖靱帯は，明らかに鎖骨外端が浮いており損傷が認められる．
d. **烏口鎖骨靱帯部**：健側に比べ，鎖骨と烏口突起間が明らかに拡大し，高エコーの烏口鎖骨靱帯が鎖骨靱帯付着部で途絶える断裂像が確認できる．

第6章　疾患の観察

図 6-7　肩関節腋窩脱臼（整復後）

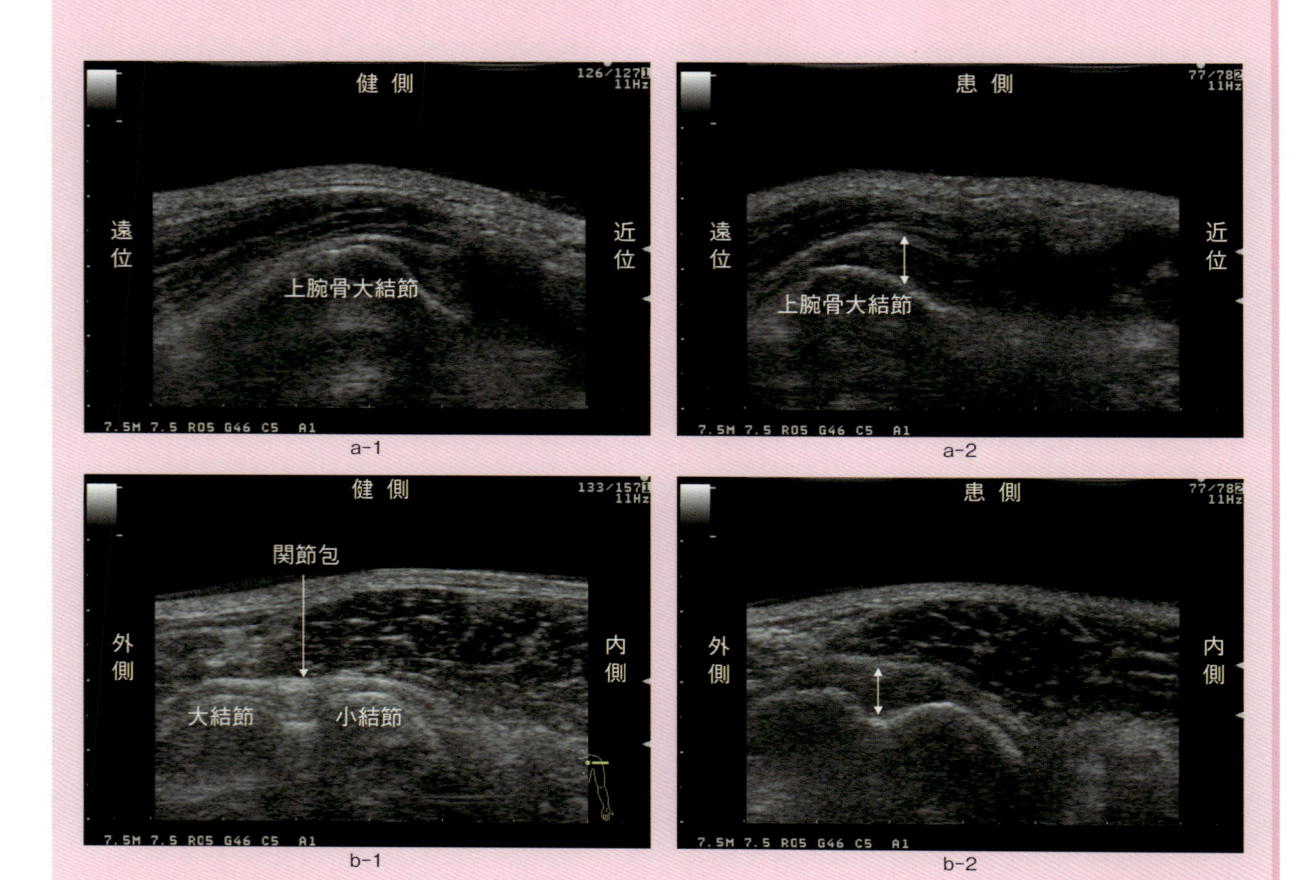

a-1　健側（長軸）上腕骨大結節
a-2　患側（長軸）上腕骨大結節
b-1　健側（短軸）関節包／大結節・小結節
b-2　患側（短軸）

a. 長軸画像：33歳，男性．柔道試合中，背負い投げに入った際，四這い状態で肩関節前方脱臼を起こした．さらに相手に後方より乗りかかられ上腕骨頭が長軸方向へ圧迫されたため腋窩に脱臼した．長軸走査像では，健側に比べ上腕骨頭と棘上筋腱境界部との間が増大しているが，特に棘上筋腱の不整は認めない．
b. 短軸画像：短軸走査像では，炎症による距離の拡大および結節間溝部に低エコーを認める．

図 6-8　棘上筋腱断裂（陳旧性）

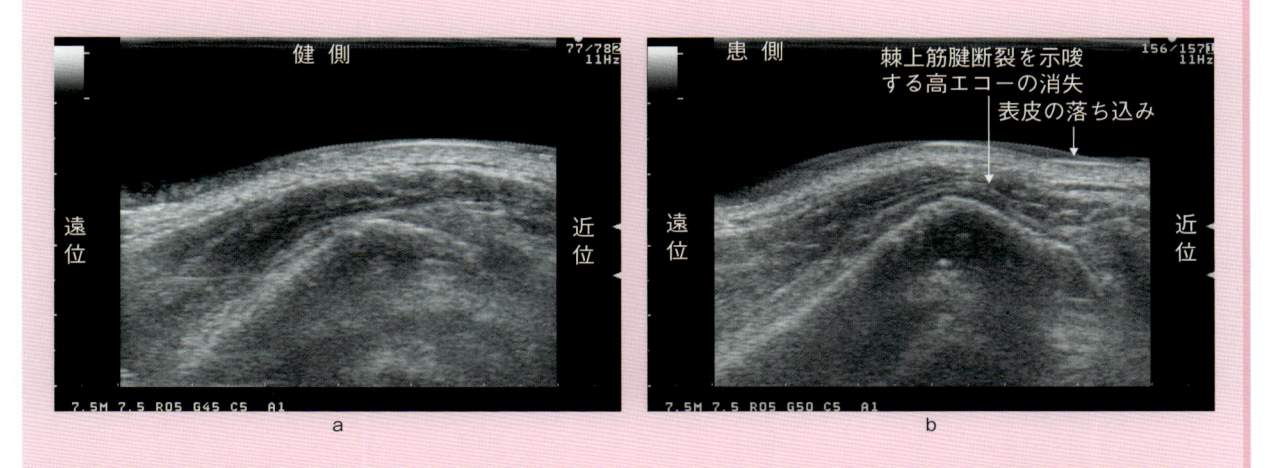

長軸画像：受傷時期不詳．腕が上がりにくいため，来院．患側では高エコーの棘上筋腱が消失し，また表皮の落ち込みが確認されるため，棘上筋腱の断裂が示唆される．

図 6-9　棘上筋腱損傷（1）

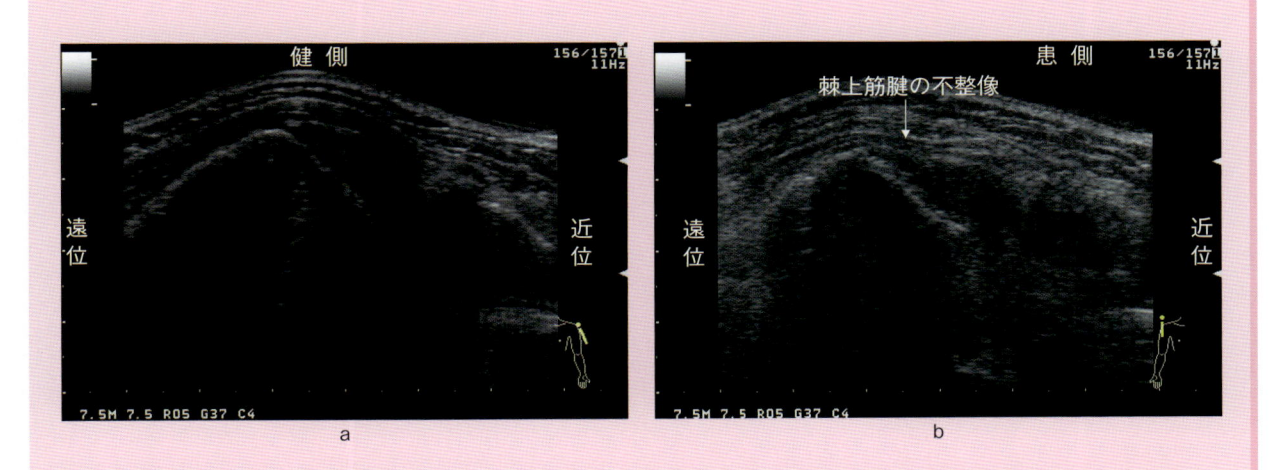

長軸画像：74歳，女性．右肩の疼痛と屈曲，外転障害を訴え来院する．棘上筋腱の膨隆が消失し，不整像を呈している．

第6章　疾患の観察

図 6-10　棘上筋腱損傷（2）

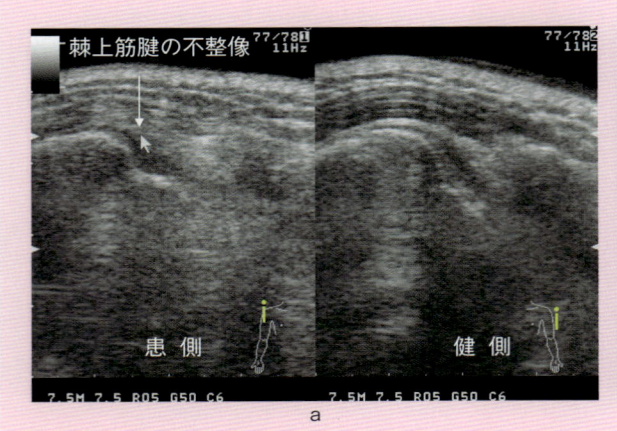

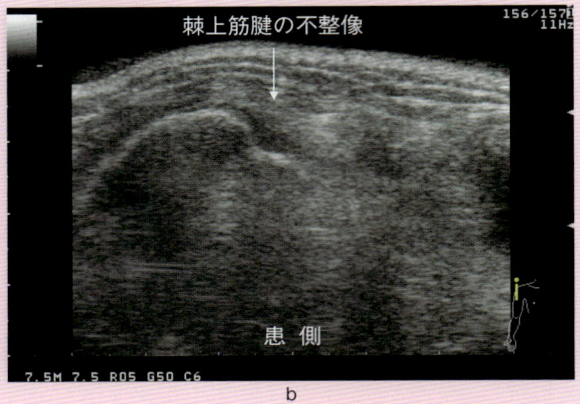

長軸画像：62歳，男性．右手を突いて転倒し負傷する．著しい夜間痛と運動痛を訴え来院．棘上筋腱の損傷を示唆する不整像が確認できる．

図 6-11　上腕二頭筋長頭腱断裂

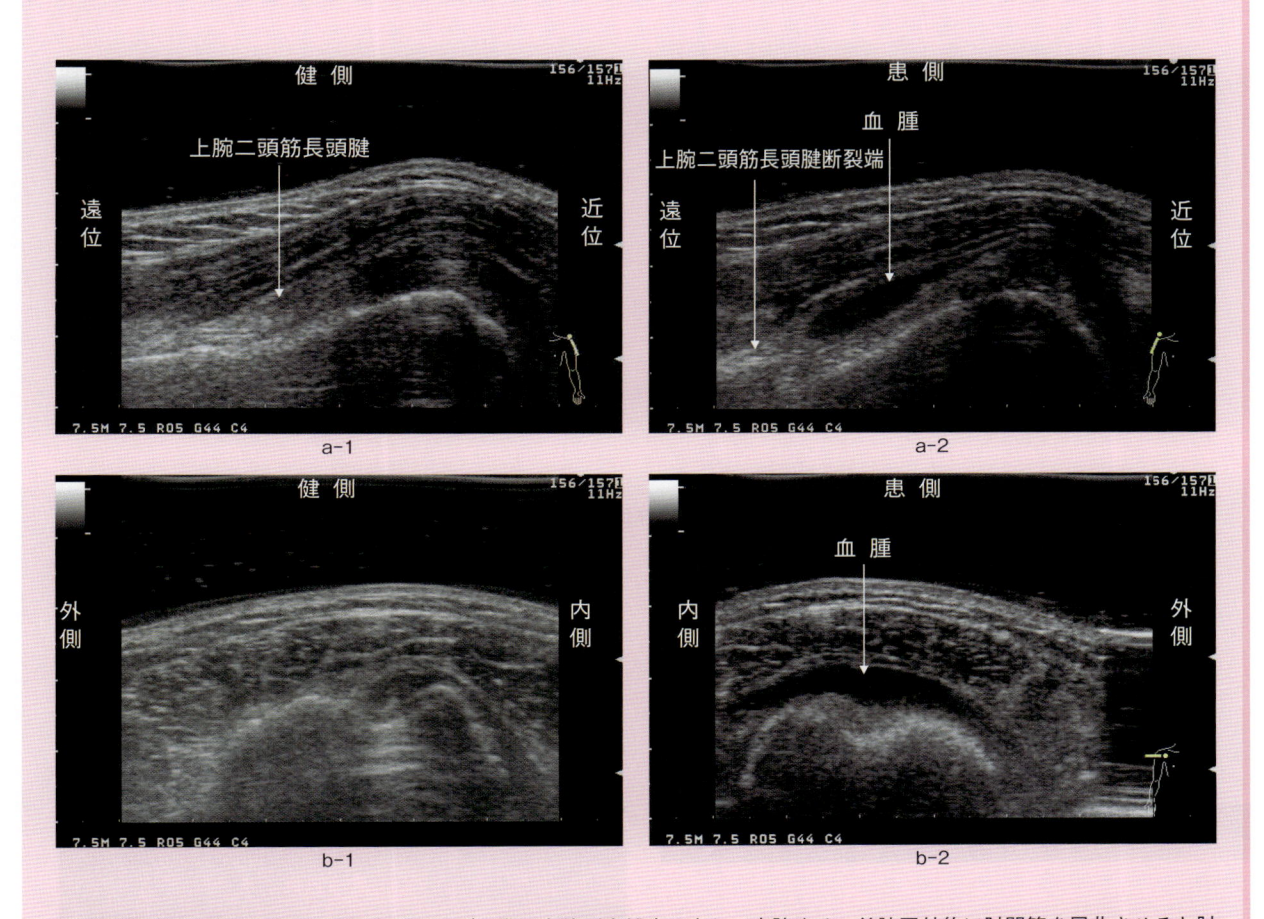

a. 長軸画像：74歳，女性．荷物を持ち上げた際，右腕が突然痛み出し，来院する．前腕回外位に肘関節を屈曲させると肘窩直上に膨隆が観察され，Yergason test 陽性のため，観察を行う．上腕二頭筋長頭腱の断裂像および血腫像が観察される．
b. 短軸画像：結節間溝部周囲に低エコーの血腫像と関節包の拡大が観察される．

第6章 疾患の観察

図 6-12　上腕二頭筋長頭腱炎

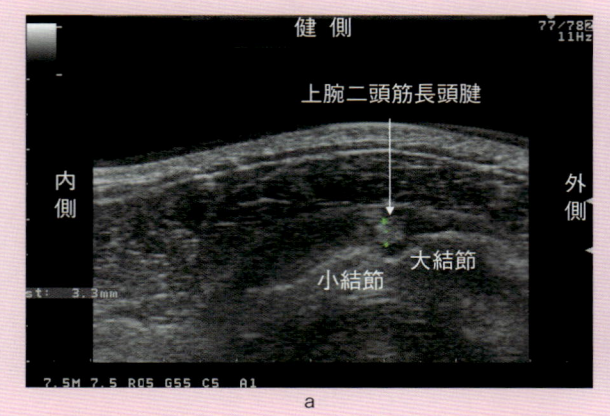

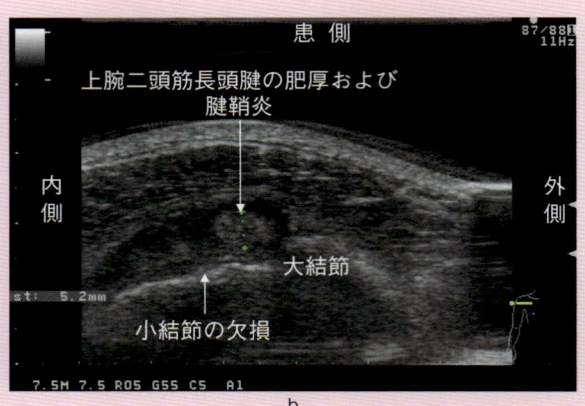

a（健側）：上腕二頭筋長頭腱、小結節、大結節、内側、外側
b（患側）：上腕二頭筋長頭腱の肥厚および腱鞘炎、小結節の欠損、大結節、内側、外側

受傷時短軸画像：右肩痛のため来院する．反復性肩関節脱臼の素因がある．小結節の欠損が確認され，また慢性的な炎症のため，関節包の拡大，上腕二頭筋長頭腱の著明な肥厚が認められる．

図 6-13　滑液包炎

長軸画像：バレーボールを長年やっており，右肩の痛みで来院する．右肩には肩峰下へ入り込む棘上筋腱が確認でき，その棘上筋腱と三角筋との間に滑液包の炎症を示唆する低エコー像が確認できる．

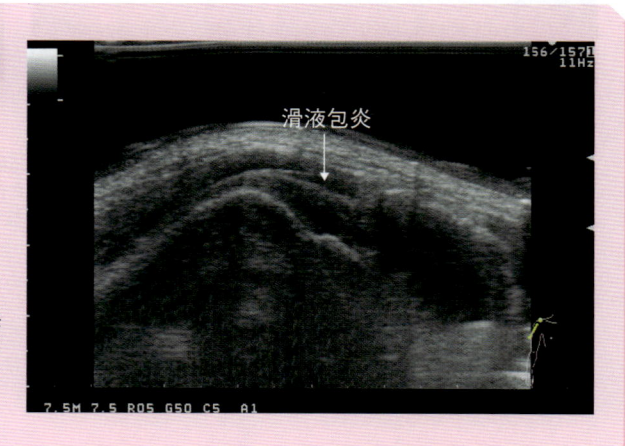

図 6-14　上腕骨外顆骨折

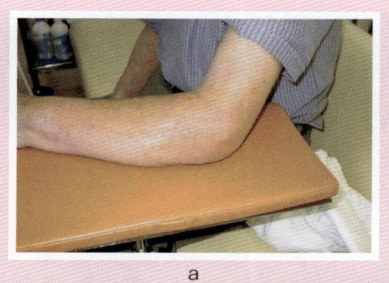

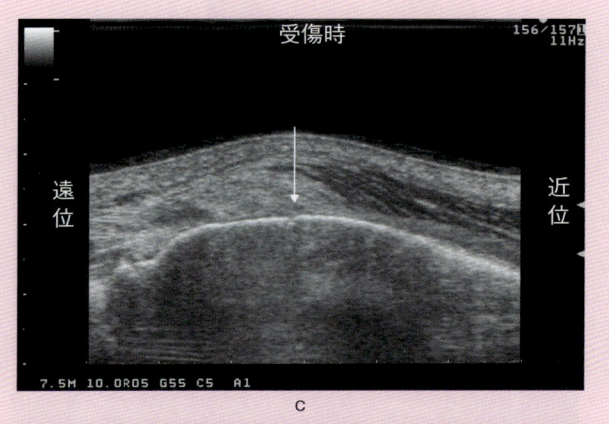

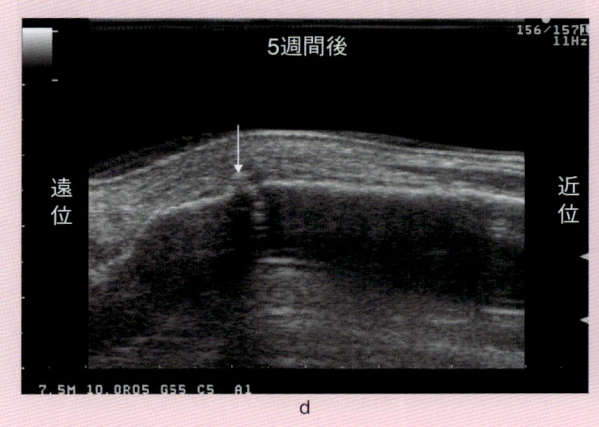

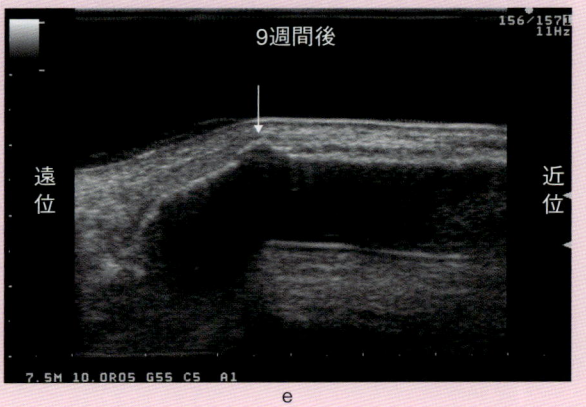

a. 受傷時外観：70歳，男性．歩行中に転倒し負傷する．上腕骨外顆部に圧痛著明．
b. 受傷時X線画像：X線像の骨折線と骨の離断像および音波の侵入像が一致する．
c. 受傷時長軸画像：外顆部に音波の侵入像を認める．
d. 受傷5週間後，長軸画像：骨表層に仮骨を呈する高エコーが確認できる（仮骨形成期）．
e. 受傷9週間後，長軸画像：仮骨の硬化像を確認し，骨癒合を確認する（仮骨硬化期）．

第6章　疾患の観察

図 6-15　肘関節脱臼後の血腫像

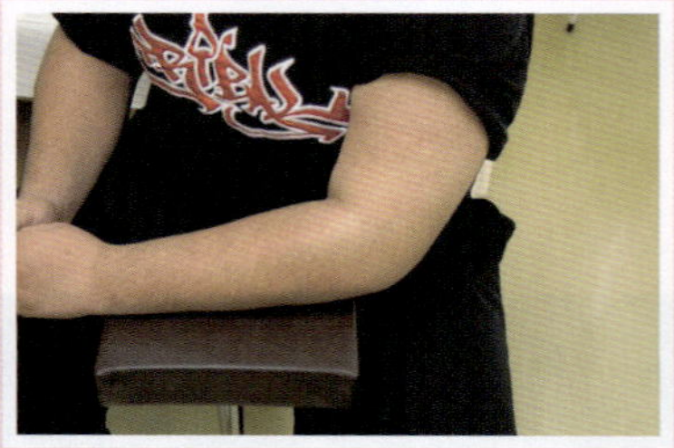

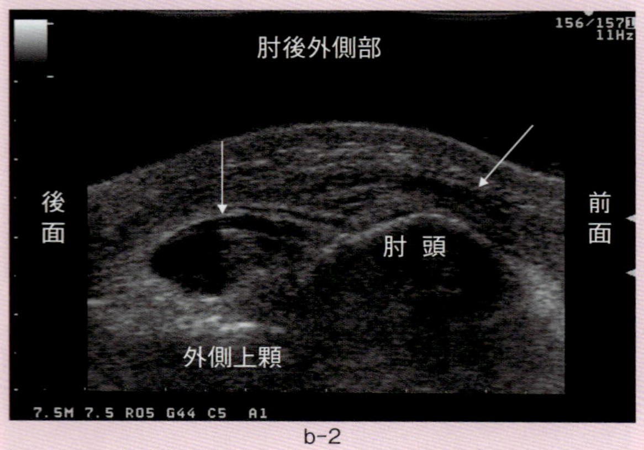

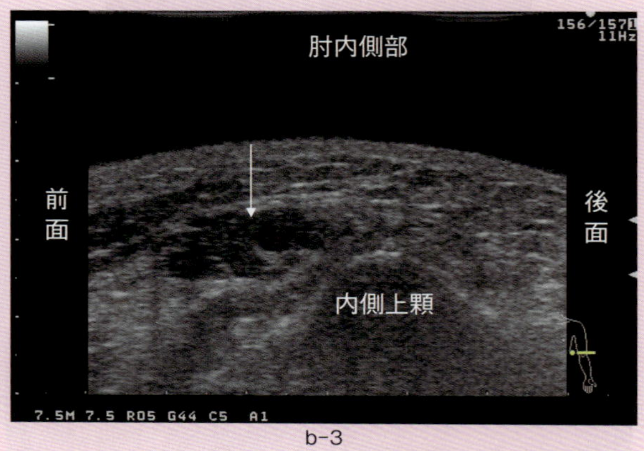

a. 受傷時外観：18歳，男性．柔道の際，手を突き，肘関節後方脱臼を起こした．エコー検査後，確認のため，X線検査を行う．診断の結果，骨折はなかった．
b. 受傷時エコー画像：肘関節周囲に脱臼による血腫像（低エコー域）が介在し，高度な損傷を意味している．

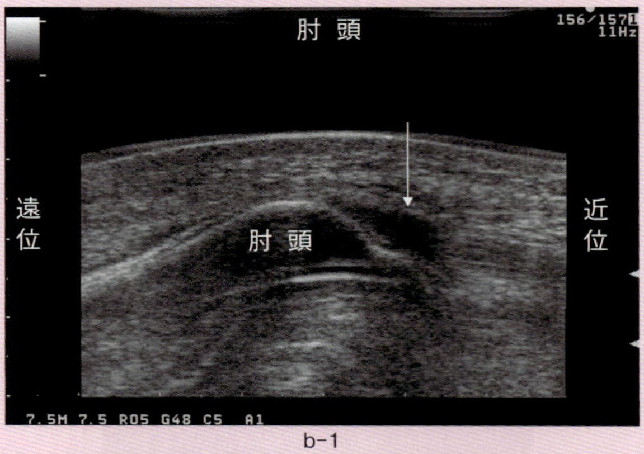

1 症例画像

図 6-16　外側上顆炎

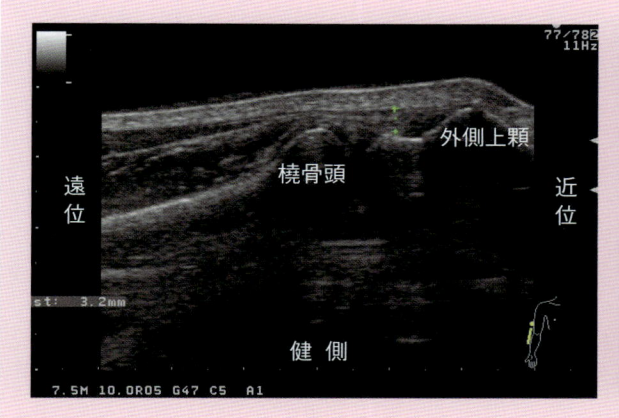

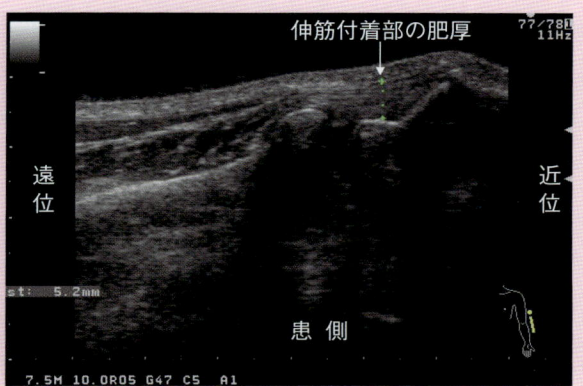

長軸画像：45歳，女性．家事をしていた際，左肘外側部に痛みが生じ，来院する．筋腱移行部から腕橈関節部付近にかけて筋腱移行部の肥厚が確認でき，外側上顆遠位の筋腱付着部では幾層もの縞模様の高エコーが観察される．

図 6-17　手関節捻挫による関節炎症像

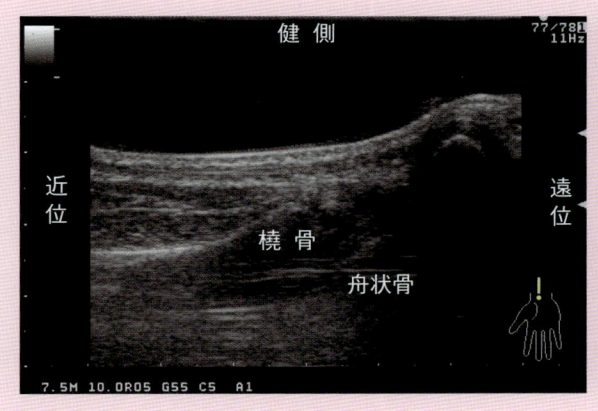

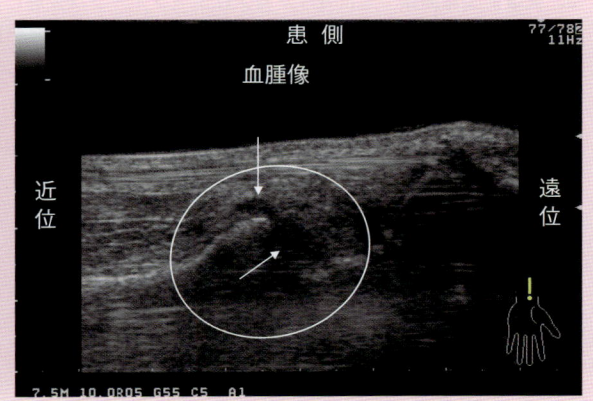

受傷時長軸画像：27歳，男性．スノーボードにて手を突いて転倒した際，手首を捻り負傷する．エコー検査では橈骨手根関節部の低エコーが観察され，関節周囲の靱帯ならび関節包の損傷による関節炎症が確認できる．

第6章　疾患の観察

図 6-18　コーレス骨折

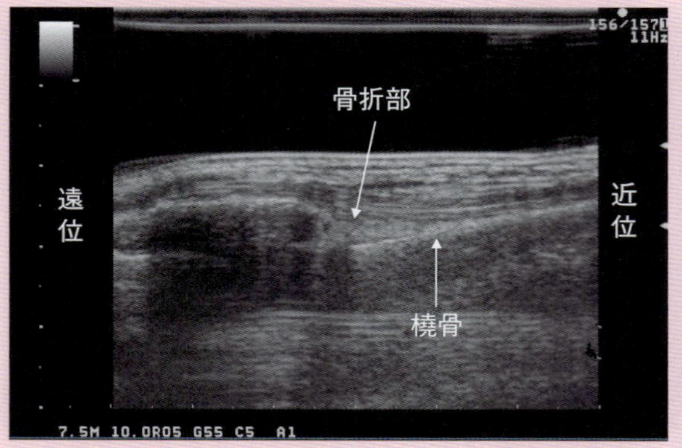

a
- 骨折部
- 遠位
- 近位
- 橈骨

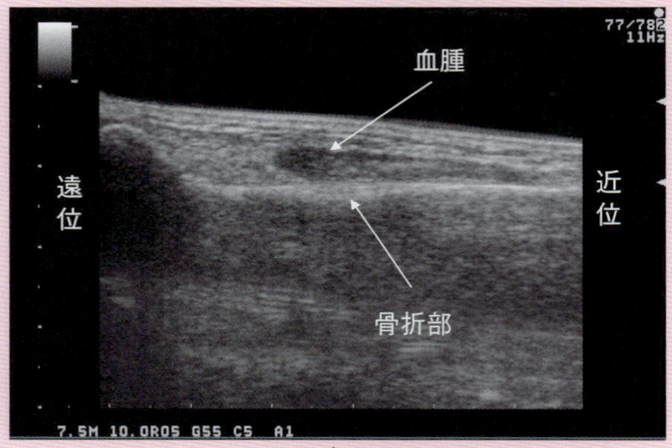

b
- 血腫
- 遠位
- 近位
- 骨折部

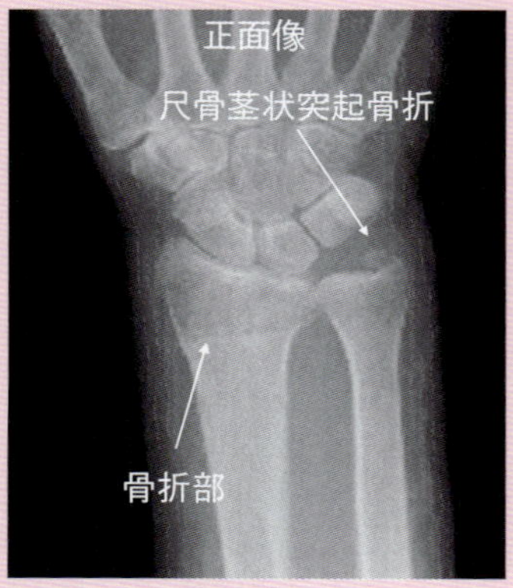

c-1
- 正面像
- 尺骨茎状突起骨折
- 骨折部

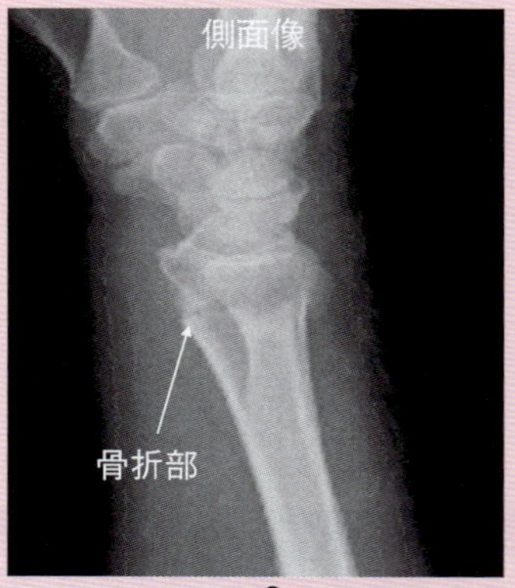

c-2
- 側面像
- 骨折部

a. 整復前長軸画像：遠位骨片が背側転位（フォーク状変形）を呈している．
b. 整復後長軸画像：背側転位が整復されている．また，骨折部に血腫が確認される．
c. X線画像（整復後）

図 6-19　中手骨頚部骨折（ボクサー骨折）

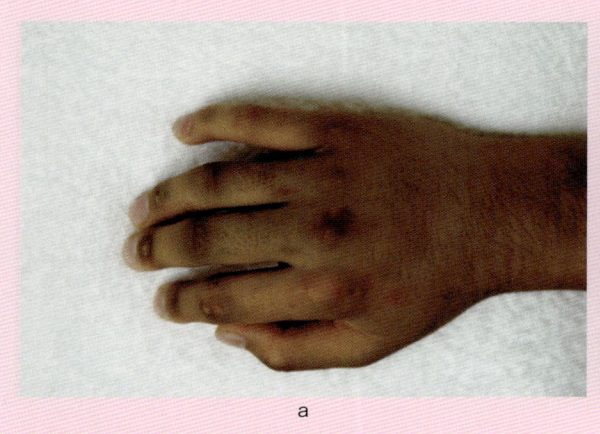

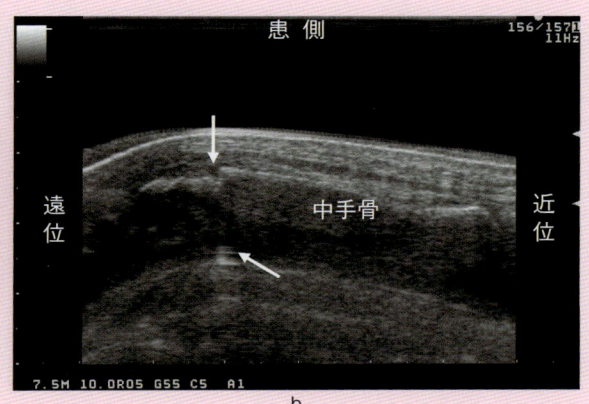

a. 受傷時外観：18歳，男性．壁を殴り負傷．
b. 受傷時長軸画像：中手骨頚部に断差を認める．骨頭隆起が消失しており背側凸の屈曲転位が疑われる．

第6章 疾患の観察

図 6-20　中節骨基底部剥離骨折における治癒機序

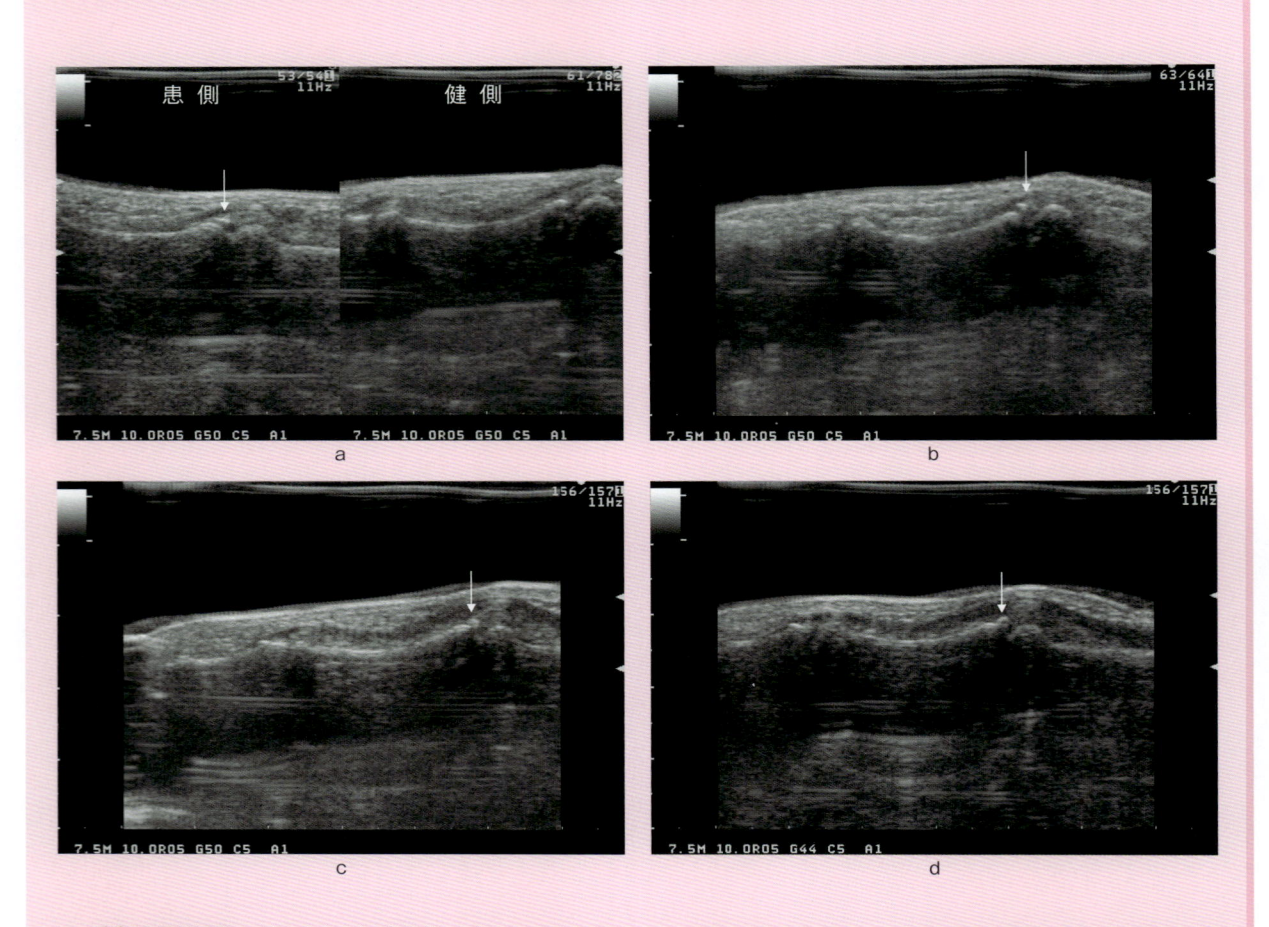

a. 受傷時長軸画像：バスケットの練習中にボールを受け損ない，示指掌側部を損傷する．骨皮質の連続性が離断，骨片が認められる．
b. 5日後エコー画像：骨皮質の連続性が離断，骨片が認められる．
c. 10日後エコー画像：音波の刺入像が消失し，仮骨形成が確認できる．
d. 27日後エコー画像：骨皮質がつくられ骨化が認められる．

1 症例画像

図 6-21 マレットフィンガーⅡ型（陳旧例）

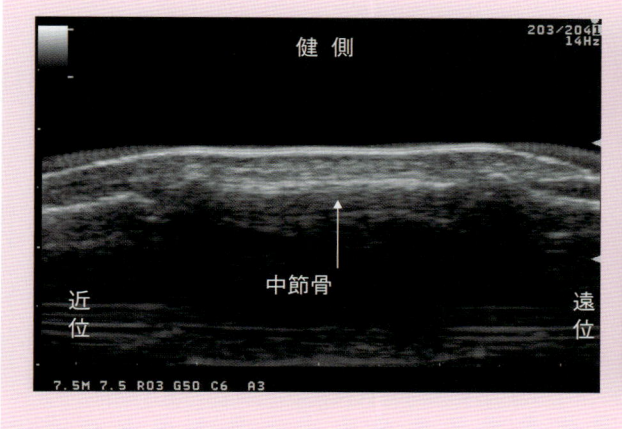

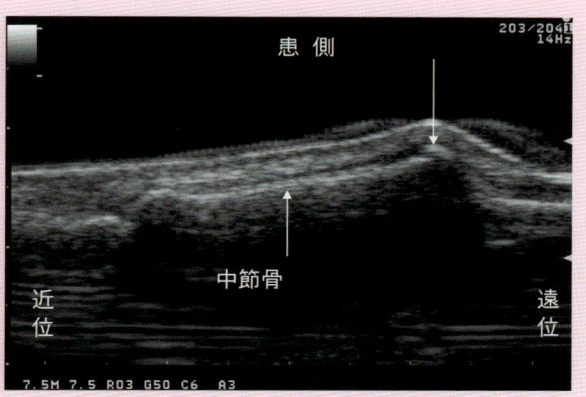

陳旧例：54歳，男性．末節骨基底部に骨片を認める．

図 6-22 マレットフィンガー

受傷時長軸画像：バレーボールの練習中に突き指にて負傷する．末節骨基底部の骨皮質の離断による骨片が確認できる．

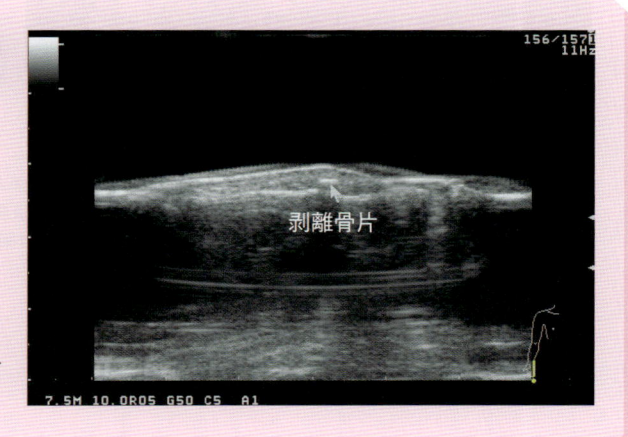

第6章　疾患の観察

図 6-23　母指弾発指（屈曲不能）

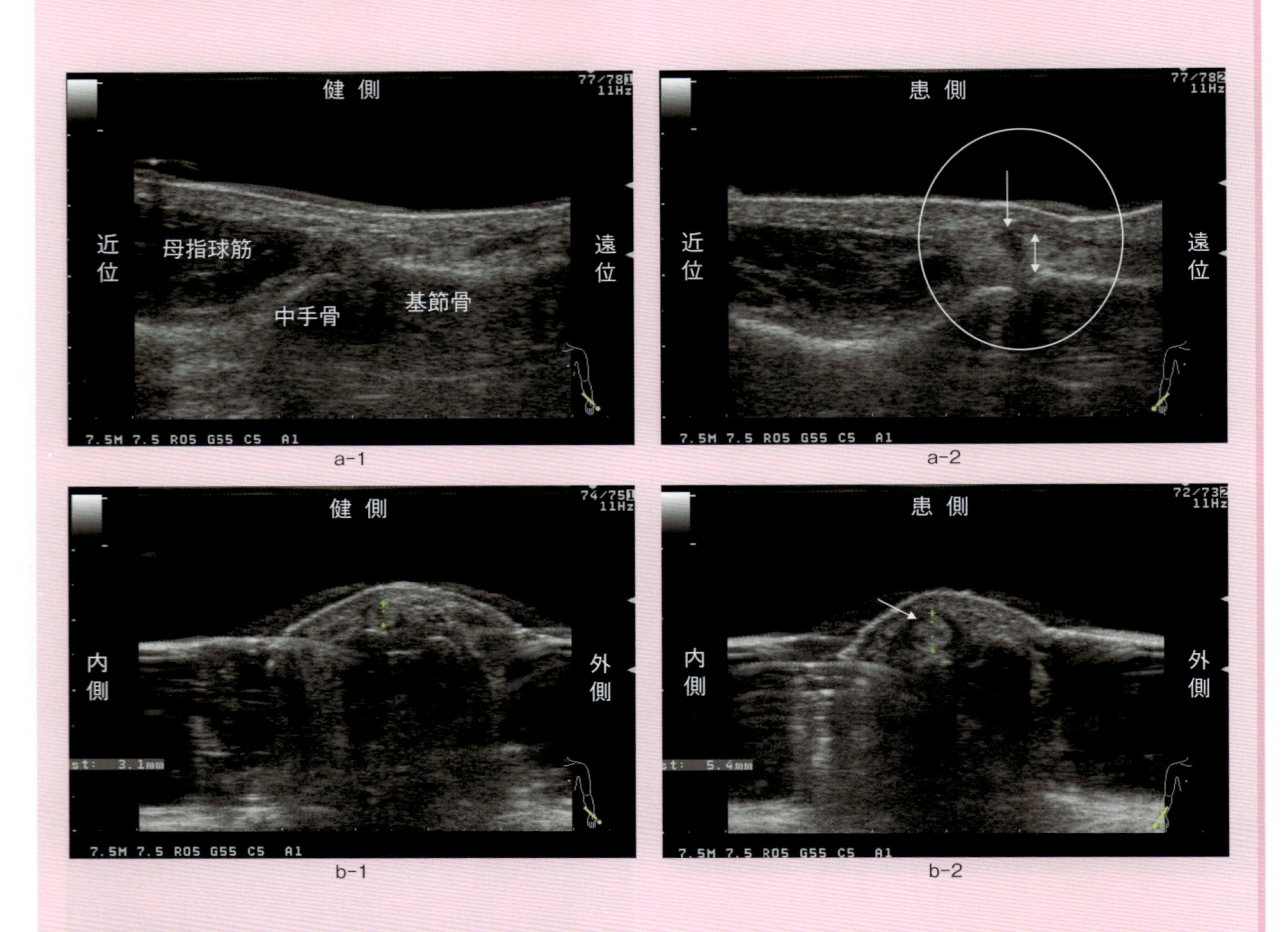

a-1　健側（長軸）／a-2　患側（長軸）
b-1　健側（短軸）／b-2　患側（短軸）

a. 長軸画像
b. 短軸画像：52歳，男性．右母指の屈曲伸展動作が不能で痛みがあるため，来院する．母指MP関節掌側部の硬結が著明．長母指屈筋腱が健側に対して，著明に肥厚し，MP部では靱帯性腱鞘（A1プーリー）が肥厚した腱により炎症を誘発され，炎症を示唆する低エコー像が観察できる．さらに患側では腱鞘内での炎症物質の介在により，屈筋腱と腱鞘との境界が明瞭になっているのが観察できる．

1 症例画像

図 6-24　母指弾発指（軽度）

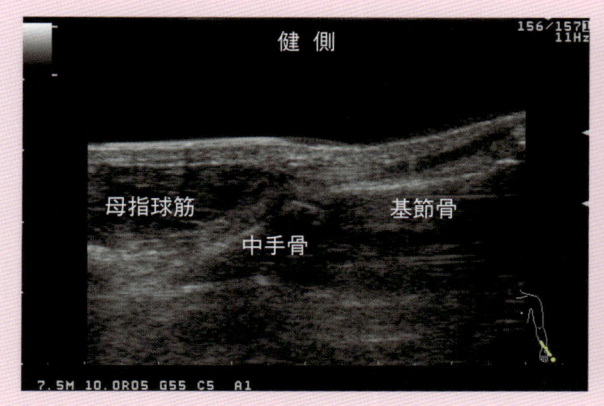

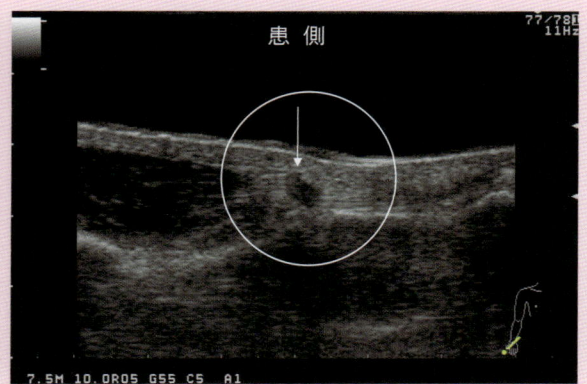

長軸画像：63歳，女性．家事の際，右母指の痛みと弾発症状が出現したため，来院する．長母指屈筋腱の著明な肥厚および炎症を示唆する低エコー像が確認できる．

図 6-25　長母指屈筋腱腱鞘炎

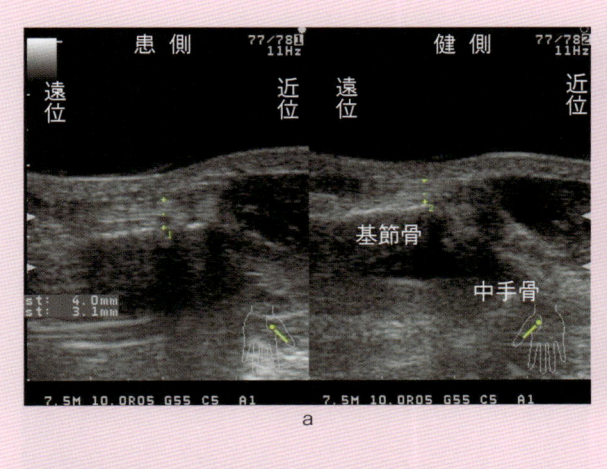

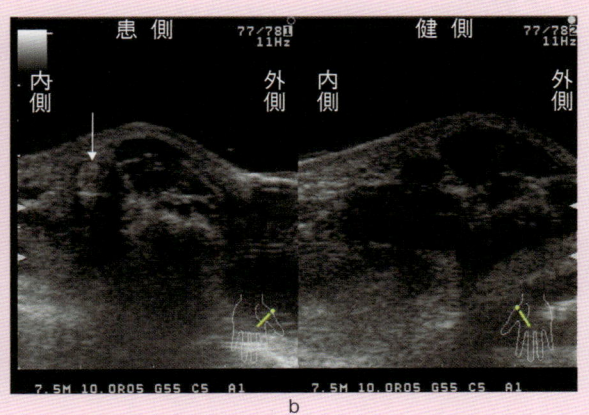

a. 長軸画像
b. 短軸画像：22歳，男性．左母指MP関節部の痛みがあり，来院する．長母指屈筋腱は軽度の肥厚と腱鞘内での炎症物質により，屈筋腱と腱鞘との境界が明瞭になっている．

第6章　疾患の観察

図 6-26　第4指MP掌側部のガングリオン

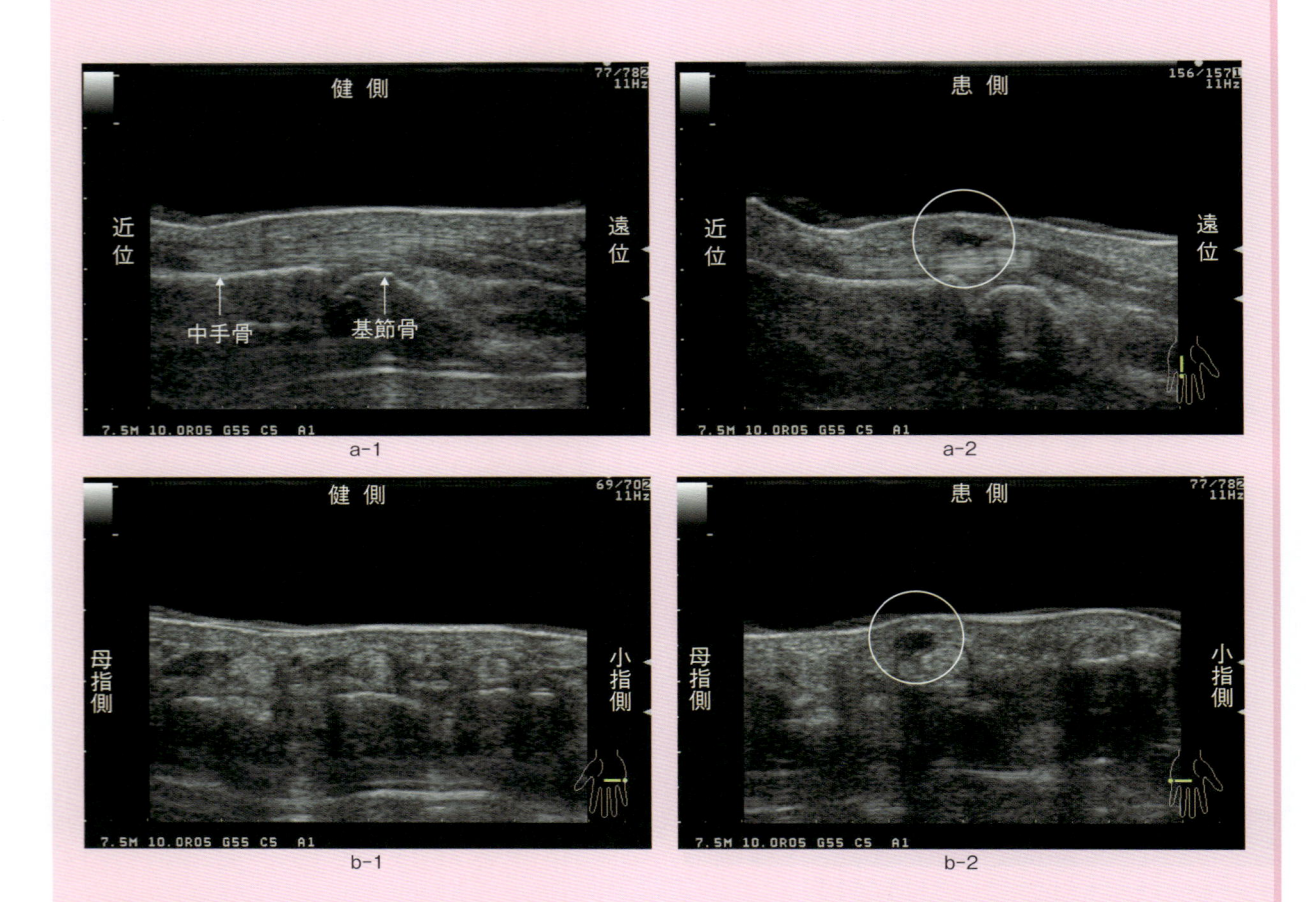

a-1　　a-2
b-1　　b-2

a. 長軸画像
b. 短軸画像：62歳，男性．第4指MP掌側部に小さなしこりと運動痛にて来院する．第4指MP関節掌側皮下に小結節らしきものを触知する．指屈筋腱の肥厚は認められず，指屈筋腱上層に低エコーを呈する腫瘤が観察できる．これは指屈筋腱の靱帯性腱鞘から発生したガングリオンと考えられる（結合組織の粘性変性を伴った退行性変性）．

図 6-27　指部側副靱帯損傷

長軸画像：バレーボールの練習中に負傷する．PIP関節部に圧痛があり，側副靱帯の不整と関節炎症による低エコー像が確認できる．

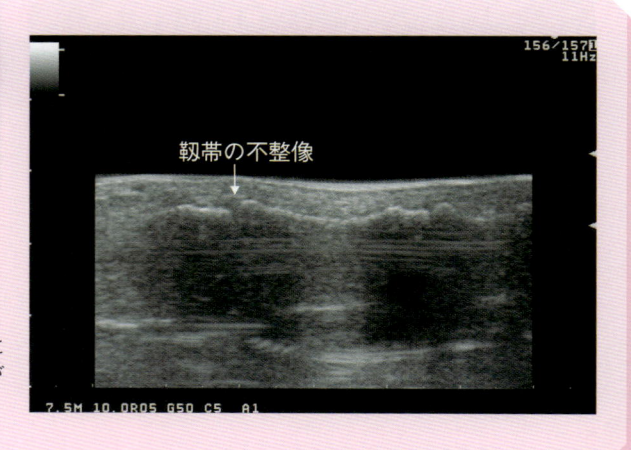

図 6-28　変形性股関節症（大腿骨骨折）

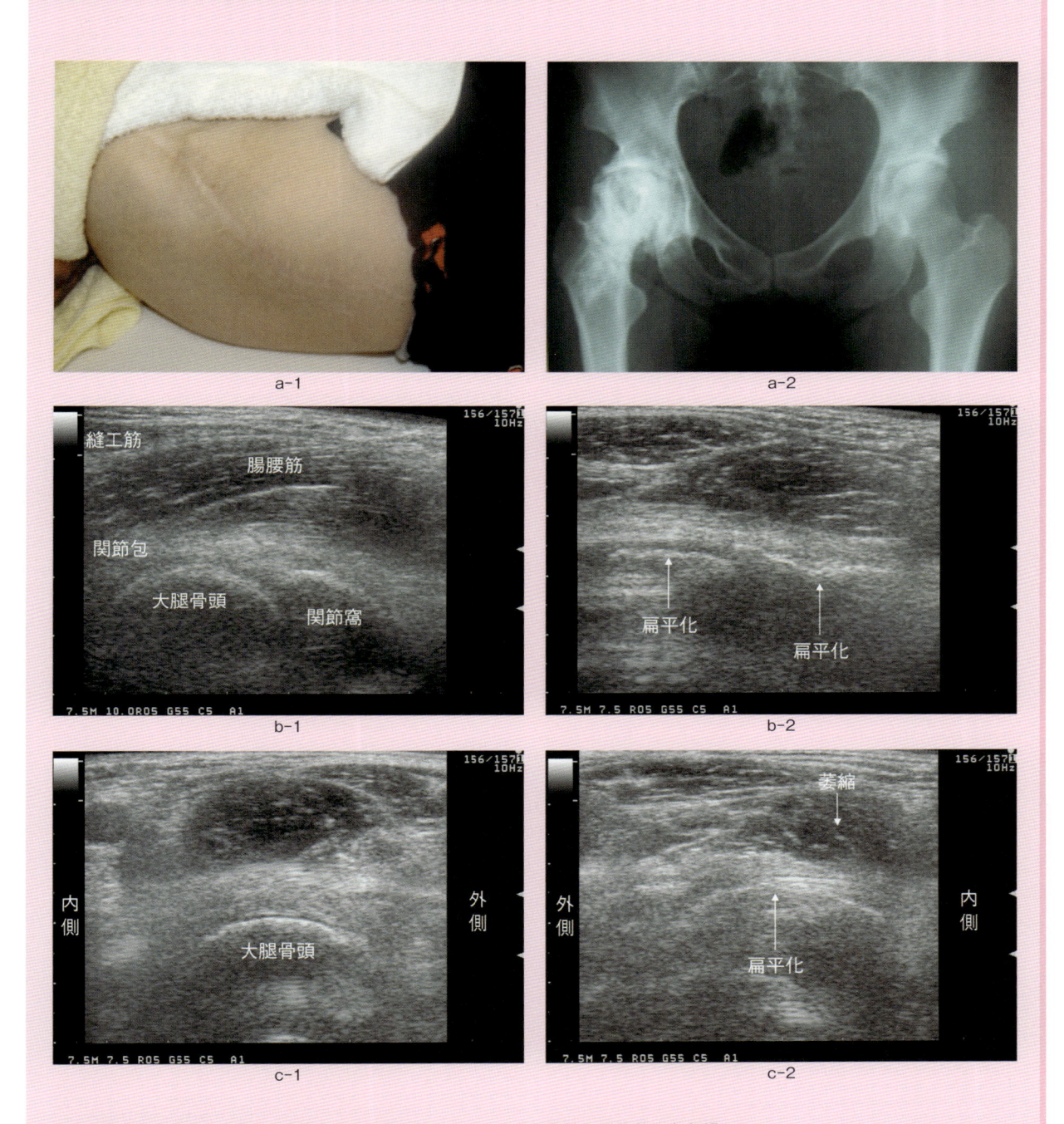

a-1　　　　　　　　　　　　　　　　　a-2

b-1　　　　　　　　　　　　　　　　　b-2

c-1　　　　　　　　　　　　　　　　　c-2

a. **外観像とX線像**：30歳，女性．交通事故（ダッシュボード損傷）．手術後8年経過．
b. **長軸画像**：大腿骨頭，関節窩の丸みが消失し扁平している画像を認める．
c. **短軸画像**：大腿骨頭部の扁平と関節腔の狭小を認める．また，上層の腸腰筋が健側と比べて小さく（萎縮）描出されている．

第6章 疾患の観察

図 6-29　変形性股関節症による腸腰筋萎縮と関節炎

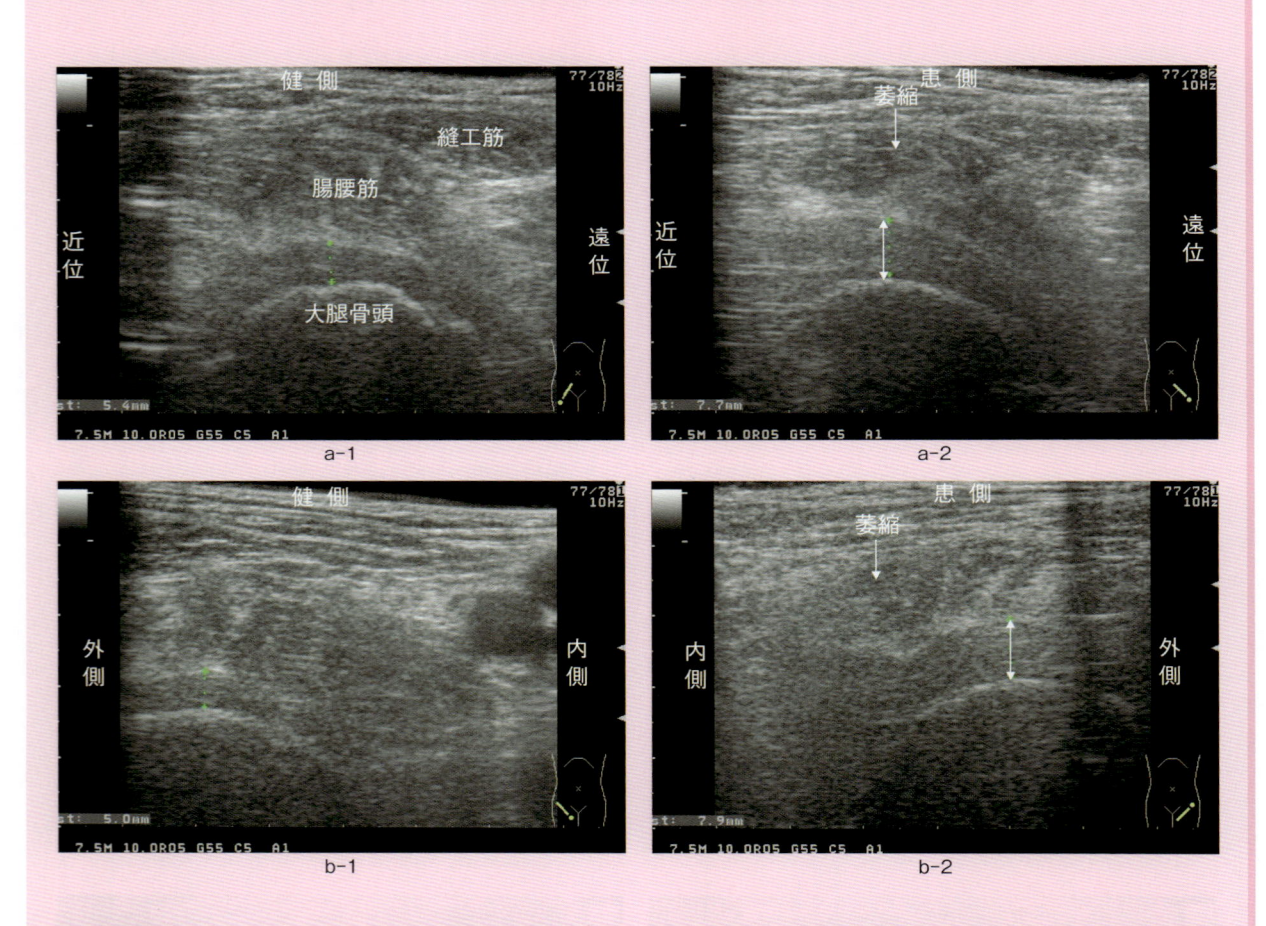

a. 長軸画像
b. 短軸画像：73歳，男性．歩行の際，左股関節に痛みがあり，来院する．大腿骨頭と関節包の距離が関節水腫の貯留により拡大しているのが確認できる．また腸腰筋の著明な萎縮が観察できる．

図 6-30　大腿部打撲

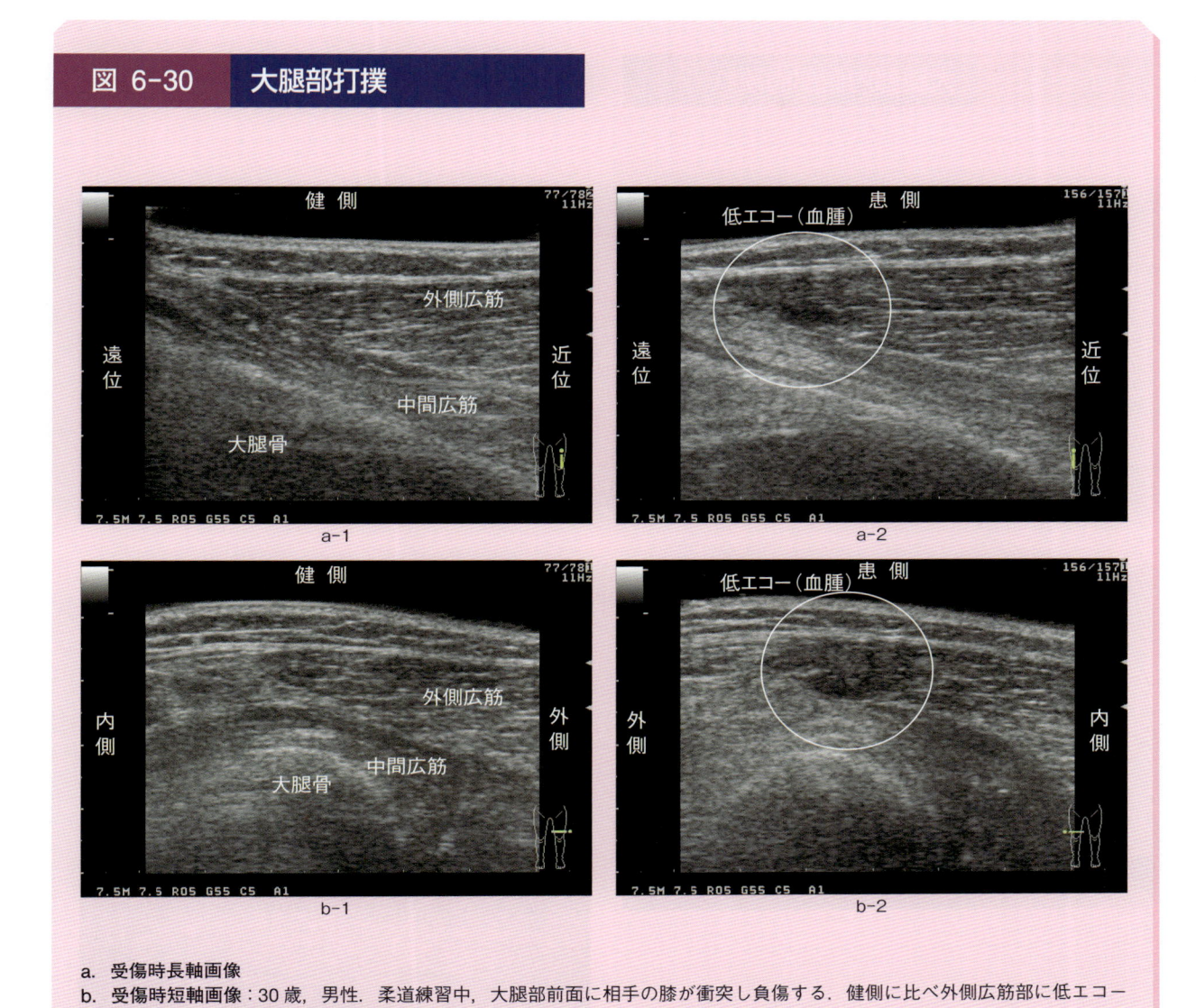

a. 受傷時長軸画像
b. 受傷時短軸画像：30歳，男性．柔道練習中，大腿部前面に相手の膝が衝突し負傷する．健側に比べ外側広筋部に低エコーの血腫および筋線維の不整を認める．

第6章 疾患の観察

図 6-31　大腿部内側部肉離れ

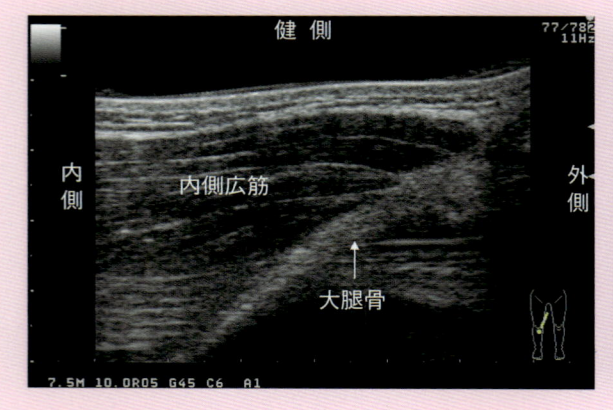

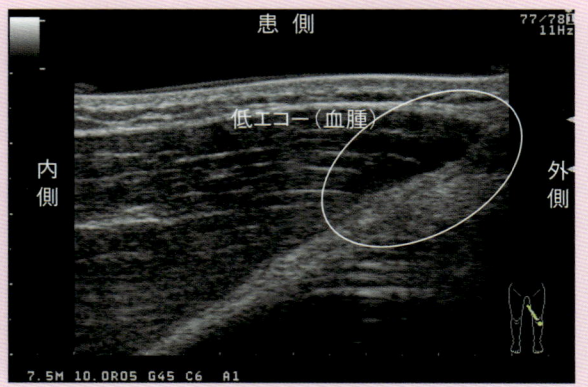

受傷時長軸画像：14歳，男性．サッカーの練習中，右大腿部内側に痛みが生じ，負傷する．内側広筋最深層部に炎症を示唆する低エコー像が描出されている．

図 6-32　膝関節内側側副靱帯損傷

受傷時長軸画像：22歳，男性．柔道の練習中，膝を捻り負傷する．内側側副靱帯に軽度の低エコー像が確認され，腫脹を呈する関節水腫が確認できる．

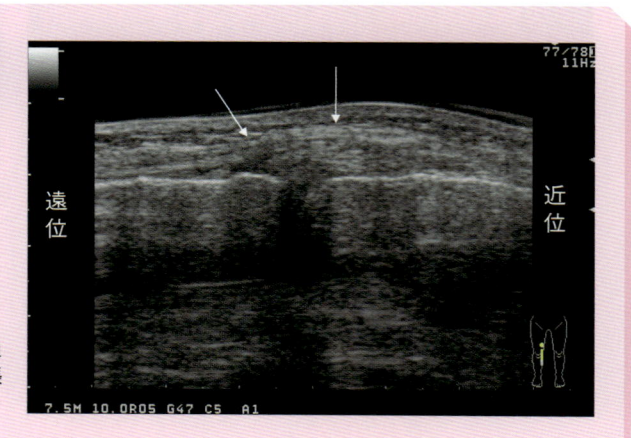

1 症例画像

図 6-33　膝関節内側半月後節部損傷

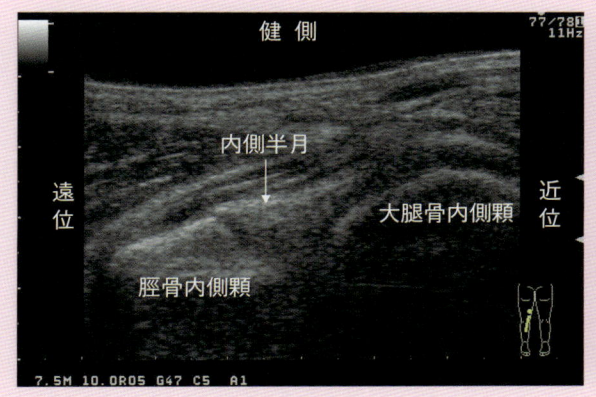

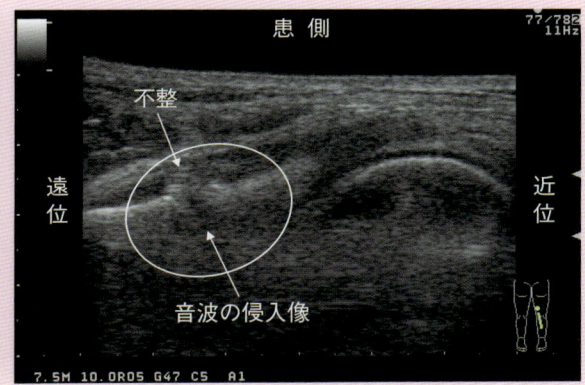

受傷時長軸画像：24歳，男性．柔道の練習中，膝を捻り負傷する．内側半月後節部表面の不整が確認され，脛骨近位端に近い部分では水平断裂を示唆する音波の侵入像が確認できる．

図 6-34　腸脛靱帯損傷

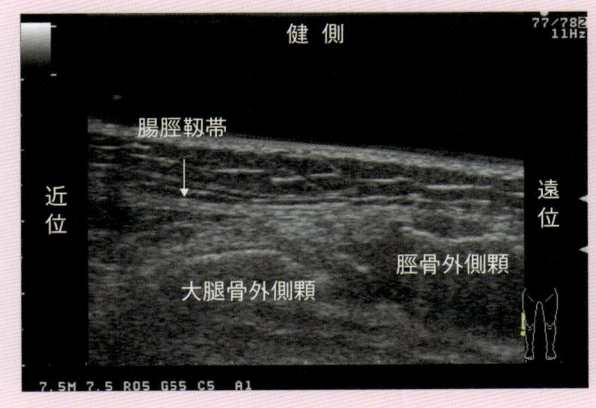

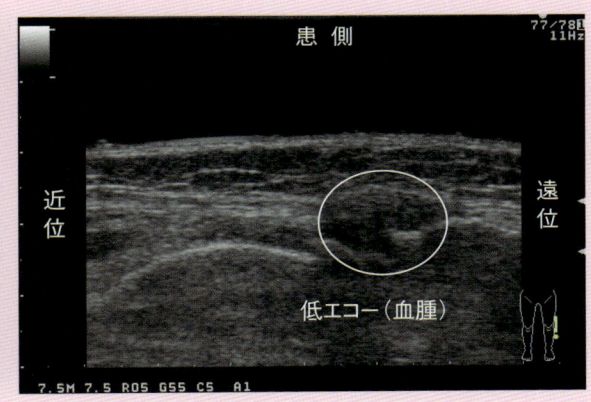

受傷時長軸画像：42歳，女性．バレーボールの練習中，左膝外側部を負傷する．脛骨外側顆付着部より近位の腸脛靱帯部および関節裂隙部周囲に低エコーの炎症症状が確認できる．

225

第6章　疾患の観察

図 6-35　膝蓋上嚢炎

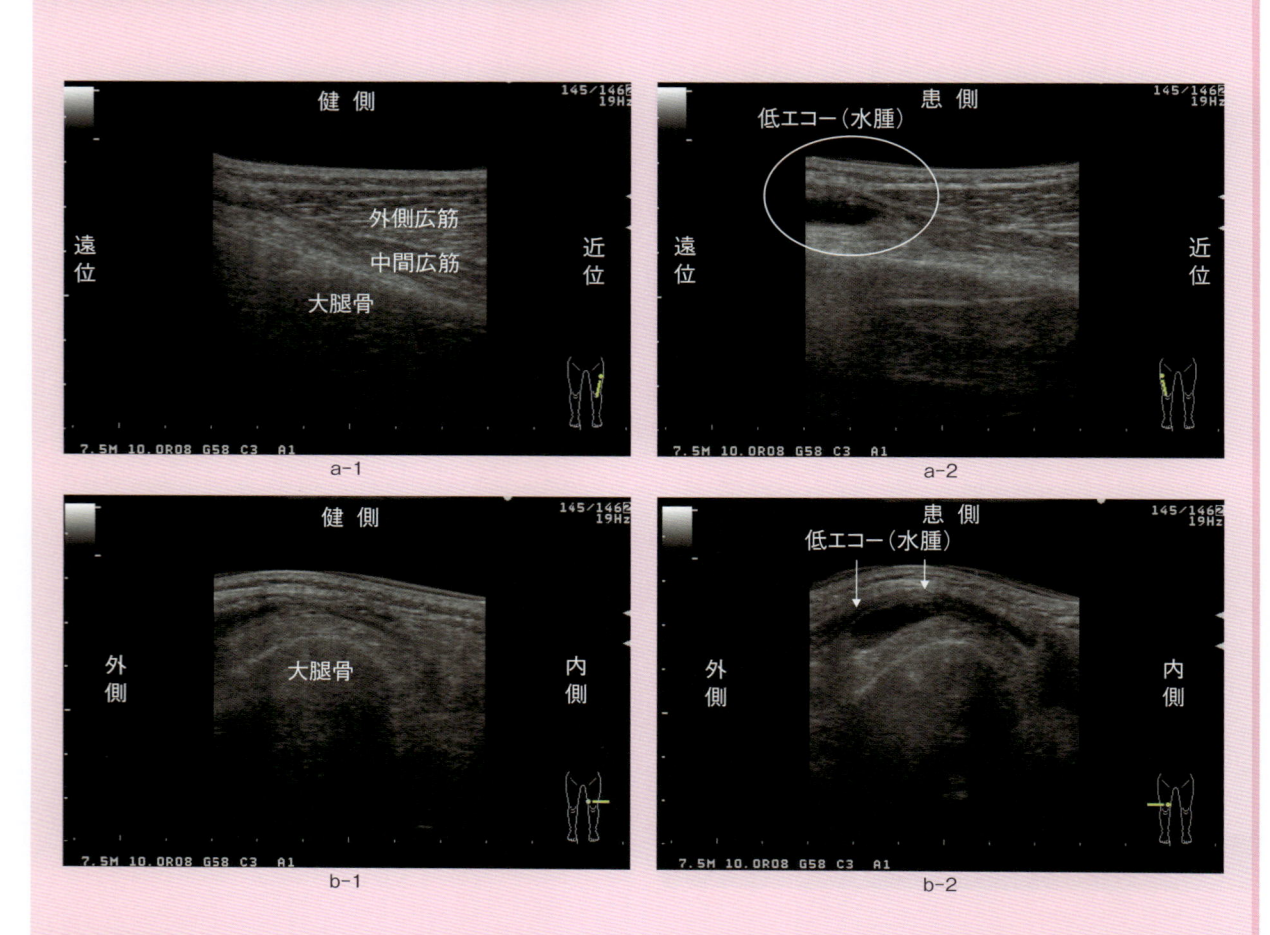

a-1　健側（長軸）：外側広筋／中間広筋／大腿骨
a-2　患側（長軸）：低エコー（水腫）
b-1　健側（短軸）：大腿骨
b-2　患側（短軸）：低エコー（水腫）

a. 長軸画像
b. 短軸画像：30歳，男性．右膝の腫脹に気づき来院する．明らかな受傷機序がなく，疼痛もない．また年齢的にも変形性膝関節症の疑いが難しい．大腿外側前面下部には関節水腫とは明らかに違う流動性の腫瘤を確認する．膝蓋骨より近位の大腿骨外側部の広範囲にかけて，低エコー像が確認できる．

図 6-36　分離膝蓋骨Ⅲ型

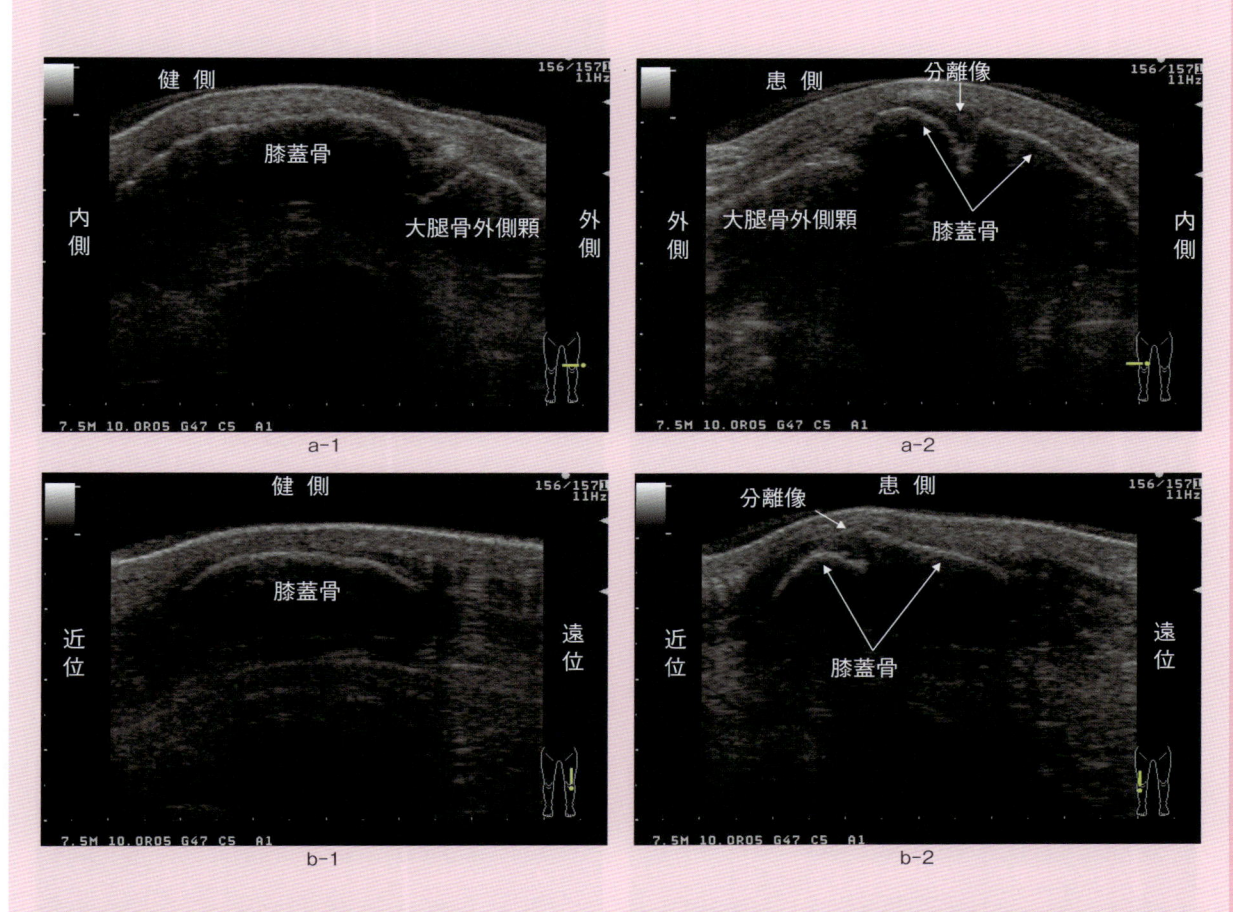

a-1　a-2
b-1　b-2

a. **短軸画像**：36歳，男性．右膝の変形に気づき来院する．明らかな外傷はないが膝蓋骨外側部の変形が認められる．膝蓋骨外側部に分離を示唆する離断像が確認でき，分離膝蓋骨と判断が付く．しかし，短軸走査のみではⅡ型，Ⅲ型の判断が付かないため，長軸走査にて確認する．
b. **長軸画像**：SaupeⅡ型，Ⅲ型の確認のため，長軸走査を行う．膝蓋骨上中部に分離を示唆する離断像が確認できるが下部において分離を示唆する所見がないため，SaupeⅢ型と判断する．

第6章 疾患の観察

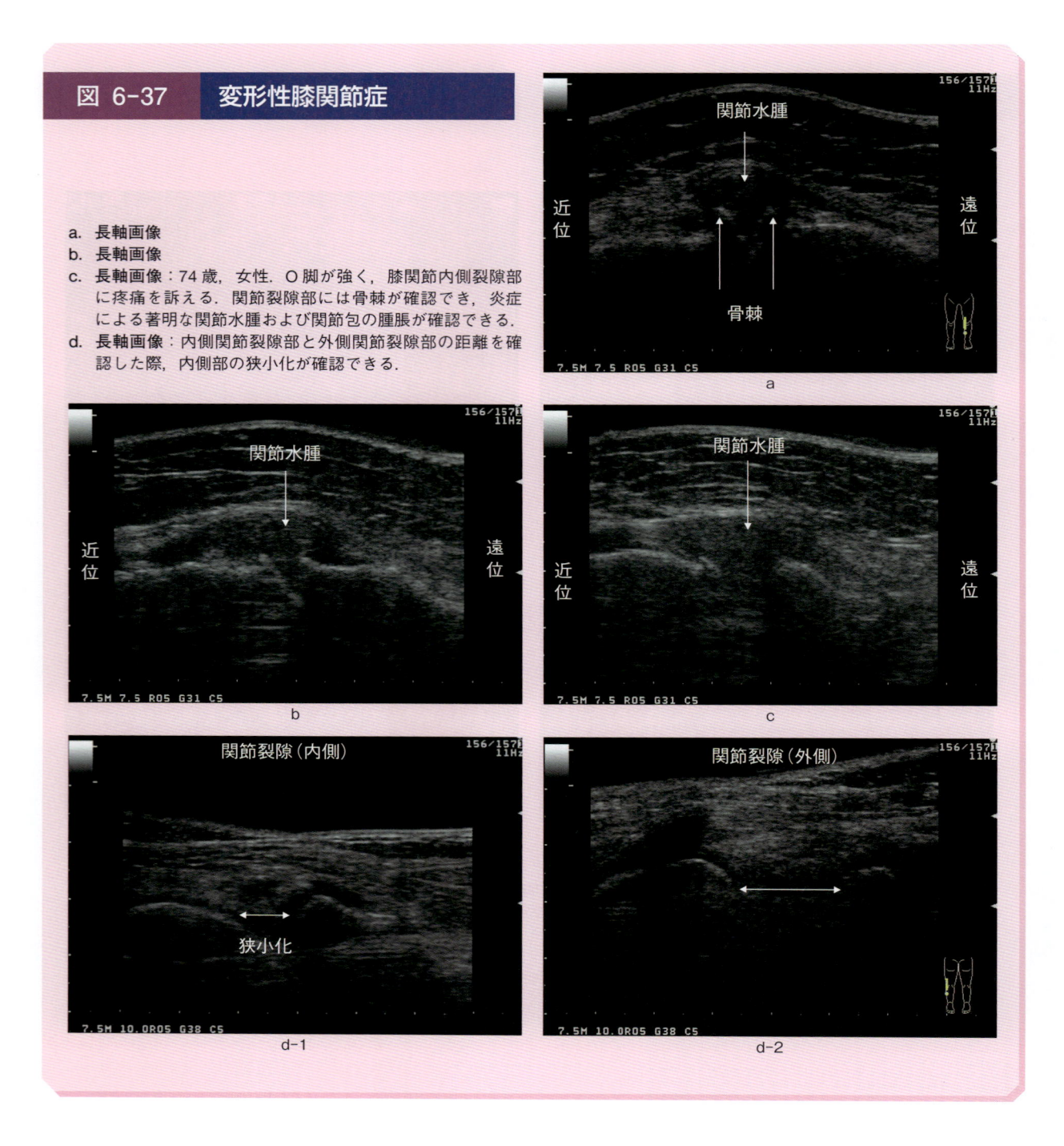

図 6-37　変形性膝関節症

a. 長軸画像
b. 長軸画像
c. 長軸画像：74歳，女性．O脚が強く，膝関節内側裂隙部に疼痛を訴える．関節裂隙部には骨棘が確認でき，炎症による著明な関節水腫および関節包の腫脹が確認できる．
d. 長軸画像：内側関節裂隙部と外側関節裂隙部の距離を確認した際，内側部の狭小化が確認できる．

図 6-38　膝蓋靱帯石灰化（脛骨粗面付着部）

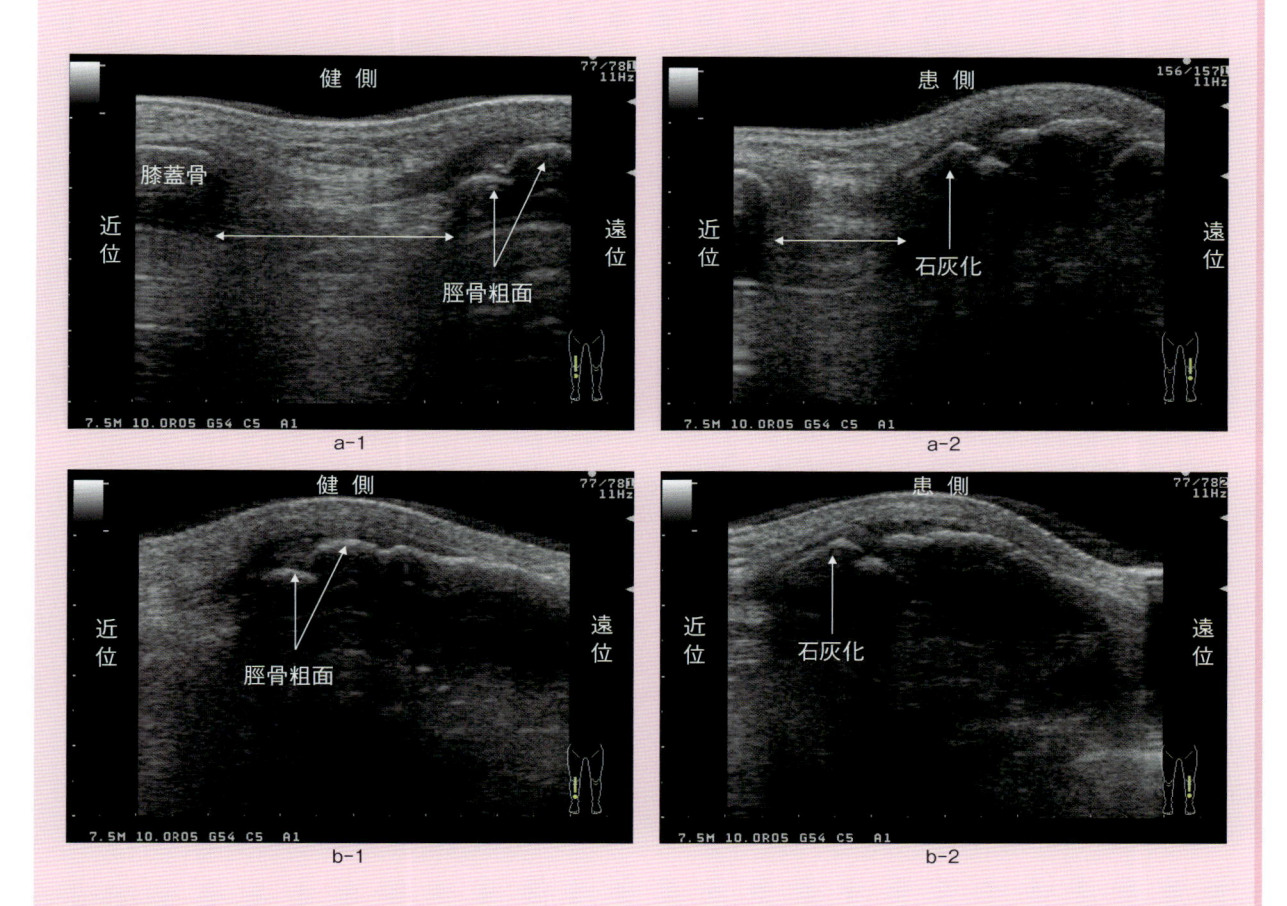

a. 長軸画像
b. 長軸画像：32歳，男性．自転車をこぐ際，膝前面脛骨粗面部に痛みがあるため，来院する．中学時代にオスグッド・シュラッテル病を罹患していた．また触診では膝蓋靱帯下部に可動性のある硬結を認める．明らかに膝蓋骨下端と脛骨粗面との間隔が短縮しており，患側のみ高エコーの骨様物質が存在する．これは可動性があるため，脛骨粗面の延長ではなく，膝蓋靱帯下部に石灰が沈着したものと考えられる．

第6章　疾患の観察

図 6-39　オスグッド・シュラッテル病

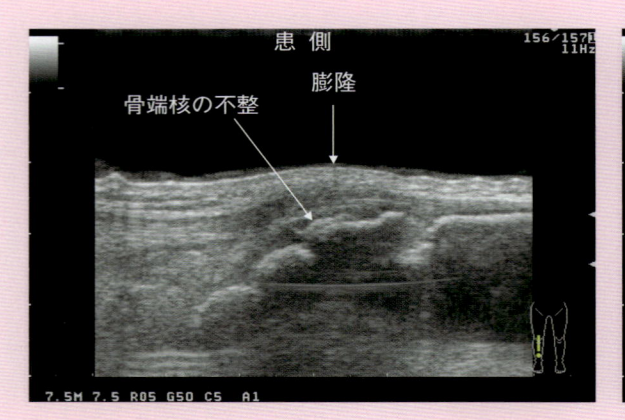

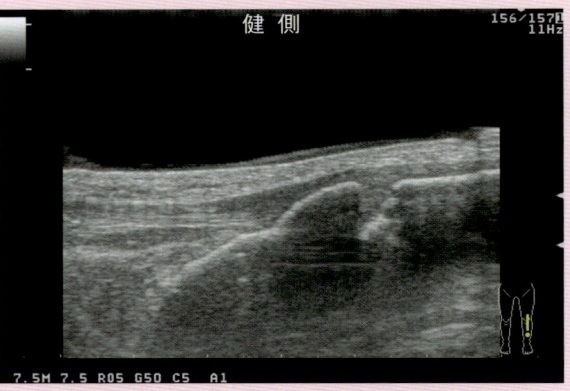

患側／骨端核の不整／膨隆　　健側

長軸画像：12歳，女児．バドミントンの練習で発症する．表皮に膨隆が認められ，脛骨骨端部に明らかな不整像を認める．

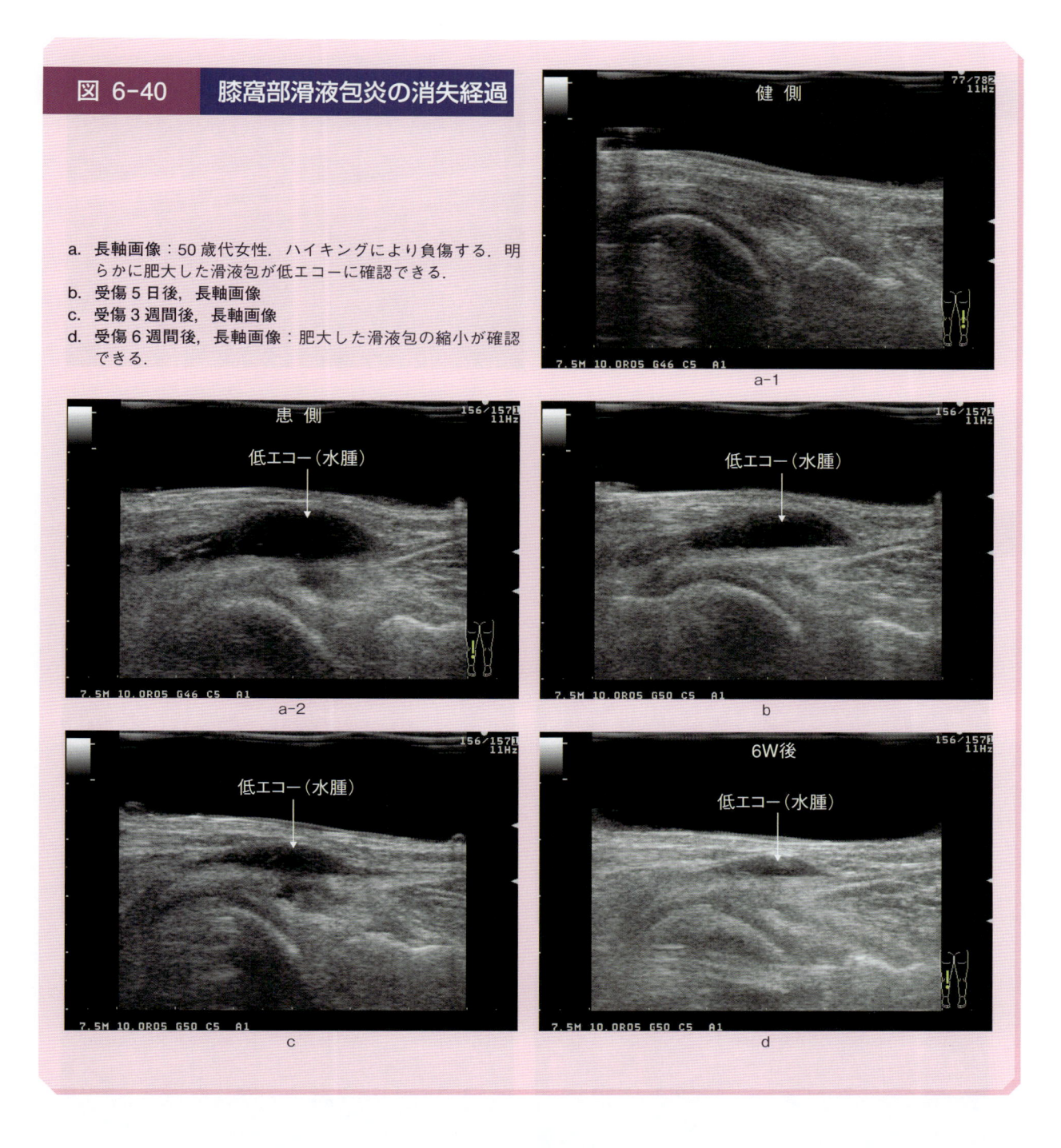

図 6-40　膝窩部滑液包炎の消失経過

a. 長軸画像：50歳代女性．ハイキングにより負傷する．明らかに肥大した滑液包が低エコーに確認できる．
b. 受傷5日後，長軸画像
c. 受傷3週間後，長軸画像
d. 受傷6週間後，長軸画像：肥大した滑液包の縮小が確認できる．

第6章　疾患の観察

図 6-41　小児脛骨遠位骨端線離開

受傷時長軸画像：8際，女児．階段を踏み外し底屈強制にて負傷する．脛骨遠位骨端軟骨部に不整像と角度の差異が確認できる．

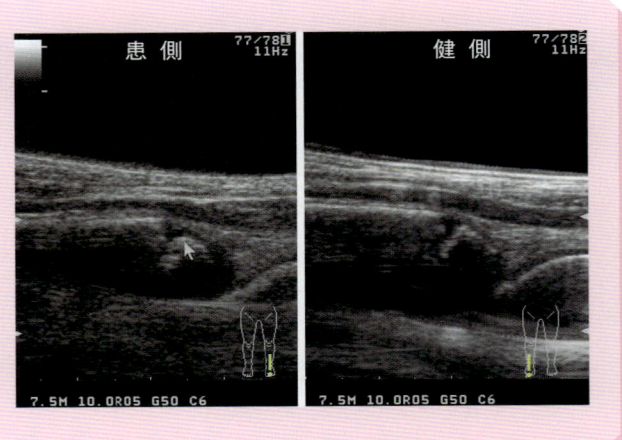

図 6-42　腓骨遠位端骨端軟骨板損傷

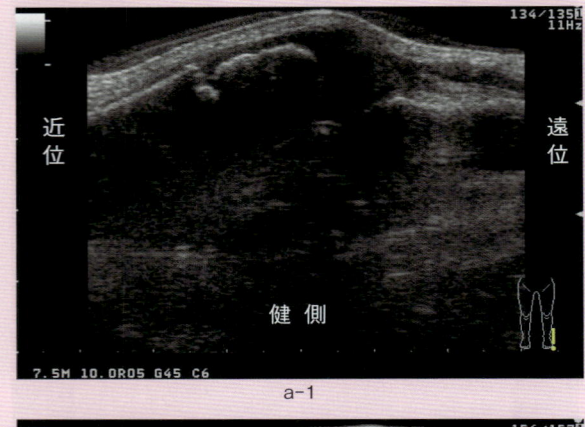

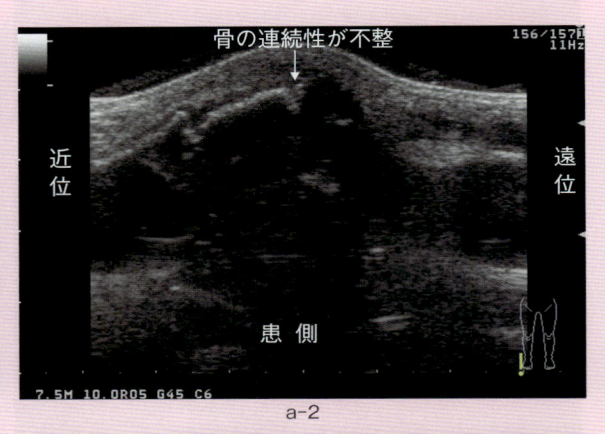

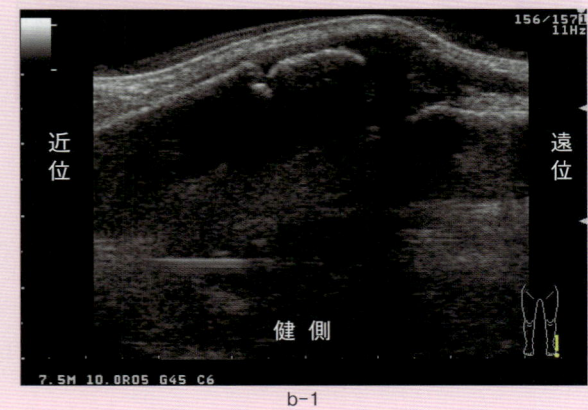

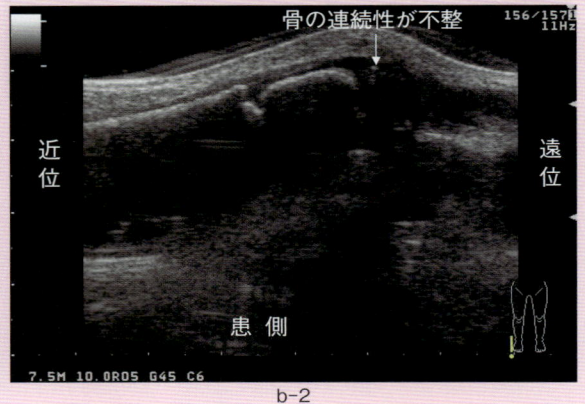

a. 受傷時長軸画像
b. 受傷時長軸画像：7歳，男児．足部を内反強制され負傷する．腓骨遠位骨端軟骨部に高エコーの不整が確認できる．

図 6-43　下腿（腓骨）骨折

a. 受傷時長軸画像：16歳，女性．歩行中段差で足をとられ，足関節外転を強制され転倒する（ポット骨折）．外果上方に音波の侵入像と骨表面の離断像を認める．
b. 受傷後3週間，長軸画像：骨折部表層に血腫を認める．
c. 受傷後5週間，長軸画像：血腫内に結合組織性仮骨を認める．
d. 受傷後7週間，長軸画像：仮骨表面が高エコーに描出され骨化（石灰化）を認め，仮骨硬化期と判断できる．

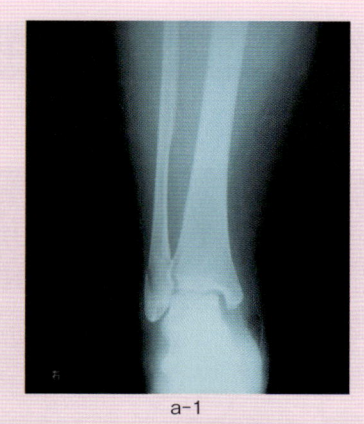

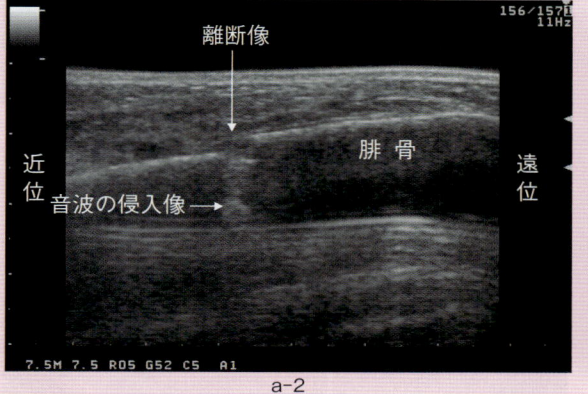

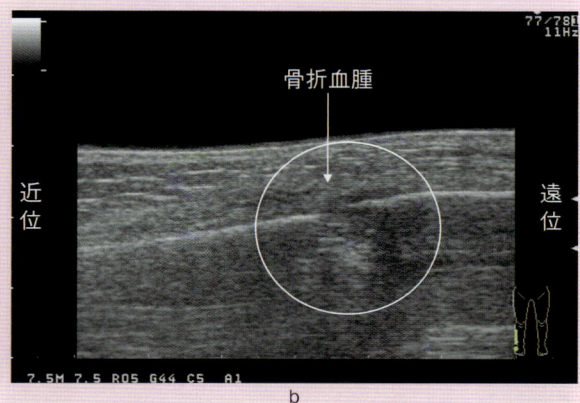

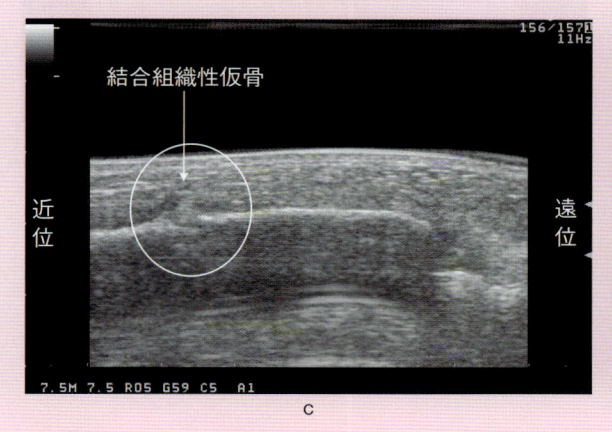

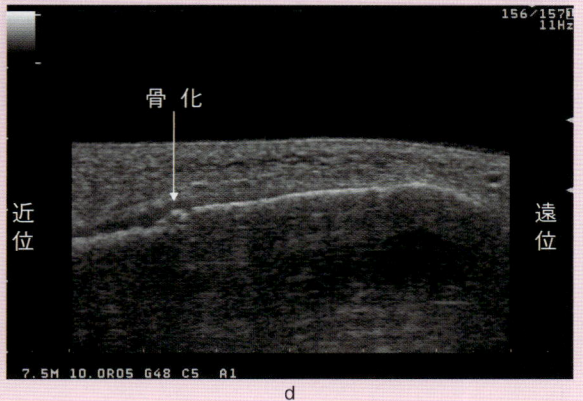

図 6-44　腓腹筋内側頭損傷と治癒機序

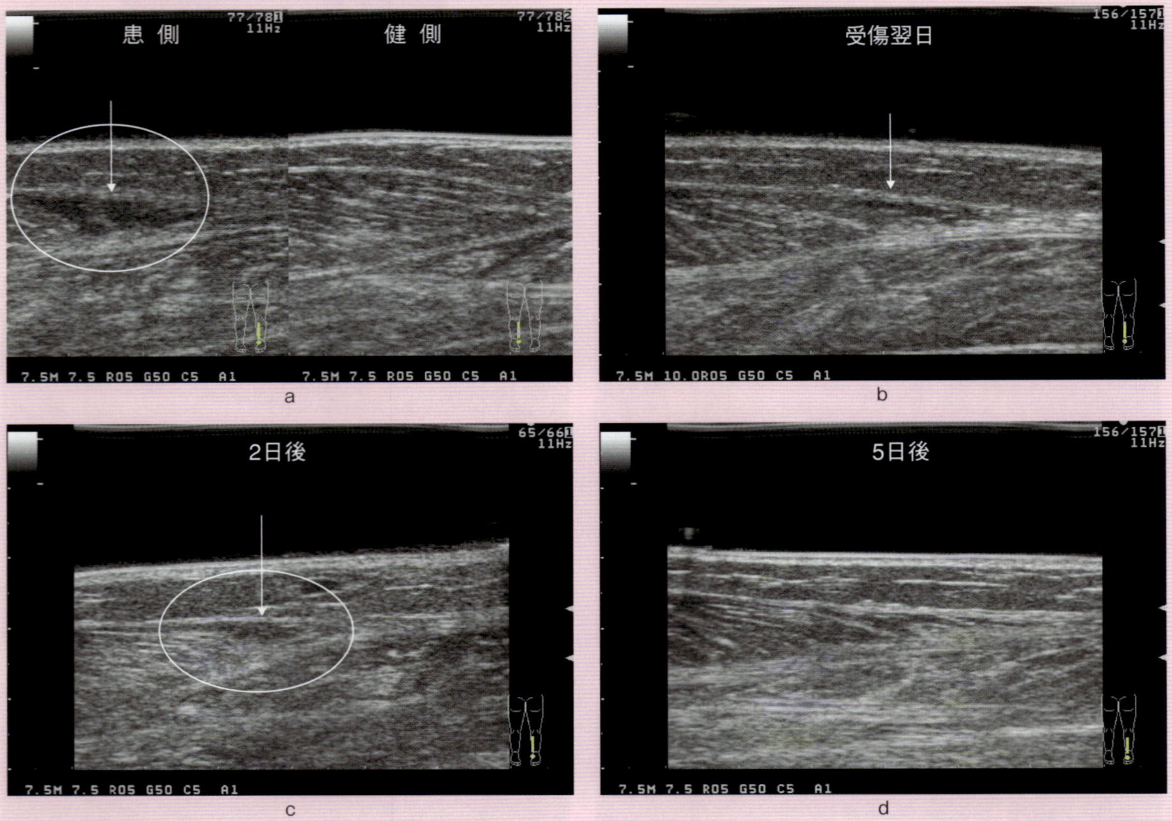

a. 長軸画像：卓球の練習中に下腿部後面を負傷する．三角状に低エコーの血腫が確認できる．
b. 受傷翌日，長軸画像
c. 受傷2日後，長軸画像
d. 受傷5日後，長軸画像：経時的に血腫の吸収が確認できる．

図 6-45　下腿部打撲

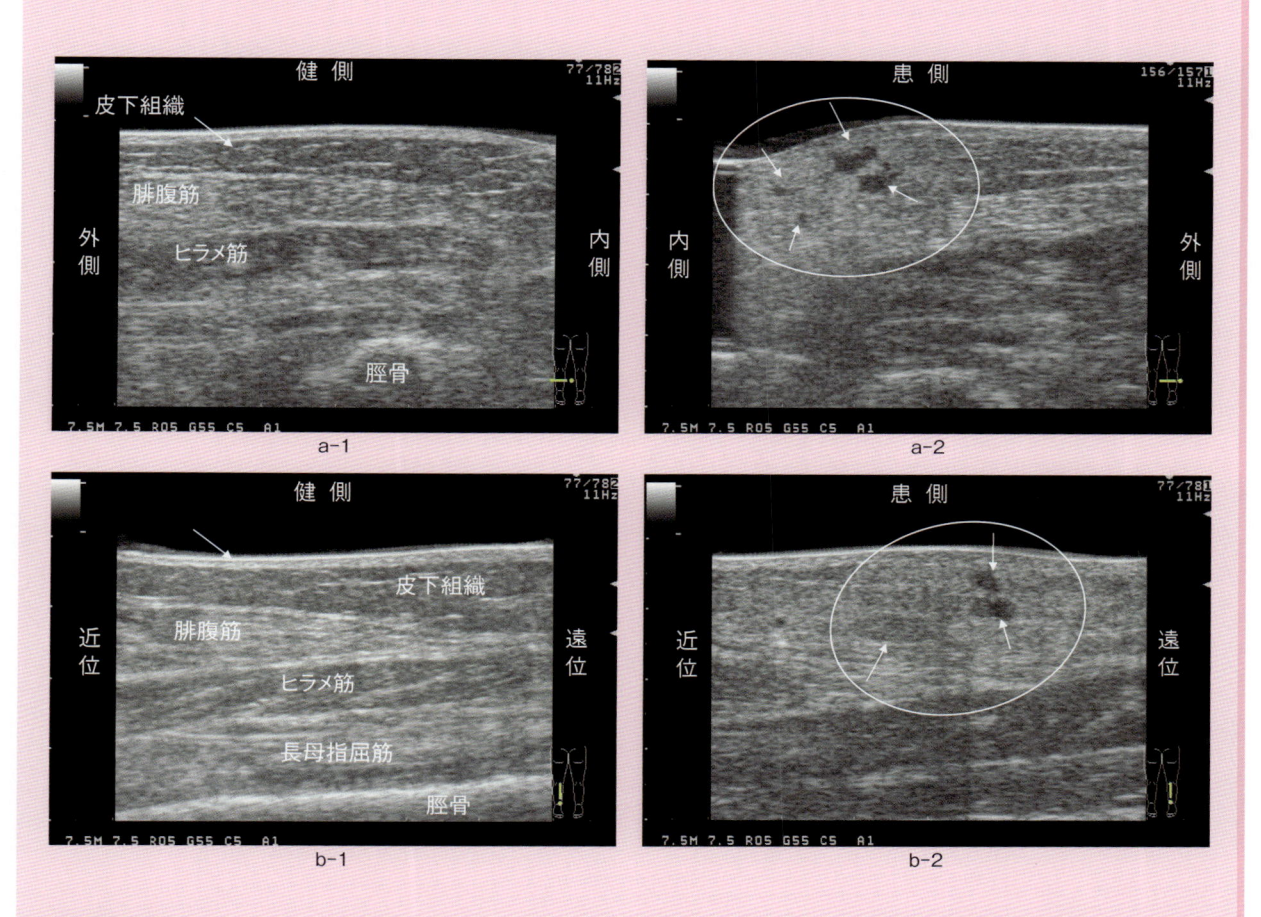

a-1　　　　　　　　　　　　　　　a-2

b-1　　　　　　　　　　　　　　　b-2

a. 短軸画像
b. 長軸画像：78歳，女性．自宅にて縁側の角に下腿内側部を強打し，負傷する．受傷後2週間経過したが硬結が消失せず来院する．歩行痛は軽度．患側皮下組織内に低エコーを呈する腫瘤がいくつか確認でき，周囲が健側に対し，肥厚しているのが確認できる．しかし，下層の腓腹筋に腫瘤は確認されず筋肉への影響が少ないために歩行痛が軽度であると考える．

第6章　疾患の観察

図 6-46　下腿浮腫（重度）

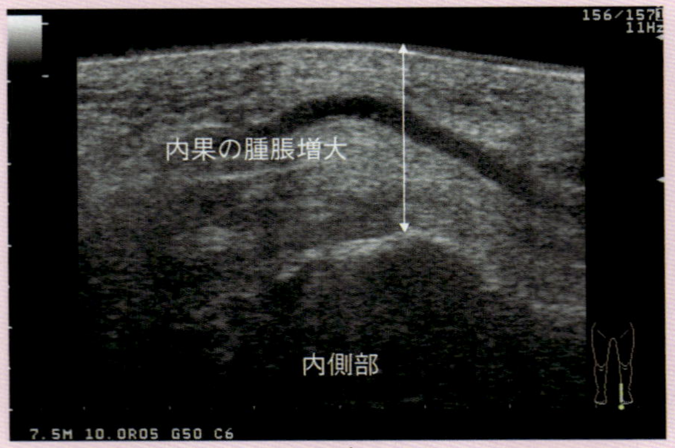

内果の腫脹増大
内側部
a-1

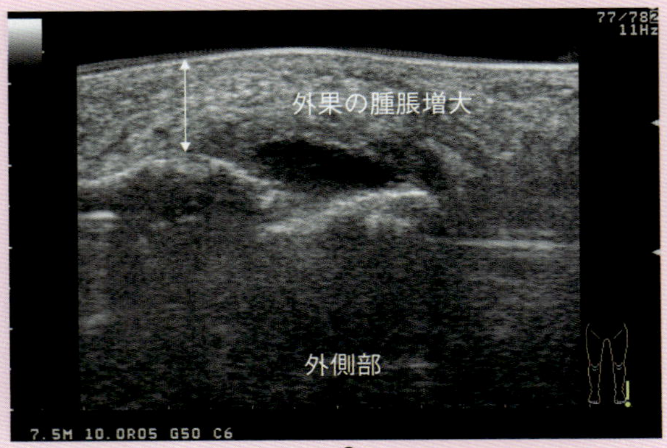

外果の腫脹増大
外側部
a-2

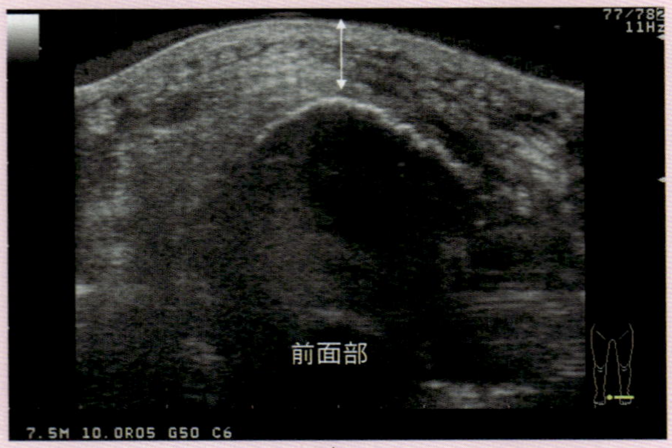

前面部
b

a. 長軸画像
b. 短軸画像：54歳，男性．下肢静脈血栓症．リンパ性浮腫が見られ，指で圧迫すると凹みができる．足部全周に著明な腫脹が観察される．

図 6-47　アキレス腱断裂（新鮮例）

a. 受傷時外観：40歳，女性．よさこい踊りの練習中，急に後ろから蹴られたような衝撃を感じ負傷した．Tompson test陽性のためエコー検査を行う．
b. 受傷時長軸画像：健側は，皮下組織下層に線維状のアキレス腱（高エコーな帯状）が水平に描出されるが，患側は，皮膚の陥凹が見られ，アキレス腱は波状を呈し不整画像が描出されている．
c. 受傷6ヵ月後，長軸画像
d. 受傷6ヵ月後，短軸画像
e. 受傷6ヵ月後，腓腹筋内側頭短軸画像：健側と比較して，アキレス腱の前後径の拡大を認め，瘢痕化が見られる．健側に比べ腓腹筋が小さく（痩せている）描出される．

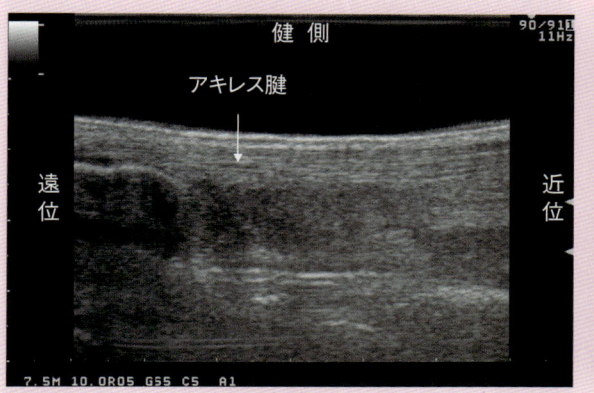

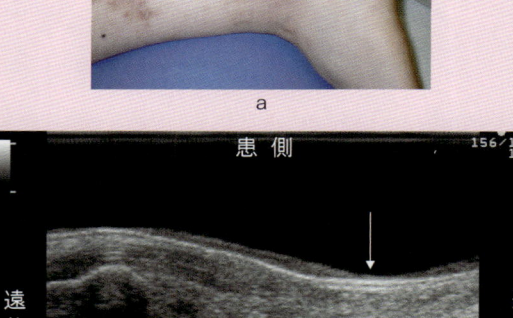

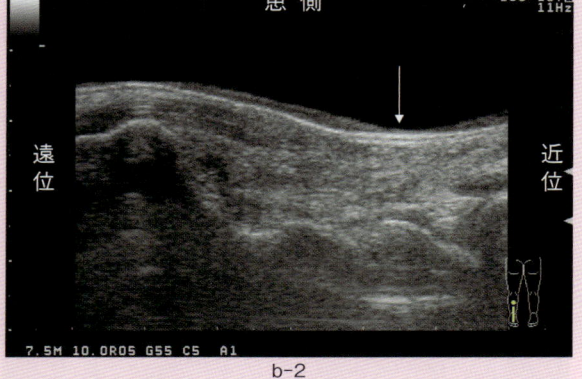

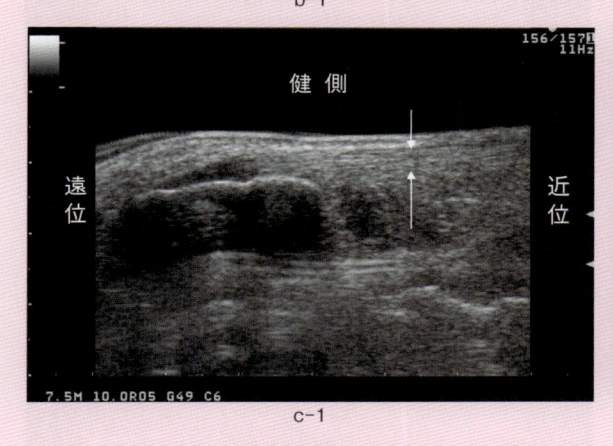

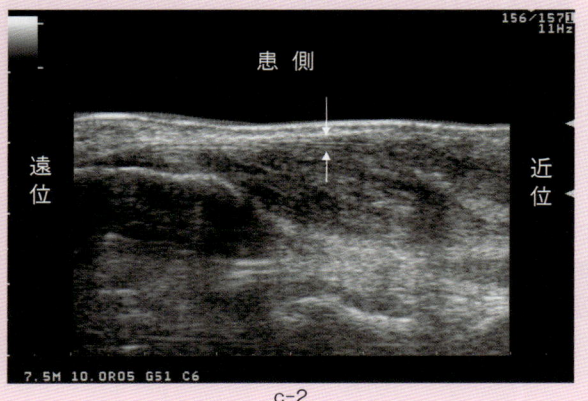

（次頁に続く）

第6章 疾患の観察

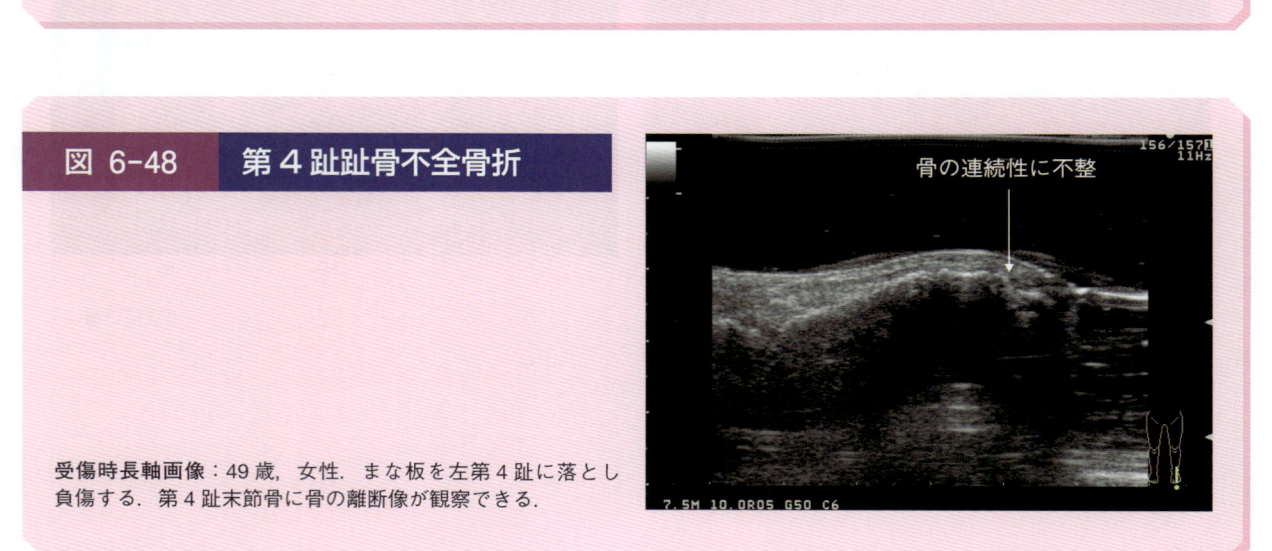

図 6-47　アキレス腱断裂（新鮮例）

（前頁より続き）

健側	患側
d-1	d-2

健側（内側・外側、腓腹筋内側頭、ヒラメ筋）	萎縮像（外側・内側）
e-1	e-2

図 6-48　第4趾趾骨不全骨折

骨の連続性に不整

受傷時長軸画像：49歳，女性．まな板を左第4趾に落とし負傷する．第4趾末節骨に骨の離断像が観察できる．

1　症例画像

図 6-49　第5中足骨基底部骨折

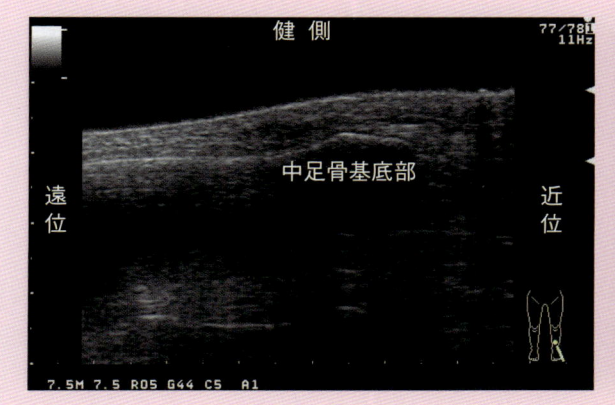

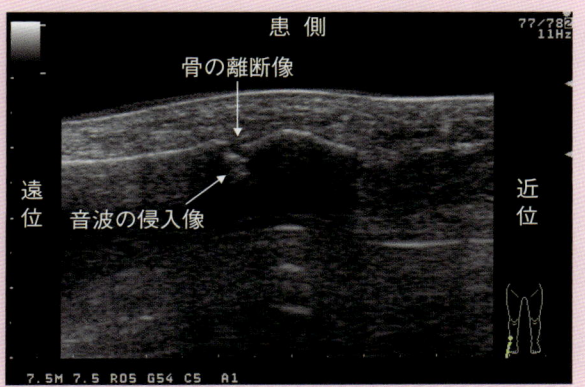

受傷時長軸画像：28歳，男性．柔道の練習中，足部を捻り，負傷する．触診にて軋轢音が触知されたため，エコーにて観察を行う．中足骨基底部に骨の離断像および音波の侵入像が確認できる．

図 6-50　頚椎症

長軸画像：79歳，女性．頚椎の生理的弯曲が消失し，椎体前面が圧挫されているのが観察できる．

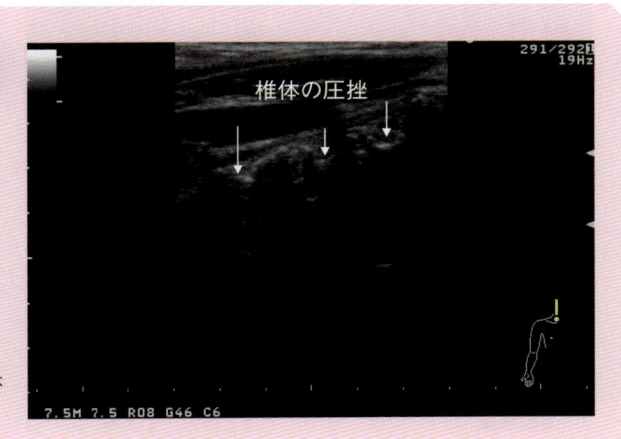

第6章 疾患の観察

図 6-51　肋骨骨折

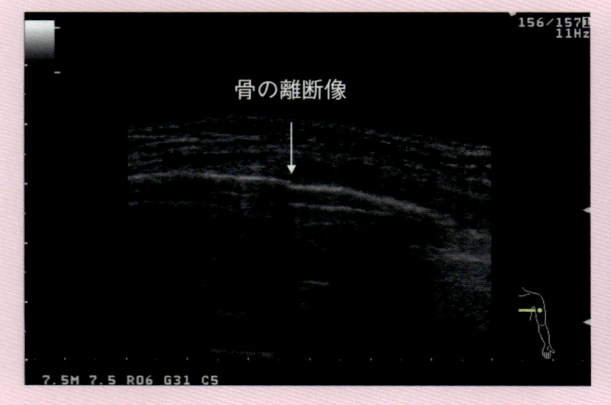

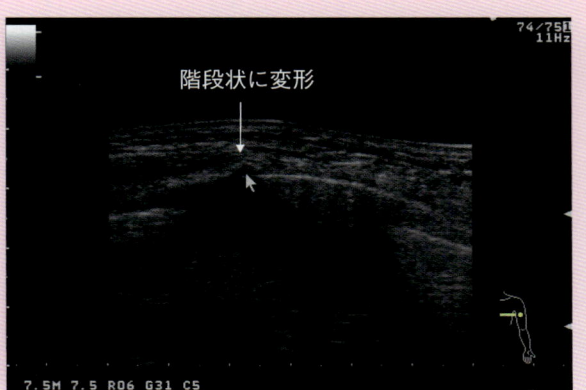

長軸画像：60歳，女性．自宅にて転倒の際に物に当たり負傷する．肋骨の離断像と階段状に変形しているのが観察される．

図 6-52　肋骨骨折の治癒機序

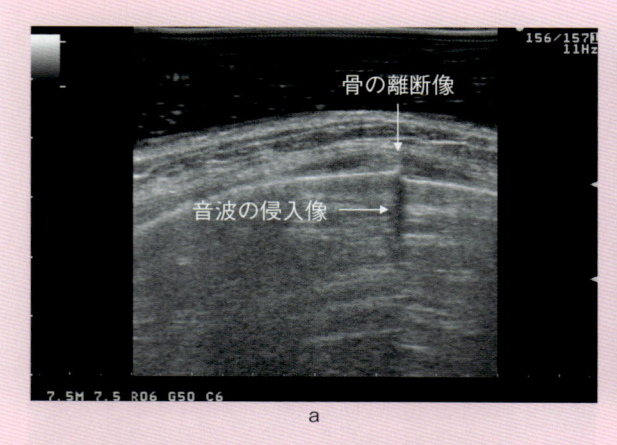

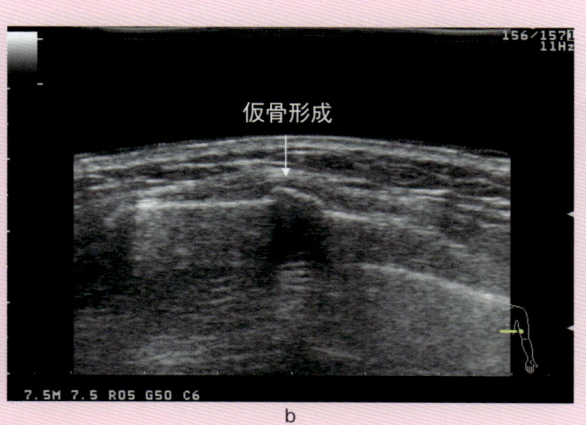

a. 長軸画像：73歳，女性．自宅にて孫と遊んでいた際，孫が胸部を蹴り負傷する．肋骨の離断像と音波の侵入像が観察される．
b. 受傷1ヵ月後，長軸画像：肋骨表面に高エコーの骨化（石灰化）が認められ，その深層は仮骨硬化を示唆する強い無エコー域が観察できる．

1 症例画像

図 6-53　腰椎捻挫における椎間関節部の炎症（1）

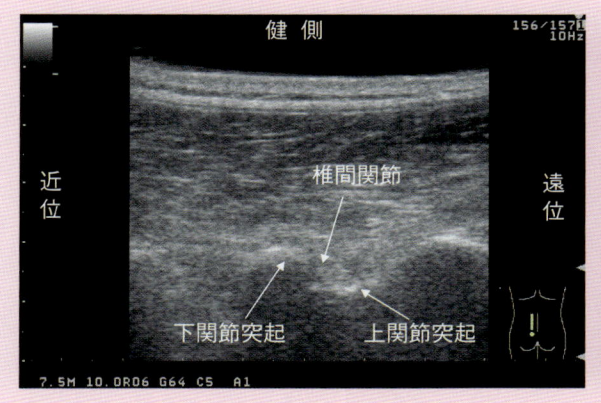

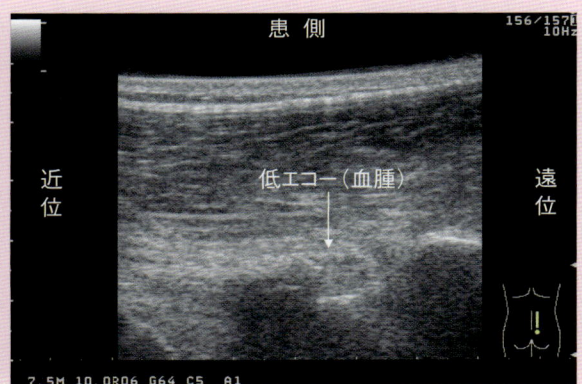

長軸画像：30歳，男性．自宅にて物を持ち上げようとした際に腰を痛める．第4腰椎下関節突起と第5腰椎上関節突起が関節する椎間関節が患側では炎症により低エコーを呈しているのが確認できる．

図 6-54　腰椎捻挫における椎間関節部の炎症（2）

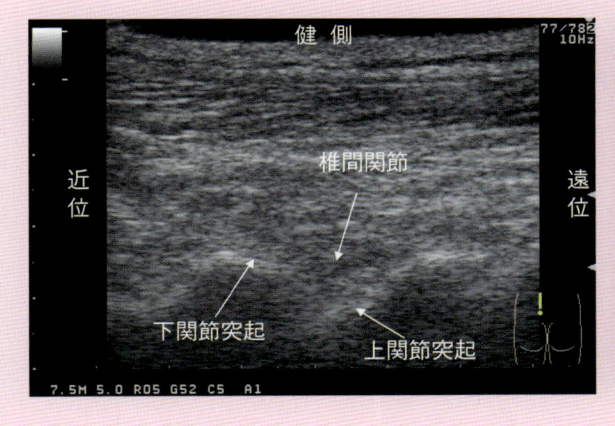

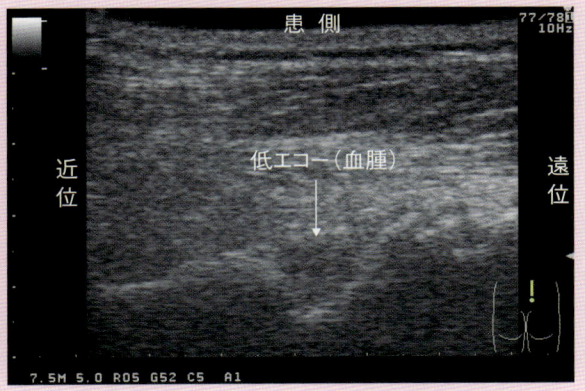

長軸画像：54歳，男性．孫と遊園地で遊んでいた際，孫を持ち上げようとし，腰を痛める．第4腰椎下関節突起と第5腰椎上関節突起が関節する椎間関節が患側では炎症により低エコーを呈しているのが確認できる．椎間関節捻挫は受傷時より，炎症のピークである翌日あるいは2日後のほうが血腫を容易に観察できる．

第6章 疾患の観察

図 6-55　胸郭出口症候群

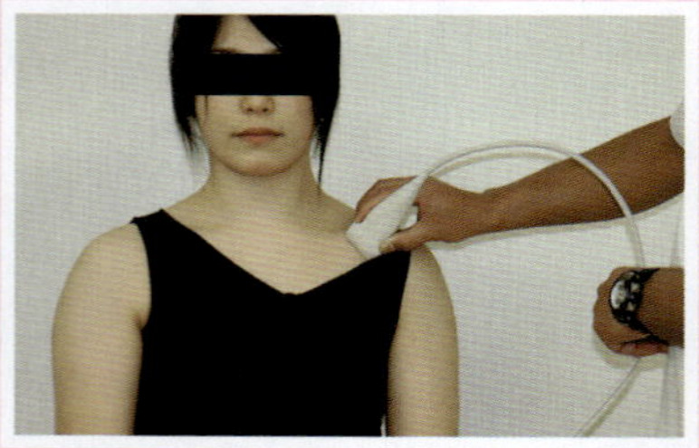

a-1

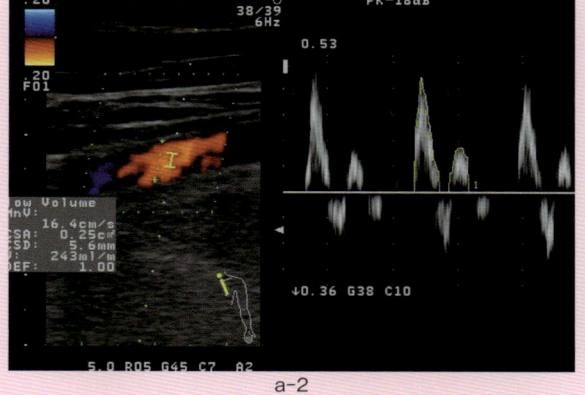

a-2

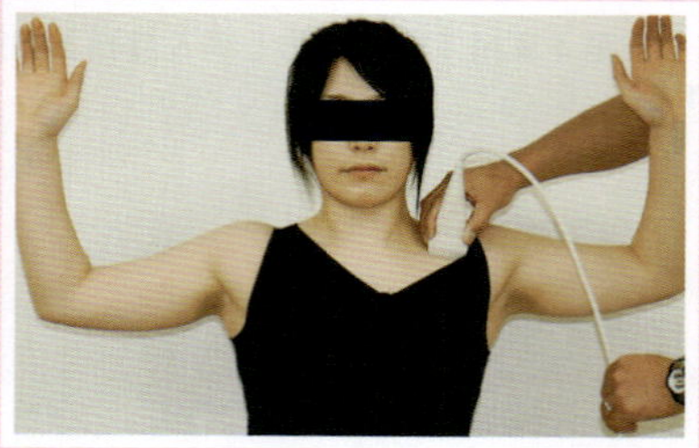

b-1

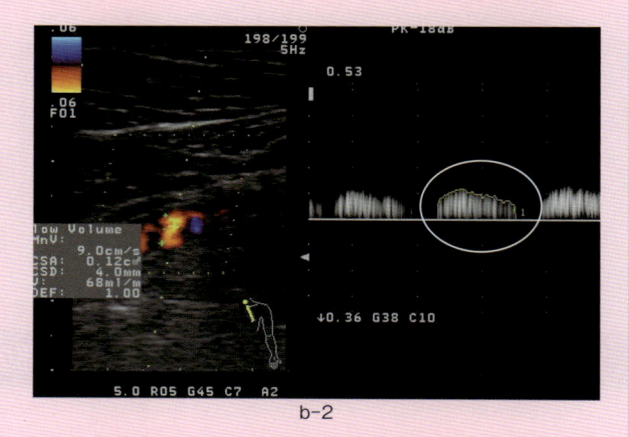

b-2

a. 安静時
b. ストレス時：ストレス時の波形は中枢側狭窄の波形を示し，安静時に比べ最高血流速の低下および到達時間の延長が見られ低速血流の多い波形になっている．いわゆるドーム型の異常波形を示す．

図 6-56　骨腫瘍

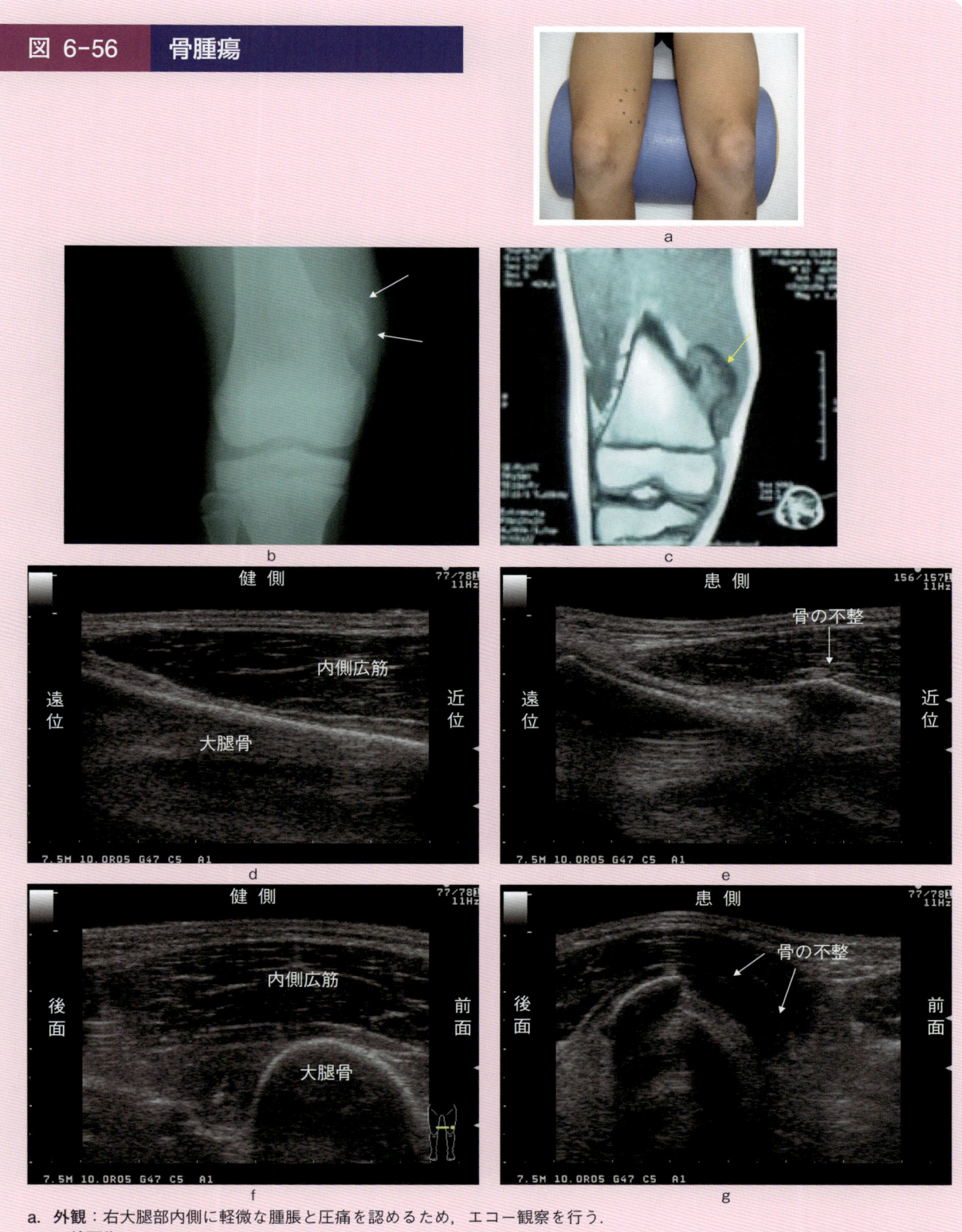

a. 外観：右大腿部内側に軽微な腫脹と圧痛を認めるため，エコー観察を行う．
b. X線画像
c. MRI画像：エコー観察後，MRI，X線にて明らかな異常所見が見られた．
d, e. 長軸画像：患側では高エコーに伸びる大腿骨の形状が不整な凸状を呈し，健側に対し，明らかに違う画像が描出されている．
f, g. 短軸画像：患側では半円状の高エコーラインが途中で消失し，低エコー像が描出されている．これは増殖する類骨組織が低エコーに描出されていると考える．

運動器の超音波 ©2008

定価（本体 **8,000** 円＋税）

2008 年 9 月 1 日　1 版 1 刷
2009 年 2 月 1 日　　2 刷
2014 年 5 月 30 日　　3 刷

編著者　木野　達司
発行者　株式会社　南山堂
　　　　代表者　鈴木　肇

〒113-0034　東京都文京区湯島 4 丁目 1-11
TEL 編集(03)5689-7850・営業(03)5689-7855
振替口座　00110-5-6338

ISBN 978-4-525-22631-2　　　　　　Printed in Japan

本書を無断で複写複製することは，著作者および出版社の権利の侵害となります．
JCOPY　<（社）出版者著作権管理機構　委託出版物>
本書の無断複写は著作権法上での例外を除き禁じられています．複写される場合は，そのつど事前に，(社)出版者著作権管理機構（電話 03-3513-6969, FAX 03-3513-6979, e-mail: info@jcopy.or.jp）の許諾を得てください．

スキャン，デジタルデータ化などの複製行為を無断で行うことは，著作権法上での限られた例外（私的使用のための複製など）を除き禁じられています．業務目的での複製行為は使用範囲が内部的であっても違法となり，また私的使用のためであっても代行業者等の第三者に依頼して複製行為を行うことは違法となります．